胃癌をしっかり表そう！

胃X線撮影法 虎の巻

撮影手技を基本から応用まで段階的にマスターできる！

中原慶太
水町寿伸 編

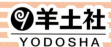

謹告
　本書に記載されている診断法・治療法に関しては，発行時点における最新の情報に基づき，正確を期するよう，著者ならびに出版社はそれぞれ最善の努力を払っております．しかし，医学，医療の進歩により，記載された内容が正確かつ完全ではなくなる場合もございます．

　したがって，実際の診断法・治療法で，熟知していない，あるいは汎用されていない新薬をはじめとする医薬品の使用，検査の実施および判読にあたっては，まず医薬品添付文書や機器および試薬の説明書で確認され，また診療技術に関しては十分考慮されたうえで，常に細心の注意を払われるようお願いいたします．

　本書記載の診断法・治療法・医薬品・検査法・疾患への適応などが，その後の医学研究ならびに医療の進歩により本書発行後に変更された場合，その診断法・治療法・医薬品・検査法・疾患への適応などによる不測の事故に対して，著者ならびに出版社はその責を負いかねますのでご了承ください．

序

"最良の胃X線検査を提供する"

　本書は，筆者の地元福岡県久留米市近郊で勉強会をコツコツと地道に行い，試行錯誤してきた結果，生まれた書籍です．

　2000年頃，久留米大学消化器内科在籍中に地域の胃がんX線検診読影に携わることになったのですが，当時の検診X線画像精度は従来法主体の撮影で決して良好とは言えない状況でした．また，医師と撮影技師が撮影や読影について一緒に検討する場もなく，どうしたらいいのか手をこまねいていたところ，前川　進撮影技師と出会いました．親しみを込めて"前川のおっちゃん"と呼ばせていただいています．おっちゃんは，当時X線画像精度向上のための草の根運動を孤軍奮闘しながら全国展開していた胃X線職人で，師匠の馬場保昌先生の研究室にお世話になった共通点もあって意気投合し，久留米の胃X線勉強会"はぜの木会"を2001年に発足しました．

　はぜの木会は東京で開催されている"馬場塾"をお手本とし，毎月症例検討を中心に実技指導などを行いながら，どうしたら画像が良くなるか，どのような撮影や読影を行えばよかったか，胃癌の精密検査例や検診発見例を1例1例丁寧に熱く激しく議論しました．はぜの木会に常時参加し研鑽を積んだ荒木祐美子君，水町寿伸君，高木　優君，加藤宏章君ら多くの撮影技師たちがやがて逞しく成長し，有志が撮影したX線画像精度は明らかに良好で，不勉強な検診施設との違いは歴然となっていきました．

　このような流れの中，全国的な検診精度向上をめざし誕生した"NPO法人日本消化器がん検診精度管理評価機構"の理念に賛同し，基準撮影法の普及推進活動を行いながら，将来を担う若手育成のための若手による勉強会**"六角会"**を2013年に発足しました．

　六角会では学ぶ側と教える側の両者の視点や技術普及を意識しつつ，ビギナー向けの基本的な内容を中心とし，できるだけ若手目線でわかりやすくプレゼンすることを心がけました．六角会の参加者が基本技術や型をしっかり身につけた後は，はぜの木会でさらなる高度な応用技術を段階的に研鑽できるように工夫し，現在に至っています．

　本書はこのような勉強会の積み重ねで得られてきたことをまとめたものですが，ゴールした後には新たなスタートが待っています．技術はたえず進歩・進化するものであり，ある時点で到達したと思っても，またその先，次の世界が見えてくるからです．胃X線検査の被検者に寄与する技術の追求は，終わりのない旅のようなものでしょう．

　本書の発刊にあたり，ご尽力いただきました関係各位の皆さまに感謝します．

2019年2月　久留米にて

佐賀県健康づくり財団

中原慶太

胃癌をしっかり表そう！
胃X線撮影法 虎の巻 CONTENTS

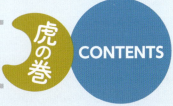

序 ··· 中原慶太　3

第1章　撮影の極意
中原慶太

1 胃X線検査の到達目標 ··· 8
2 胃X線検査の精度管理 ··· 9
3 胃X線画像精度に影響する因子 ··· 12
4 胃X線撮影法"虎の巻"とは？ ··· 14

第2章　Step 1　撮影に必要な知識をもっている

1 胃の基礎知識（被検者因子）　　　　　　　　　　高木　優，水町寿伸，中原慶太　18
2 X線透視撮影装置（ハード因子）　　　　　　　　高木　優，水町寿伸，中原慶太　21
3 X線画像診断システム（ハード因子）　　　　　　高木　優，水町寿伸，中原慶太　32
4 X線条件設定（ハード因子）　　　　　　　　　　高木　優，水町寿伸，中原慶太　36
5 X線画像処理（ハード因子）　　　　　　　　　　高木　優，水町寿伸，中原慶太　46
6 薬剤系の基礎知識（ハード因子）　　　　　　　　高木　優，水町寿伸，中原慶太　56
7 撮影術者系の基礎知識（ソフト因子）　　　　　　森　一宏，水町寿伸，中原慶太　65
8 撮影技術系の基礎知識（ソフト因子）　　　　　　森　一宏，水町寿伸，中原慶太　69

第3章　Step 2　NPO基準撮影法を遵守した撮影ができる
森　一宏，水町寿伸，中原慶太

1 基準撮影法の概要 ·· 82
2 基準撮影法の実際 ·· 91

文献（第1章～第3章） ·· 98

第4章　Step 3　標的部位の盲点の少ない撮影ができる
水町寿伸，中原慶太

1 胃X線画像精度評価について ··· 100

2	標的部位の三角：①鮮明度	114
3	標的部位の三角：②広さ	130
4	標的部位の三角：③角度	143
5	胃がんX線検診発見例の検査精度分析	172

第5章　Step 4　胃形に応じた最適な応用撮影ができる
水町寿伸，中原慶太

1	胃形について	190
2	定形胃の統計学的分析	204
3	胃形の判定をやってみよう	209
4	鈎状胃に対する応用撮影	216
5	下垂胃に対する応用撮影	233
6	横胃・瀑状屈曲型に対する応用撮影	248

第6章　Step 5　的確な透視観察と追加撮影ができる
水町寿伸，中原慶太

1	透視観察と追加撮影について	274
2	透視観察の技術的事項	283
3	追加撮影の技術的事項	290

文献（第4章〜第7章） 322

第7章　追加撮影の威力
水町寿伸，中原慶太

Case 1	任意型施設検診：前庭部後壁病変	324
Case 2	対策型巡回検診：前庭部後壁病変	327
Case 3	対策型巡回検診：幽門前部前壁病変	330
Case 4	対策型施設検診：前庭部前壁病変	333
Case 5	対策型巡回検診：胃角部前壁病変	336
Case 6	任意型施設検診：胃角部前壁病変	339
Case 7	任意型施設検診：体中部後壁病変	342
Case 8	対策型巡回検診：体上部後壁病変	345
Case 9	対策型施設検診：体上部後壁病変	348
Case 10	対策型施設検診：噴門部小彎病変	351

索引 356

執筆者一覧

【編　集】

中原慶太
佐賀県健康づくり財団

水町寿伸
佐賀県健康づくり財団

【執筆者】
（掲載順）

中原慶太
佐賀県健康づくり財団

高木　優
福岡労働衛生研究所

水町寿伸
佐賀県健康づくり財団

森　一宏
天神クリニック

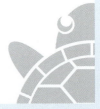

第1章

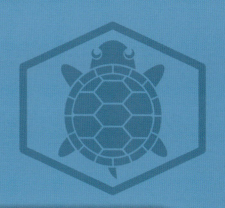

撮影の極意

胃X線撮影法"虎の巻"とは，胃X線検査の段階的な撮影技術修得の指針です．
本章ではまず，本書における撮影技術の到達目標やその修得手順など，撮影の極意について解説します．

中原慶太

1 胃X線検査の到達目標 ……………………………………… 8
2 胃X線検査の精度管理 ……………………………………… 9
3 胃X線画像精度に影響する因子 …………………………… 12
4 胃X線撮影法"虎の巻"とは？ …………………………… 14

第1章 撮影の極意

1 胃X線検査の到達目標

> **胃X線検査の到達目標**は，標的病変の"胃癌"をきっちり診断することであり，そのためには撮影において"胃癌"をしっかり表す必要があります．

1 標的病変と到達目標について

1) 標的病変＝胃癌：上皮性悪性腫瘍

　胃X線検査の対象疾患は，良性から悪性までを含めたすべての胃病変です．それらのうち，被検者の生命予後を最も左右する代表疾患が上皮性悪性腫瘍の"**胃癌**"です．そこで，スクリーニング検査や二次精密検査を問わず胃X線検査の**メインターゲット**を"**胃癌**"としました（姉妹書の「これなら見逃さない！ 胃X線読影法 虎の巻」第1章1を参照）．

　"胃癌"を標的病変とした胃X線検査の到達目標は，読影における**診断目標**と，撮影における**画像目標**の2つから成り立っています（図1）．

2) 診断目標＝胃癌をきっちり診断すること

　最終目標である**診断目標**は，メインターゲットの"**胃癌**"を**きっちり診断すること**です．胃癌をきっちり診断することは適切な治療につながり，被検者の生命予後やQOL向上に貢献することができるからです．

3) 画像目標＝胃癌をしっかり表すこと

　そのために必要な撮影上の**画像目標**が"**胃癌**"を**しっかり表すこと**です．診断目標と画像目標には密接な関連があり，適切な撮影を行い良好な画像を得ることによってはじめて，胃癌はもちろんすべての胃疾患の正確な診断につながっていきます．

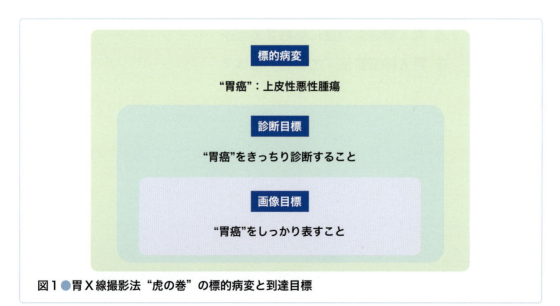

図1 ● 胃X線撮影法"虎の巻"の標的病変と到達目標

第1章 撮影の極意

2 胃X線検査の精度管理

> この到達目標を達成するための精度管理について考えてみましょう．

1 胃X線検査の大まかな流れ

胃X線検査のはじまりから終わりまでの大まかな流れを示します（図1）．

まず，**撮影（見る，撮る）**という作業が行われ，その結果として**画像**（静止画像）ができあがります．次に，そのできあがった画像に対して**読影（探す，分析する）**という作業が行われ，最終的に**診断**という結果が得られます．特に多人数処理が必要な胃がん検診などの場では，便宜上**撮影**は技師，**読影**は医師という役割分担がなされています．

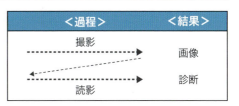

図1● 胃X線検査の流れ

2 胃X線精度管理のポイント

このような胃X線検査の流れに沿った**過程（プロセス）**と**結果（アウトカム）**の観点から，検査の実施施設は表1に示した総合的な精度管理を定期的に行うことが推奨されます．

表1● 胃X線検査の精度管理の考え方：撮影と読影

＜過程：プロセス＞	＜結果：アウトカム＞
撮影精度：撮影過程の適切さ，バラツキ	**画像精度**：撮影結果の適切さ，バラツキ
読影精度：読影過程の適切さ，バラツキ	**診断精度**：読影結果の適切さ，バラツキ

これらのうち，特に撮影に関連する精度管理では，**結果**としてどのような胃X線画像が得られたかの**画像精度のアウトカム評価**を行います．さらにその**過程**としてどのような撮影がなされていたかの**撮影精度のプロセス評価**を行います（図2）．

過程を評価することは**結果の要因分析**となることから，仮に画像精度が不良だった場合，撮影過程における問題点を抽出し何らかの改善策を講じる必要があります．

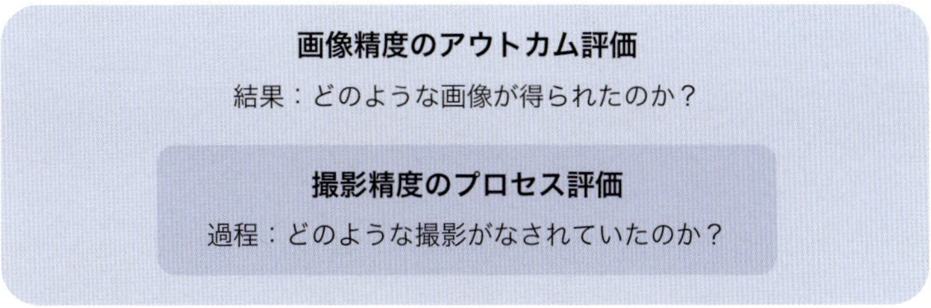

画像精度のアウトカム評価
結果：どのような画像が得られたのか？

撮影精度のプロセス評価
過程：どのような撮影がなされていたのか？

図2● 撮影に関連する結果（アウトカム）と過程（プロセス）の精度評価

3 胃X線撮影技術と読影能のバランス

　胃X線検査プロセスの両輪が"**撮影技術**"と"**読影能**"であり，この2つのバランスが結果的に画像精度と診断精度を左右します（図3）．撮影技術と読影能のいずれかが低いとバランスが悪くなり，最終的な診断精度低下につながってしまいます．

　したがって，どのような施設であれ，検診であれ精密検査であれ，胃X線検査の到達目標達成のために**めざすべき絶妙なバランスは，撮影技術と読影能がいずれも高い状態**です．

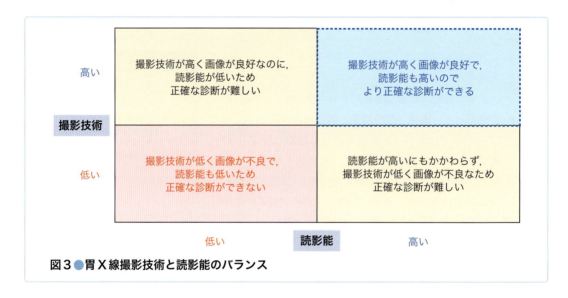

図3●胃X線撮影技術と読影能のバランス

> **memo** 胃X線検査の到達目標達成のためには，撮影技術と読影能のバランスがとても重要！

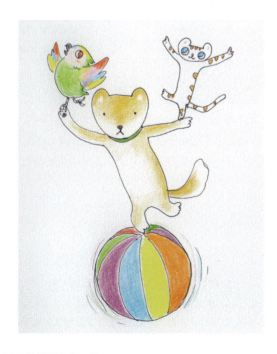

4 胃X線画像精度の評価方法

1）画像の評価方法

　画像の良し悪しの評価方法には，①**物理的評価**と②**視覚的評価**の2つがあり，胃X線検査の場合，以下のようなものがあげられます（表2）．

　しかし，**実際の胃X線画質は複雑でさまざまな要因が交絡**しており，何をどう評価したら良いのか，その設定が容易ではなかったことから，これまで系統だったものや全国統一された精度評価法はありませんでした．

表2● 胃X線画像の評価方法

	特徴	評価尺度
①物理的評価（絶対評価）	ある数値や測定値が得られることから客観的な評価方法とされ，X線透視撮影装置やモニターなどの**ハード因子そのものの画質や性能を把握すること**に適しています．	アナログ画像：写真濃度，特性曲線，MTF，RMS粒状度など． デジタル画像：DQEなど．
②視覚的評価（相対評価）	見た目の印象であることから主観的な評価方法とされ，ハード因子やソフト因子を含めた**X線画像全体の状態を把握すること**に適しています．	全国統一されたものがない．

MTF：modulation transfer function（変調伝達関数）
RMS：root mean square（二乗平均平方根）
DQE：detective quantum efficiency（量子検出効率）

2）胃X線画像精度の視覚的評価の指標の提案

　そこで本書では，胃X線画像精度の新しい**視覚的評価法**を提案することにしました．

　前項（第1章1）で示した画像目標の"胃癌"をしっかり表すためには，"胃癌"の存在する"胃"をしっかり表す必要があることから，画像精度の視覚的評価の指標を「**病変描出度**」と「**標的部位の三角**」の2つとしました（図4）．この際，できるだけ客観的となるように，何をどのようにどう判断するかの目安やいくつかのとり決めを設定しました（詳細は**第4章**を参照）．

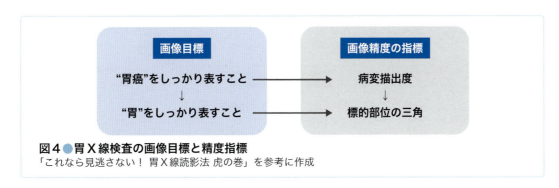

図4● 胃X線検査の画像目標と精度指標
「これなら見逃さない！胃X線読影法 虎の巻」を参考に作成

第1章 撮影の極意

3 胃X線画像精度に影響する因子

胃X線画像精度に影響する因子とは，どのようなものがあるのでしょうか？

1 撮影のプロセス

胃X線画像ができあがるまでには，図1に示した撮影プロセスがあります．このような撮影過程における①**被検者因子**，②**環境因子**，③**ハード因子**，④**ソフト因子**が，結果的に⑤**X線画像**の質にそれぞれ複雑に複合的な影響を及ぼします．

撮影

①被検者因子：どのような対象であったか

身体の特徴：年齢，性別，体格（腹厚），運動能力
胃の状態： 胃形，胃内の状態（炎症，萎縮の有無，程度）
病変の特徴：部位，肉眼型，組織型，大きさ，潰瘍合併，深達度

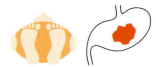

②環境因子：どのような場所，環境であったか

検査目的：スクリーニング（検診），二次・精密
検診種別：対策型，任意型
検査機会：初回，逐年
撮影場所：施設，車
撮影件数：処理人数（単位時間あたり）

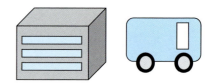

③ハード因子：どのようなものをどう使用したか

撮影機器：装置，モニター
　　　　　X線条件設定（透視，撮影）
　　　　　画像処理など
使用薬剤：バリウム，発泡剤
　　　　　消泡剤，抗コリン剤など

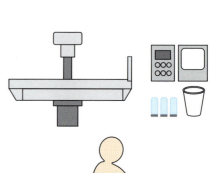

④ソフト因子：誰がどのような技術でどう撮影したか

撮影者： 資格（専門技師，NPO 技術・読影 B 検定合格）
撮影技術：撮影法（基準撮影法，任意撮影法）
　　　　　手技（体位変換，フトン使用，追加撮影など）

画像

⑤X線画像：どのような画像が得られたのか

アナログ画像・デジタル画像
動画像・静止画像
入力画像・出力画像

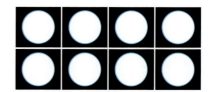

図1● 胃X線画像ができるまでの過程

2　胃X線検査における撮影難易度

また，胃X線検査には前述した各因子の影響によって生じる**撮影難易度**というものがあり，ここではその難易度を「**良好な画像の得られにくさ**」と定義します．

①**被検者因子**
　検査対象である被検者は多様で，どのような状態かは実際に検査を行ってみないとわからない**不定因子**です．一般的な傾向として，身体能力の低い高齢者，腹厚の厚い肥満体型や横胃では，若年者や痩せ型，鉤状胃に比べて画像精度不良となりがちです．
　また，病変も多様でありどのような病変が潜んでいるかは全くわかりません．同じ胃癌でも癌量が多く立体的な進行胃癌形態ほど描出しやすく，より平面的な早期胃癌形態ほど描出しにくく撮影難易度が高くなります．

②**環境因子**
　車検診などの巡回方式で処理人数が多いほど，施設検診で処理人数が少ない場合に比べて撮影が雑多になりやすく，画像精度不良の傾向にあります．

③**ハード因子**
　使用する撮影装置や造影剤の性能が低いほど，画像精度不良となりがちです．
　一方，高性能ほど良好な画像が得られやすくなります．

④**ソフト因子**
　充盈法に比べて二重造影法ほど，後壁撮影より前壁撮影ほど技術的な難易度が高く，撮影術者の技術格差によって画像精度不良となりがちです．

これらを**胃X線撮影の「幅」**といい，良好な画像を安定して得るのが容易な場合と難しい場合があるのです（表1）．

表1　胃X線撮影の幅

撮影過程の因子		撮影難易度 低い ←→ 高い	
①被検者因子	身体因子	若年者，痩せ型	高齢者，肥満体型
	胃因子	鉤状胃，胃炎なし	下垂胃，横胃，胃炎あり
	病変因子	進行胃癌	早期胃癌
②環境因子		施設，小人数	巡回，多人数
③ハード因子		高性能	低性能
④ソフト因子		簡単な手技，充盈法	複雑な手技，二重造影法

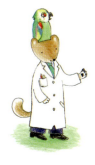

> *memo*　～胃X線撮影の幅～
> 難易度の低いものから高いものがある

第1章 撮影の極意

4 胃Ｘ線撮影法"虎の巻"とは？

画像精度をできるだけ良好にし，かつバラツキを少なくするためには，撮影過程におけるさまざまな難易度を克服する必要があります．そのための技術修得をどのようにすればよいかが鍵となります．

1 基本と応用

何事にも，「**基本**」と「**応用**」というものがあります．「**基本**」とは判断，行動，方法などのよりどころとなる大もとや基礎，基盤のことであり，「**応用**」とは原理や知識を実際の事柄に当てはめて実践したり工夫することとされています．

この2つは**一方通行の関係**にあり，はじめに「**基本**」があって，次に「**応用**」です．「**基本**」なくして「**応用**」はありません．「基本」を身につけたうえではじめて難易度の高い事象に対する「応用」に取り組むことができるのです．

2 「守・破・離」の概念

1) 「型」の重要性

日本の武道や伝統芸能，スポーツなどのさまざまな分野において，その**規範となる重要な形式**として「**型**」というものがあります．これは前述した「**基本**」に相当します．

技術修得においては，まず「**型**」を徹底的に覚え確実に身につけます．「**型**」の体得によって，多くの事象に対応できる**土台**ができあがります．この基礎や基盤が十分でないうちにはじめからやりたいようにやるのは単なる**自己流**であり，それ以上に技術を向上させるのが難しくなります．

2) 「守・破・離」の概念

このような「**型**」を基盤とした師弟関係や技術伝承のあり方の一つに，「**守・破・離**」という概念があります．その起源や諸説にはさまざまなものがあるようですが，「守・破・離」は，**個人の技術を3段階のレベルで表している**とされています（表1）．個々の技術は，師匠から弟子へ受け継がれ，「守・破・離」のくり返しによって進歩していくのです．

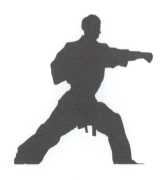

表1 ● 「守・破・離」の概念

守：型を確実に身につける段階
破：型を応用発展させる段階
離：独自の新しいものを創造・確立する段階

守：弟子が師匠に教えられた基本的な「**型**」をまず体得する段階です．頭で考えるというよりは，徹底的な反復練習によって身体に覚えこませます．すぐに効果が現れなくても，コツコツと根気よく続ける必要があります．

破：自分なりにいろいろ考えはじめ幅広い意見をとり入れたりし，「**型**」をより良く進化させていく段階です．何らかの問題が生じた際，それらを解決するためにあれこれ思考することによって，さらなる工夫や技術向上をめざします．

離：最終的に自分なりの境地に達し，これまでの精進をもとに新たな革新的な技術を創造・確立する段階です．この段階はいわゆる免許皆伝に相当し，後進の育成にも力を注いでいく必要があります．

3 胃X線撮影法"虎の巻"

このような「基本」と「応用」，および「守・破・離」の概念を導入し考案したものが，**胃X線撮影法"虎の巻"**であり，**胃X線検査の段階的な撮影技術修得の指針**としました（図1）．

胃X線撮影法"虎の巻"の主な特徴は，撮影難易度を考慮し修得する撮影技術を **5段階のステップアップ方式**にしたことです．このような設定にすることで，学ぶ側は技術的レベルに応じて修得しやすく，教える側も指導する際の指針として活用することができます．

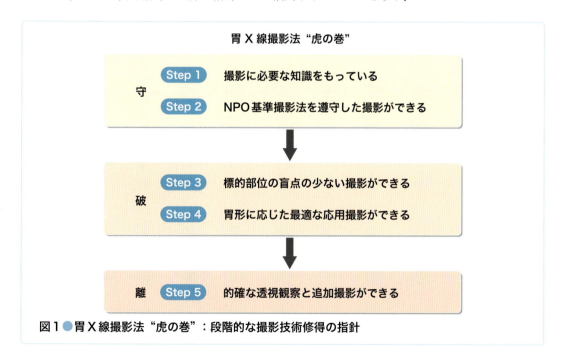

図1● 胃X線撮影法"虎の巻"：段階的な撮影技術修得の指針

1）守：虎の巻 Step 1・2

虎の巻 Step 1・2は「守」に相当します．**撮影の基盤となる基本技術を修得する段階**です．

> **Step 1**：実際の検査に臨む前に，まずは**撮影に必要な知識を修得**しておきます．被検者因子やハード・ソフト因子の知識，基礎的なものから専門的，最新の知識などがあります．
> **Step 2**：胃X線検査の「型」に相当するのが**NPO基準撮影法**です．良好な画像精度を安定して得られるように，より良いものを使用しテキパキとした撮影技術を体得します．

2）破：虎の巻 Step 3・4

虎の巻 Step 3・4は「破」に相当します．**撮影で生じた問題点を解決していく段階**です．

> **Step 3**：各基準体位の標的部位に盲点が生じていないかを意識します．盲点を最小限にするために**「標的部位の三角」を最適な状態にする応用技術**を修得します．
> **Step 4**：撮影難易度の高い胃形に対しても，さまざまな応用撮影手技を駆使しながら**臨機応変に対応できる高度な技術**を修得します．

3）離：虎の巻 Step 5

虎の巻 Step 5は「離」に相当します．特に**病変に対する最も高度な技術修得の最終段階**です．

> **Step 5**：Step 1から Step 4までの技術を総動員し，**「病変描出度」**を良好にすることができるよう精進します．透視観察で病変に気づくためには，**読影能**が不可欠となります．

> **memo** 胃X線撮影法"虎の巻"の考え方：基本なくして，応用なし
> しっかりとした「型」があって，はじめて応用ができる

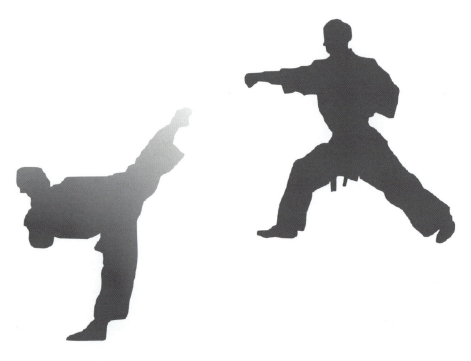

第2章

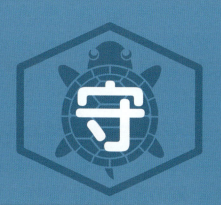

Step 1
撮影に必要な知識をもっている

> この章では，胃X線撮影法"虎の巻"のStep 1として胃X線検査の撮影に必要と思われる知識を解説します．
> 基礎的なものから専門的な知識まで幅広く知っておき，検査に備えておきましょう．

1 胃の基礎知識（被検者因子） ………… 高木　優，水町寿伸，中原慶太　18
2 X線透視撮影装置（ハード因子） ……… 高木　優，水町寿伸，中原慶太　21
3 X線画像診断システム（ハード因子） ‥ 高木　優，水町寿伸，中原慶太　32
4 X線条件設定（ハード因子） …………… 高木　優，水町寿伸，中原慶太　36
5 X線画像処理（ハード因子） …………… 高木　優，水町寿伸，中原慶太　46
6 薬剤系の基礎知識（ハード因子） ……… 高木　優，水町寿伸，中原慶太　56
7 撮影術者系の基礎知識（ソフト因子） ‥ 森　一宏，水町寿伸，中原慶太　65
8 撮影技術系の基礎知識（ソフト因子） ‥ 森　一宏，水町寿伸，中原慶太　69

第2章 Step 1：撮影に必要な知識をもっている

1 胃の基礎知識（被検者因子）

まずは，検査対象である被検者因子の胃の基礎知識について述べます．

1 胃の全体的な特徴

　消化管は，口側から食道，胃，十二指腸，小腸，大腸，直腸，肛門まで連続した長い臓器で，それぞれ機能が異なります．一般的に食道から胃，十二指腸までを上部消化管といいます．
　腹腔内にある胃は，通常左横隔膜下に位置しており，**胃の入口と出口がおおよそ固定**されています．胃は袋状の形態を呈しており，飲食物を貯めたり消化したりする役割があることから，腹腔内で大きく拡張伸展したり蠕動収縮したりします．そこで，胃全体をゆるやかに支持するように外側には小網と大網がネットのように広がっています．

1）胃の区分と部位名称

　胃には，図1のようないくつかの区分があります．外科・内科・病理の共通ルールとしては，胃癌取り扱い規約による **A）胃の3領域区分** と **B）胃壁の断面区分** があります．これらを大区分とみなすと，X線・内視鏡検査では領域を細かく分けた **C）細区分** による部位名称が便宜上使用されています．

A）胃の3領域区分（領域）

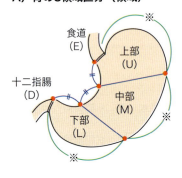

B）胃壁の断面区分（壁側）

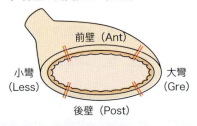

C）胃のX線的な細区分（領域と壁側）

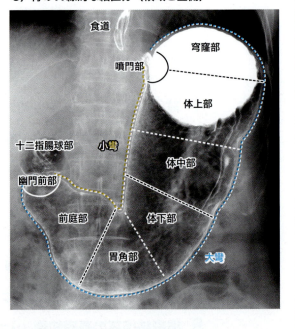

図1●胃の区分と部位名称
A，B）「胃癌取扱い規約 第15版」（日本胃癌学会/編），p3，金原出版，2017を参考に作成
C）「これなら見逃さない！胃X線読影法 虎の巻」第2章を参考に作成

2) 胃の立体構造

　胃全体をより立体的に把握するために，4方向から見た胃のシェーマを図2に示します．

　身体の左右方向から眺めた場合（図2②，③），胃全体は背側へなだらかに傾斜しており，特に**U領域は背屈**しています．また，胃角部で急に折れ曲がり肛門側の十二指腸へ移行します．

　足方向から見ると（図2④），**胃全体は腹側方向へ凸に走行**しており，U領域が最も背側に，胃角部が最も腹側に位置しています．

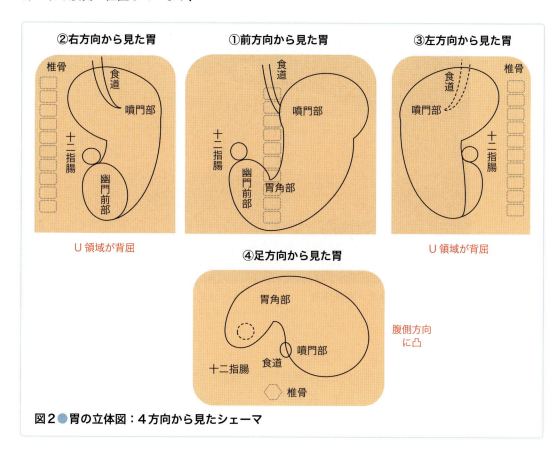

図2●胃の立体図：4方向から見たシェーマ

　このような胃の全体的な特徴としては，被検者によってさまざまな胃形があることです．胃形の違いによって，撮影が比較的容易なものから難しいものまであります（第5章1を参照）．

memo　胃は背屈している
　　　※例えるとイナバウアー状態

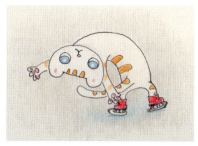

2 胃内の特徴

1) 胃の切除標本・肉眼所見

　胃の外科的切除標本で，大彎側を切開し平板上に展開固定された状態です（図3）．
　標本上の領域区分は口側よりU，M，L領域となります．また，壁側区分は中心が小彎線（－□－），上下辺縁が大彎線（----）に一致し，上側が前壁，下側が後壁です．

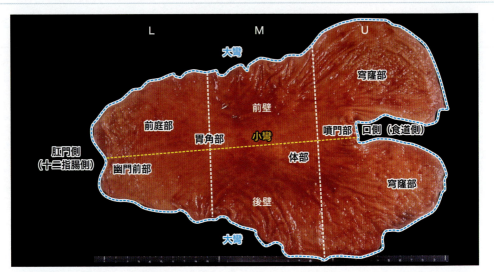

図3●胃の切除標本・肉眼所見　「これなら見逃さない！胃X線読影法 虎の巻」第2章より引用

2) 胃粘膜の特徴

　消化機能を有する胃は常に**外部刺激**にさらされており，**胃粘膜は多様多彩で定常的ではないことが特徴**です（図4）．組織学的には"炎症"や"萎縮"が大なり小なり生じ，常に上皮の**脱落新生，再生修復**がくり返されています．被検者によって慢性胃炎などが存在し胃内に過剰な胃液や胃酸，粘液などが多い場合があり，胃X線画像精度の**障害因子**として影響を及ぼすことがあります．

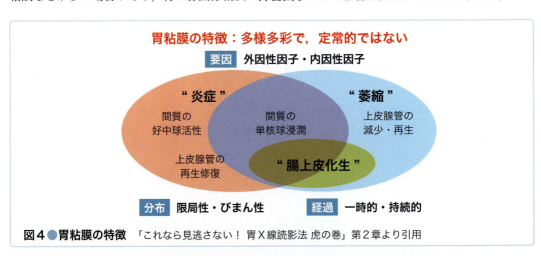

図4●胃粘膜の特徴　「これなら見逃さない！胃X線読影法 虎の巻」第2章より引用

> **memo** 胃形や胃内容の状態は，胃X線画像精度に大きく影響する

第2章 Step 1：撮影に必要な知識をもっている

2 X線透視撮影装置（ハード因子）

次は，撮影装置などのハード因子について述べます．どのようなものをどのように使用したらよいか，基礎知識や特徴を把握しておく必要があります．

胃X線検査で使用するハード因子は，**機器系**と**薬剤系**に大別されます（表1）．これらのうち，まず機器系について述べていきます．

表1● 胃X線検査のハード因子

機器系	X線透視撮影装置，画像処理装置，画像観察モニターなど
薬剤系	硫酸バリウム製剤，発泡剤，消泡液，抗コリン剤など

1 X線透視撮影装置全体の構成

消化器系分野で使用される**X線透視撮影装置**の全体的な構成（図1）と概要（表2）を示します．

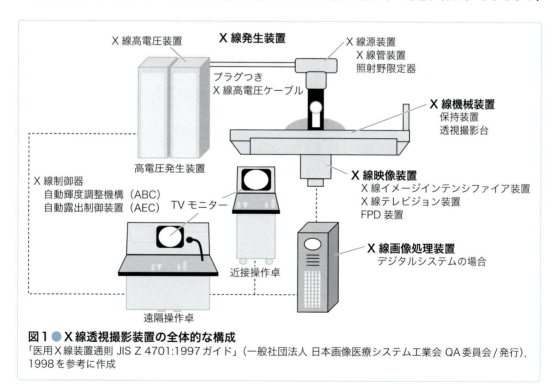

図1● X線透視撮影装置の全体的な構成
「医用X線装置通則 JIS Z 4701:1997 ガイド」（一般社団法人 日本画像医療システム工業会 QA委員会／発行），1998を参考に作成

表2● X線透視撮影装置の概要

設置場所	施設（診療・個別検診用），車（集団検診用）
操作方式	遠隔操作，近接操作
X線管の位置	オーバーチューブ・アンダーチューブテーブル，Cアーム
診断システム	アナログシステム（直接撮影・間接撮影），デジタルシステム

2　X線について

次に，X線透視撮影装置で使用される「**X線**」の概要について述べます．

1）X線とは

X線（X-ray）とは，**特定の波長域をもつ電磁放射線の一種**です．1895年ドイツのウィルヘルム・レントゲンによって発見され，未知数を意味するX線と命名されました．

X線は高速で動いている電子がある物体に衝突したときに生じ，1秒あたり約300,000 kmの速さで進みます．可視光線よりも波長が極端に短いことから物質に対する透過力が強く，医療分野では身体の透視や撮影などに利用されています（図2）．一方，容量によっては人体に対しDNA損傷を引き起こすため，突然変異の誘発や物質の原子構造の調査研究などにも利用されています．

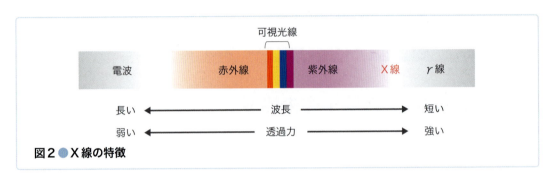

図2　X線の特徴

2）X線と物質の相互作用

X線と物質の相互作用を図3に示します．

照射されたX線（1次X線）がある物質に到達した場合，物質の構成成分の違いで入射X線の一部は**吸収**され，一部は**透過**します．このほかにも物質に衝突し放射される場合を**2次X線**といい，**散乱X線（以下，散乱線）**と**蛍光X線**があります．

特にX線検査で発生する散乱線は，被写体が厚いほど，X線の照射野が広いほど，管電圧が高いほど多く発生します．散乱線の増加は，X線画像のカブリやボケ，コントラスト低下といった画質不良の要因となることから，撮影装置では**散乱線低減対策が必須**となります（p.29参照）．

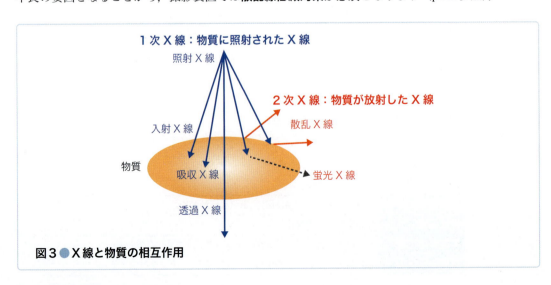

図3　X線と物質の相互作用

3) X線の減弱

X線の減弱とはX線の強さが減って弱まっていくことで，**①距離による減弱**と**②物質による減弱**があります．

①距離による減弱

X線発生部を点とした場合に，**距離の逆2乗則で減弱**します（図4）．X線発生部からの距離が遠いほど照射範囲が広くなることから，単位面積あたりのX線量は減少しX線強度が減弱します．

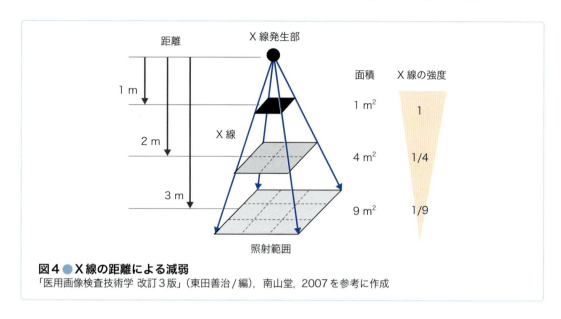

図4 ● X線の距離による減弱
「医用画像検査技術学 改訂3版」（東田善治/編），南山堂，2007を参考に作成

②物質による減弱

また，X線は物質の**原子番号が大きいほど密度が高いほどより減弱**します．同じ物質に対しては，X線エネルギーが強いほど減弱しにくい傾向があります（図5）．

例えば，対象物質が人体の筋肉（図5A）では，その**実効原子番号（物質中で最も多い割合の原子番号）**が7.42と小さくX線の減弱が少ないですが，同じ人体であっても実効原子番号13.8の骨（図5B）に対してはX線がより減弱します．

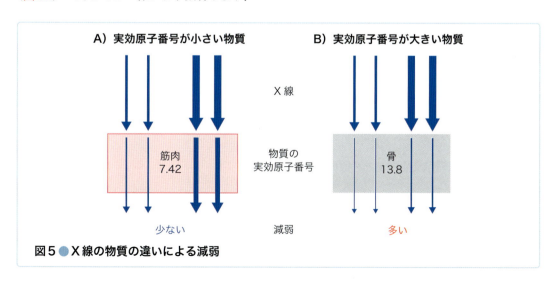

図5 ● X線の物質の違いによる減弱

3　X線発生装置

このようなX線を発生させる機器の大元がX線発生装置です．
そこで，X線発生装置の重要部分である**X線管装置**と**高電圧発生装置**について述べます．

● X線管装置と高電圧発生装置とは？

　X線管装置　　：X線を発生し被写体に照射する電子管
　高電圧発生装置：X線を発生させるために必要な電力をX線管に供給する装置

● 良い発生装置とは？

　X線管装置　　：より大きな負荷に耐えることができる
　　　　　　　　　質の高いX線を必要十分量発生できる
　高電圧発生装置：より大きな電力を発生しX線管に安定供給できる

1）X線管の構造

　X線管（X-ray tube）の断面構造とX線発生のしくみを図6に示します．
　X線管には陽極と陰極があり，高電圧をかけると加熱された**陰極**フィラメントから電子が放出され，**陽極**側の**ターゲット（斜面部分）**に衝突することによって，X線を発生させます．
　発生したX線は，X線管内の放射口から一定方向（被写体側）へ照射されます．

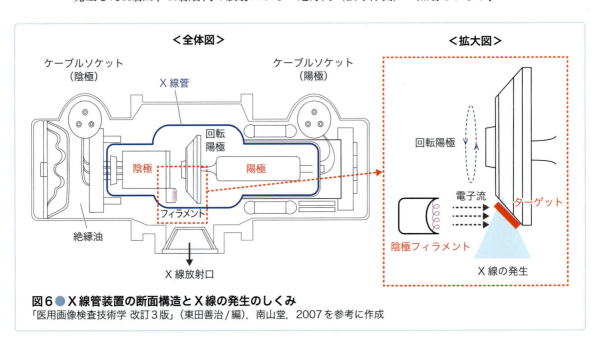

図6● X線管装置の断面構造とX線の発生のしくみ
「医用画像検査技術学 改訂3版」（東田善治/編），南山堂，2007を参考に作成

2) X線管負荷

X線管には大きな電気エネルギーが供給されるため，さまざまな負荷に耐えることができる装置性能が求められます．負荷のうち，特にX線管の陽極に加えられる電力を**陽極入力（X線管入力）**といい，その程度を表す**ヒートユニット値（HU）**が高いほど耐熱性があります．

また，構造上の工夫として，陽極部分を回転させてターゲットを移動させる方式の**回転陽極X線管**は，固定陽極式に比べて耐熱性がより優れ大きな負荷に耐えることができます．

3) X線質とX線量

A) X線質：**硬質**や**軟質**と表現され，X線の波長が短いほど透過力が高く硬質で，波長が長いほど透過力が弱く軟質とされます．X線管内の**管電圧**が高いほど電子の速度が速くなり，発生するX線の強度が強く波長は短く透過力は大きくなります．

B) X線量：画像形成に大きく影響し，線量が多いほど画像形成に必要な情報量が多く画質良好になり，線量が少ないほど情報量が乏しく画質不良となります．X線管内のフィラメント温度が高いほど放出電子量が多くなりX線管を流れる**管電流**を多くすることができます．

4) 焦点

陽極ターゲットの斜面角度を**ターゲットアングル**（8〜20度）といい，そのような構造によって焦点（focal spot）は，**A) 実焦点**と**B) 実効焦点**の2つが存在することになります（図7）．

A) 実焦点 電子が陽極側ターゲットに衝突する部分を**実焦点**といい，ターゲットの反対側方向から見ると**長方形**となっている範囲に相当します（図7□）．
陰極フィラメントの長さに応じて長方形の実焦点面積は変わりますが，より大きくすると短時間許容負荷が増し，X線出力を大きくすることができます．しかし，陽極に過大な負荷が加わるとターゲット面が摩耗しいわゆる**焦点荒れ**を起こします．焦点荒れを起こすとX線出力が著しく低下するため，さまざまな負荷に強い性能が求められます．

B) 実効焦点 これに対し，X線が照射された基準面方向から見た**正方形**の範囲を**実効焦点**といいます（図7□）．この実効焦点面積を**焦点サイズ**（例：0.3×0.3 mm，1.4 mm×1.4 mmなど）といい，その公称値はX線管の種類や機種，装置メーカーなどによって異なります．焦点サイズが小さいほどX線画像の鮮鋭度が向上します（p.28参照）．

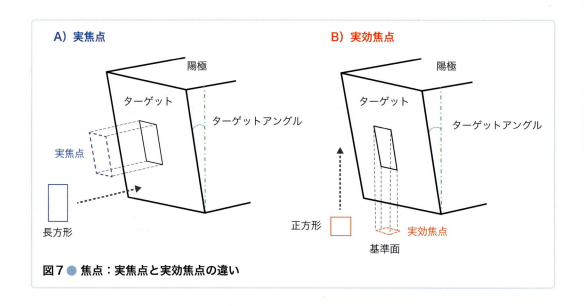

図7 焦点：実焦点と実効焦点の違い

5）陰極の構造：大焦点と小焦点の使い分け

　陰極部分を陽極側から見ると，装置によっては**長さの異なる陰極フィラメント**が2つついています（図8）．この長さの違いによって放出される電子量が異なり，1つのX線管で実焦点を2種類使い分けることができます．すなわち，長い陰極フィラメントを使用した場合，陽極ターゲットで**大焦点**が形成され，短い陰極フィラメントでは実焦点面積の異なる**小焦点**が形成されます．透視や撮影のX線条件設定では，どちらの実焦点を使用するのかがポイントとなります．

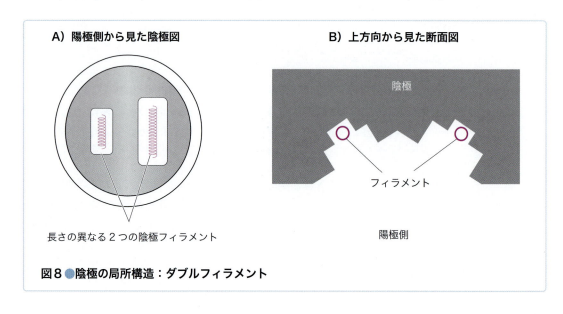

図8 陰極の局所構造：ダブルフィラメント

6）焦点とターゲットアングルの関係

次に，焦点とターゲットアングルの関係について述べます（図9）．

A) **実焦点が同一の場合**：ターゲットアングルを20度から10度に小さくすると**実効焦点を小さくでき**（図9■），同じX線管入力であってもより**画像の鮮鋭度を向上させる**ことができます．しかし，実効焦点が小さくなるとそれだけ最大・有効照射野も小さくなります．

B) **実効焦点が同一の場合**：ターゲットアングルを同様に小さくすると**実焦点を大きくする**ことができます（図9■）．すなわち小さな実効焦点であっても，実焦点面積を大きくすることで陽極に加えられる**X線管入力を大きくする**ことが可能となります．しかし，同時に負荷の増加に見合った耐熱性向上が必要不可欠となります．

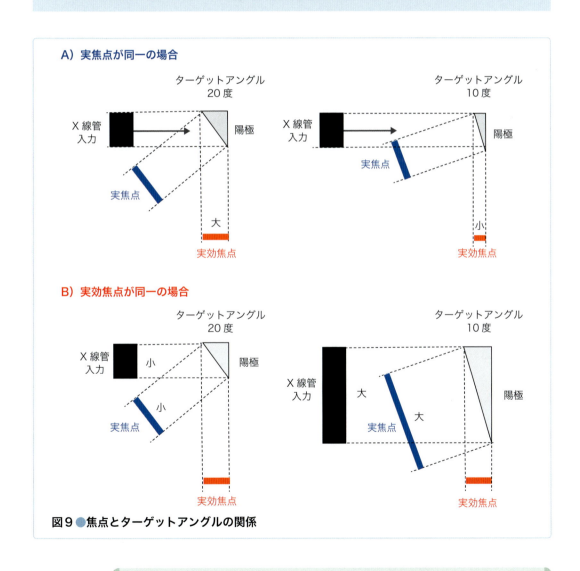

図9 ● 焦点とターゲットアングルの関係

> **memo** 実効焦点が小さくX線管入力が大きいX線管装置が理想的

7）焦点と半影（ボケ），拡大の関係

　実効焦点（焦点サイズ）は，**X線画像のボケ**や**拡大**に強く関連しています．ボケや拡大の成り立ちについて図10に示します．

　理論上の焦点がない状態（図10A），すなわちX線が被写体に対してすべて垂直に照射されると仮定した場合，そのX線像は**実物大**となります．

　しかし，実際にはX線はX線管装置から円錐状に照射され，実効焦点が限りなく**点に近い状態**（図10B）では，その画像には大なり小なりの**拡大**が生じます．また，実効焦点に**ある程度の長さがある面の状態**（図10C）では，拡大した画像の辺縁部にさらに帯状の領域が生じ，これを**半影（ボケ）**といいます．

　通常，人の目がボケを認識できる大きさは，**半影の幅が0.3 mm以上**とされています．このようなボケや拡大の発生は，**X線画像の鮮鋭度低下の要因**となります．

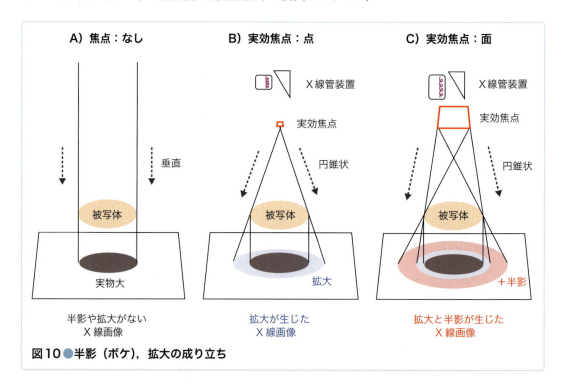

図10 ● 半影（ボケ），拡大の成り立ち

　X線画像のボケや拡大をできるだけ少なくするためにはどうしたらよいでしょうか？

　機械装置における工夫としては，**X線管と被写体との距離を長くする**ことや**被写体と検出器との距離を短くする**ことによって，**拡大率を低くする**ことができます．

　また，**X線管の焦点サイズを小さく**すればするほど，面が点に近づき**半影（ボケ）を小さくする**ことができます．しかし，焦点サイズが小さすぎると**耐熱性が低いX線管装置**などでは撮影条件が制限されてしまう場合があるため，必ずしも画質が向上するとは限りません．

　重要な点は，自施設の装置がどのような状態かをしっかり把握すること，さらにその**性能に合った最適な条件設定を行う**ことです．

> **memo** 半影（ボケ）や拡大が少ないほど，鮮鋭度が高くなる

4 散乱線の低減対策機器

1）X線可動絞り（照射野限定器）

X線源装置には，X線の照射範囲を調整する**X線可動絞り**があります．

X線可動絞りはX線管装置の**放射口部分**に設置されており，鉛板を主材料にした奥羽根，下羽根，上羽根による多重構造になっています（図11）．

その機能は**X線照射範囲を必要最小限に絞る**ことで，被ばく線量の最適化，焦点外X線や散乱線の低減，ハレーションの防止などの被ばく低減・画質向上効果があります．なお，焦点外X線とは焦点以外の陽極表面から放射される軟質のX線のことであり，管電圧が高いほど多く発生し画像のコントラストを低下させるため，できるだけ低減させる必要があります．

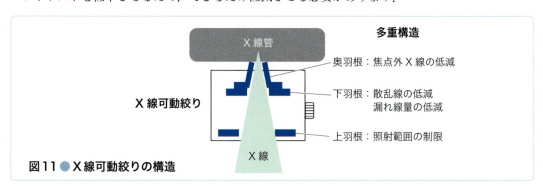

図11● X線可動絞りの構造

2）散乱線除去用グリッド

散乱線除去用グリッド（以下，グリッド）とは，**散乱線を除去する機器**です（図12）．

①グリッド位置は，被写体とX線検出器の間に設置され，②グリッド構造は，X線吸収の多い鉛箔とX線吸収の少ない中間物質の薄板（スペーサー）を交互に並べた状態です．

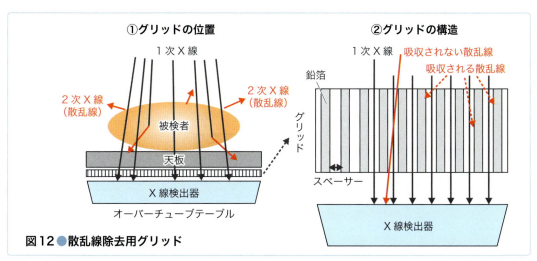

図12● 散乱線除去用グリッド

グリッド性能は**グリッド比**や**密度**のバランスに左右され，グリッド比が高いほど散乱線除去効果がより多く得られ，画像のコントラストなどの改善につながります（表3）．

表3● グリッド性能の指標

グリッド比	スペーサーの幅を1とした金属箔の高さ
グリッド密度	1 cmあたりの金属箔の数

5　X線機械装置

1) X線透視撮影台

　　X線透視撮影台とはX線管やX線検出器を固定する保持装置などを含めた総称で，このうち被検者が直接接する部分を**天板（寝台）**といい，**A）平板型**と**B）船底型**があります（図13）.
　　平板型（図13A）は**一般用**で，主に施設内で使用されています．**船底型**（図13B）はよりコンパクトな車載用で，主に**集団検診**などに使用され，回転し被検者の体位角度を微調整できるのが特徴です．いずれも，被検者の安全対策として手摺りや肩当てなどが取り付けられています．

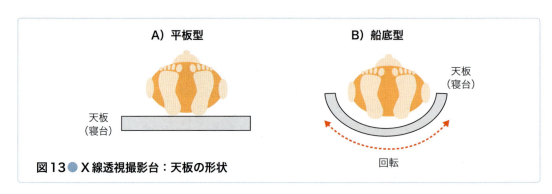

図13● X線透視撮影台：天板の形状

2) X線管の位置の違いによる種類

　　X線透視撮影台には術者が任意に上下左右方向に動かせる機能があり，その操作性や機敏性，特徴などは装置の種類やメーカーによって異なります．特にX線管やX線検出器，天板との位置関係の違いにより，3つの種類があります（図14）.
　　オーバーチューブテーブル（図14A）はX線管が天板上方に固定され**遠隔操作向き**，**アンダーチューブテーブル**（図14B）はX線管が下方に位置し，X線検出器が前後左右可動式で**近接操作向き**です．近年，X線管とX線検出器が回転可動式で**万能操作型のCアーム**（図14C）が登場しました．

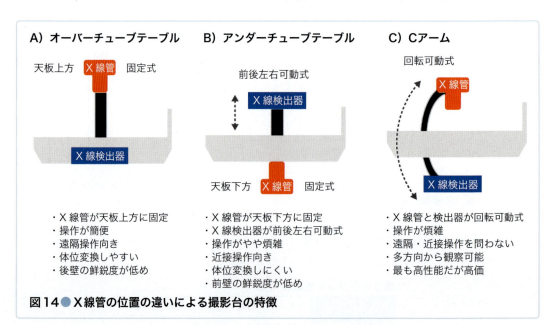

図14● X線管の位置の違いによる撮影台の特徴

6 X線映像装置

● **X線映像装置とは？**

得られたX線情報を映像化する機器の総称で，X線イメージインテンシファイア（image intensifier：I.I.）装置やX線テレビジョン装置などがあります．

● **良い映像装置とは？**

実物の状態をできるだけ忠実により鮮明に，映像で表すことができるもの．

1）X線画像の種類：静止画像・動画像

X線映像装置によるX線画像の種類は，**①静止画像**と**②動画像**に大別されます．両者の成り立ちの違いを図15に示します．

①静止画像は，動いている被写体を瞬間的に止まった状態として記録したものです．
②動画像は，じつはこの静止画像を多数つなぎ合わせた**パラパラ漫画**のような状態です．すなわち，経時的に被写体の状態が少しずつ異なる静止画像情報を連続的につなぎ合わせ（例えば1秒間に30コマ），かつ高速で流すことによって視覚的に動きのある映像として認識されるのです．

X線検査では，透視によって動いている被写体の動画像をTVモニターに**リアルタイム表示**することができ，必要時にシャッターを切る曝写によって静止画像を記録することができます．

①静止画像：記録（撮影）

②動画像：観察（透視）

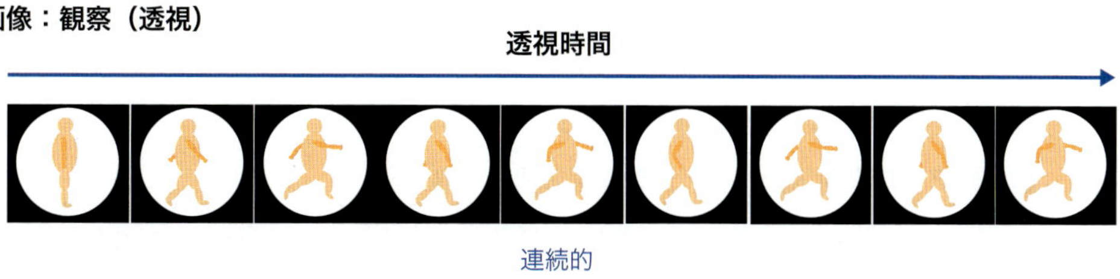

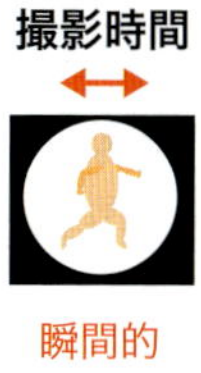

図15●静止画像と動画像の成り立ちの違い

memo 動画像の成り立ちは，静止画像のつなぎ合わせ

第2章 Step 1：撮影に必要な知識をもっている

3 X線画像診断システム（ハード因子）

> 胃X線検査の画像診断システムは，アナログシステムとデジタルシステムに大別されます．

1 アナログシステムとデジタルシステム

> A）**アナログシステム**：従来からの方式で，得られたX線アナログ情報を自動現像機によってX線写真に現像し画像診断を行うものです．検査目的や現像フィルムの違いによって間接撮影と直接撮影があり，特に**直接撮影**を**フィルム増感紙システム（conventional film/screen system：CFSS）**ともいいます．
>
> B）**デジタルシステム**：近年の主流となっている方式で，前述同様のアナログ情報をデジタル化（A/D変換）し，画像処理装置によるデジタル画像として観察モニターに表示し画像診断を行うものです．X線受像系の違いで，**I.I.DR（I.I. digital radiography）**と**FPD（flat panel detector：平面検出器）**があります．

1）X線画像情報の入力と出力

画像診断システムでは，基本的にX線画像情報の**入力**と**出力**が発生しています．

撮影によってX線検出器に画像情報がまず入力されるわけですが，**アナログシステムおよびデジタルシステムに共通するのが入力**です．入力は主に被写体やX線条件に左右されます．

両システム間で異なるのは出力で，アナログシステムでは得られた入力情報がそのままフィルムに出力されます．すなわち，入力≒出力となりいったん出力されたX線画質は可変できません．**アナログの出力はフィルム・増感紙の特性および現像機の現像条件などに大きく依存します**．

一方，デジタルシステムでは，X線検出器における入力画像（原画像）と撮影および読影モニターへの出力画像（表示画像）の2つがあり，**入力画像を画像処理装置によって任意に調整処理し出力できることが大きな特徴**です．

2）アナログシステムとデジタルシステムの違い

両システムの違いを表1に示します．近年のデジタル機器や環境の総合的な進歩によって，胃X線検査も**デジタルシステムが主流**となっています．

表1 ● アナログシステムとデジタルシステムの違い

A）アナログシステム	B）デジタルシステム
間接撮影（集団検診などの対策型検診用） 直接撮影（任意型検診や一般用）	I.I.DR（I.I. digital radiography） FPD（flat panel detector：平面検出器）
撮影画像をすぐに確認できない 任意の画像を得ることが容易でない 現像処理が必須 シャウカステンが必要 経時的な画質（フィルム）の劣化がある 保管場所の確保が難しい ネットワークに対応できない	透視画像・撮影画像をリアルタイム表示できる 任意の画像処理が容易にできる 現像処理が不要（必要時にフィルム出力可） モニター診断に対応 経時的な画質（データ）の劣化がない 保管場所の確保に困らない ネットワークに対応（通信，保管など）

3) アナログシステムとデジタルシステムの機器構成

アナログシステムとデジタルシステムの機器構成では，共通部分と相違部分があります（図1）．最も異なる点は，デジタルシステムには画像処理装置，医用画像情報システムがあることです．

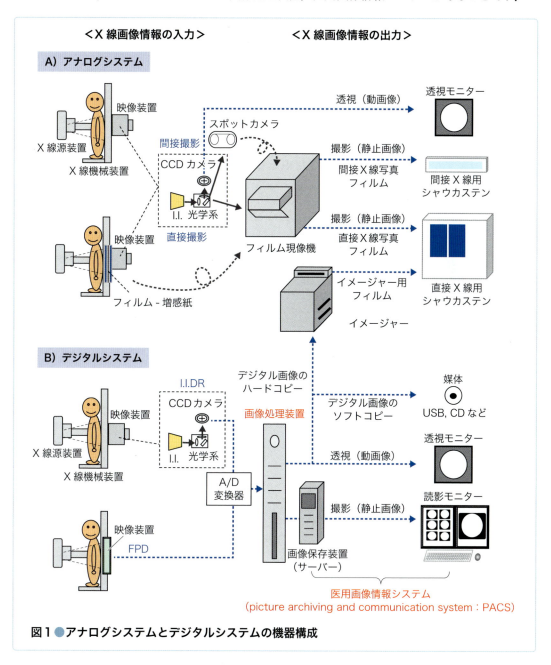

図1 ● アナログシステムとデジタルシステムの機器構成

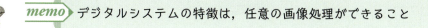

memo デジタルシステムの特徴は，任意の画像処理ができること

2 デジタルシステム

さらに，デジタルシステムの詳細を述べていきます．

デジタルシステムも決して万能ではなく，その注意点を把握したうえで使いこなす必要があります（表2）．

表2●デジタルシステムの注意点

- 入力画像と出力画像の見え方がかけ離れる場合がある
- 入力画像の質は，X線条件設定に特に影響を受ける
- 入力画像が不良の場合，それ以上の出力画像は得られない
- 過度な画像処理によって，出力画像の画質が低下する場合がある

1) I.I.DRとFPDの原理の違い

デジタルシステムにおける **A) I.I.DR** と **B) FPD** の原理の違いを図2に示します．

A) I.I.DR X線受像部のI.I.で入射X線を可視光に変換し，CCDカメラで電気信号に変換する方式です．そのため，**画質はI.I.の入力蛍光面とCCDカメラの性能に大きく左右されます**．CCDカメラの画素数は100万画素から400万画素まであり，後者が画質に優れています．しかし，**消耗によってI.Iが劣化**していくため，定期的な調整やメンテナンスを行う必要があります．

B) FPD ①**直接変換方式**：
入射X線を直接電荷に変換する方式です．光の散乱がないことから高い空間分解能が得られ鮮鋭性に優れていますが，残像の生じやすさや環境耐性が低く温度・湿度の変化に影響を受けやすいとされています．

②**間接変換方式**：
入射X線を蛍光体（シンチレータ）で可視光に変換し，ホトダイオードなどの受光素子で電荷に変換する方式です．直接変換方式に比べてSNR（信号対ノイズ比）が低いが，環境耐性が高めで温度や湿度の変化に影響を受けにくいとされています．

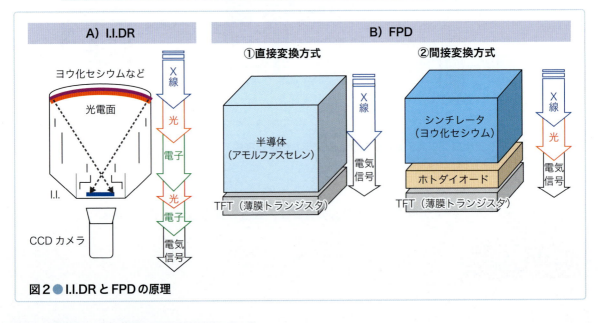

図2● I.I.DRとFPDの原理

2）ダイナミックレンジ

　デジタル撮影装置には，明るさを感知できる固有の限界があります．ダイナミックレンジとは，**デジタル装置が被写体固有の階調を失わずに同時に感知できる最も明るい部分と暗い部分の範囲**です．識別可能な濃淡信号の最小値と最大値の比率とも表現されています．アナログシステムのX線写真フィルムの場合の**寛容度（ラティチュード）**と同じ意味合いの用語です．

　ダイナミックレンジの幅を超えた部分の明るさは階調表現ができずに真っ黒，真っ白になってしまうため，ダイナミックレンジは撮影装置の性能指標の1つです．

　被写体に細やかで多くの濃淡がある場合（図3），ダイナミックレンジが広い撮影装置では実物により近い濃淡具合を同時に感知することができます．一方，ダイナミックレンジが狭い装置では，同時に感知できる範囲が狭く，同じ被写体でも黒つぶれや白とびしやすくなります．

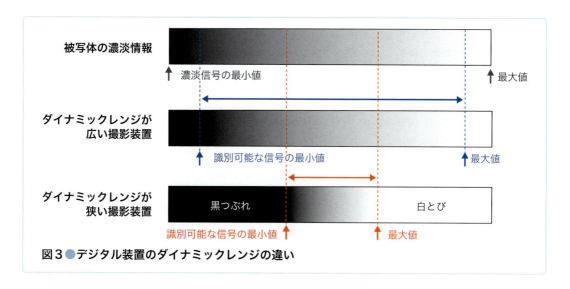

図3●デジタル装置のダイナミックレンジの違い

3）I.I.DRとFPDの性能比較

　I.I.DRは，アナログシステムに比べて**ダイナミックレンジが狭いことが大きな欠点**でした．

　表3にA）I.I.DRとB）FPDの性能比較を示します．FPDはアナログシステム同様にダイナミックレンジが広く，I.I.DRの弱点をほぼ克服しています．将来的には，FPDがデジタルシステムの主流になると推定されます．

表3● I.I.DRとFPDの性能比較

	A）I.I.DR	B）FPD
X線入力面形状	視野が円形 周辺部に歪みがある	矩形で広い 歪みがない
ダイナミックレンジ	狭め	広め
空間分解能	視野サイズにより変動	視野サイズにかかわらず高め
経年劣化	あり	ほとんどなし

第2章 Step 1：撮影に必要な知識をもっている

4 X線条件設定（ハード因子）

> X線制御系に関するX線条件設定について述べます．胃X線検査ではさまざまな被写体の状態に応じて，透視画像（動画像）は常に良く見えるように，撮影画像（静止画像）は常に高画質となるような入力画像を得るためにX線の質や量を逐次調整する必要があります．

1 X線条件設定に必要なX線画質の知識

より良いX線条件を設定するためには，基礎的な画質に関する事項を理解しておく必要があります．一般的には画質とは，写真やテレビ，医療機器などの画像や映像の質のことで，ある画像を見た人が受けとる印象などとされ，画像の良し悪しを大きく左右します．

1）画質の考え方

画質にはA）**客観的画質**とB）**主観的画質**の2つがあり，その良し悪しに関しては何をもってどう判断するかの目安やとり決めが必要となります（表1）．

表1 ● 画質の種類

A）客観的画質	測定できるもの，数値で表せるもの，絶対値．
B）主観的画質	見る人によって評価が変わりやすいもの，相対的なもの．

2）画質の基本因子

このような画質を表現する因子にはさまざまなものがありますが，これまでのアナログX線写真時代から画質の基本因子とされてきた①**画像濃度**，②**コントラスト**，③**鮮鋭度**，④**粒状性**の4つが代表的です．画質にはこれらが曖昧かつ密接にかかわり合っており，それぞれのバランスが重要となります（表2，図1）．

表2 ● 画質の基本因子

①画像濃度	画像全体の濃淡を表す指標で，白さや黒さの程度（輝度・明るさ）．
②コントラスト	画像の濃淡差を表す指標で，白と黒の対比（メリハリ）．
③鮮鋭度	画像のシャープさを表す指標で，ブレ・ボケの有無，その程度．
④粒状性	画像の滑らかさを表す指標で，ざらつきの有無，その程度．

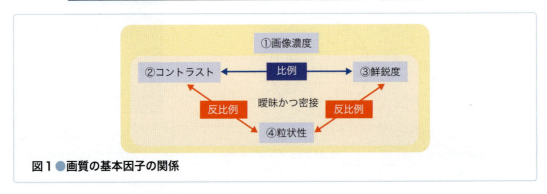

図1 ● 画質の基本因子の関係

2 X線条件設定の基本因子

次に，この画質の基本因子とX線条件の関係を見ていきます．

X線制御系におけるX線条件設定のための基本的な因子は，①**管電圧**，②**管電流**，③**時間**の3つです（表3）．

表3 ● X線条件設定の基本因子

①管電圧（kV）	X線管の陽極と陰極との間に印加される電位差
②管電流（mA）	X線管の陽極に衝突する電子ビームによって流れる陽極電流
③時間（sec）	X線の照射時間

1）水の流れに例えたX線条件設定因子

各因子を**「水の流れ」**に例えると，管電圧や管電流が高い状態（図2①，②）とは水道の蛇口をより開いている状態と同じで，水は勢いよくかつ多量に流れます．

また，時間が長い状態（図2③）とは蛇口をより長く開けている状態と同じで，水は蛇口を開けている間中流れ続けます．

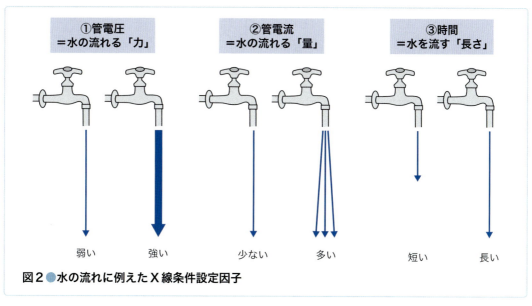

図2 ● 水の流れに例えたX線条件設定因子

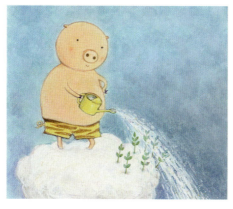

2) X線条件設定因子と画質との関係

①管電圧と画質

　X線質は主に①**管電圧**が関連し，管電圧が最も影響を及ぼす画質因子は**コントラスト（メリハリ）**です．管電圧が低い場合（図3A），水を流す力が弱いため，被写体の厚い部分を透過しにくいことから，濃度差が生じコントラストが高くなります．一方，同じ被写体でも管電圧が高い場合（図3B），水の流れる力が強いため被写体の厚さに関係なく透過してしまうことから，濃度差が少なくなりコントラストの低い画像となります．

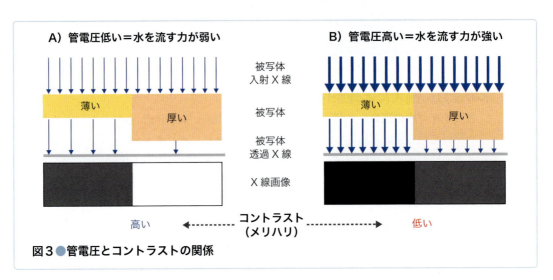

図3●管電圧とコントラストの関係

②管電流と画質

　X線量は主に②**管電流**と③**時間**が関連し，流す水の量が多く流す時間が長くなるほど線量が増えます．②管電流が影響を及ぼす画質因子は**粒状性（ざらつき）**です．管電流が少ない場合，水の流れる量が少ないため（図4C），検出器に届く情報量（電気信号）が乏しくなり画像のざらつきが目立ちます．一方，同じ被写体でも管電流が多い場合（図4D）は，検出器に届いた情報量が多くなりざらつきは目立たなくなります．

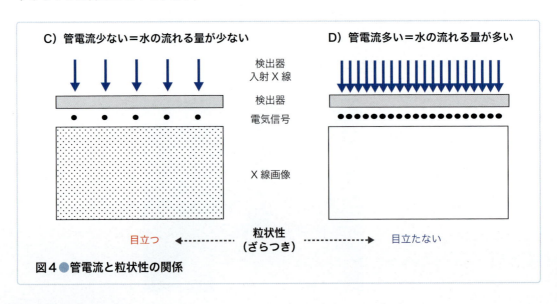

図4●管電流と粒状性の関係

③時間と画質

　③時間のうち，瞬間的な静止画像を得るための**撮影時間**が最も影響を及ぼす画質因子は**鮮鋭度（特にブレ）**です．一般的に撮影時間が長くなるほど画像にブレを生じやすく，ブレの要因には**被写体の体動や心臓拍動，呼吸状態**などがあります．

　撮影時間が短い場合（図5E），被写体が動いてもX線画像のブレが生じにくいです．一方，撮影時間が長い場合（図5F），被検者が動いた情報まで得ることからブレやすくなります．ブレによる鮮鋭度低下は画像診断に大きな支障が出るため，**短時間撮影が原則**となります．

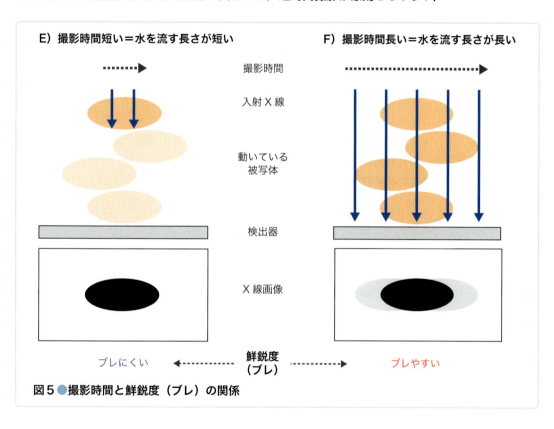

図5 ● 撮影時間と鮮鋭度（ブレ）の関係

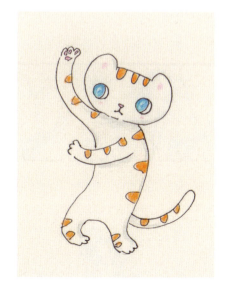
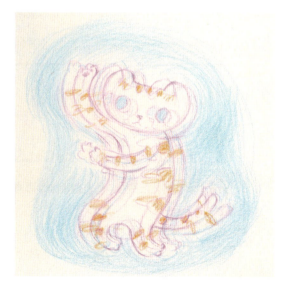

3 撮影条件と透視条件

X線条件には**A）撮影条件**と**B）透視条件**があり，それらの設定方法は基本的に異なります（図6）．

A）撮影条件

静止画像の診断に必要なX線の入力情報をできるだけ多く得るための撮影条件設定を行う必要があります．そこで，特にX線量を重視し，ある撮影時間内における瞬間的な検出器入射線量を考慮した**mAs値（管電流（mA）×撮影時間（sec））が最適**となるように設定することが推奨されます．

この際，被写体の状態（腹厚）や，X線管負荷と画像の鮮鋭度のバランスを十分考慮しながら，**大焦点と小焦点の使い分け**を行います．

B）透視条件

第2章2で前述したように透視による動画像の成り立ちが，パラパラ漫画のように静止画像を連続的につなぎ高速で流したものなので，それら1枚1枚の静止画像の線量は，撮影時ほど必要なく微量ですみます．そこで，透視ではよく見えるよう**小焦点を使用**した基本的設定を行います．

注意点は，透視時間が長くなるほど被写体の被ばく線量が増加することから，動画像観察のための**透視時間は常に必要最小限**にするよう努めます．

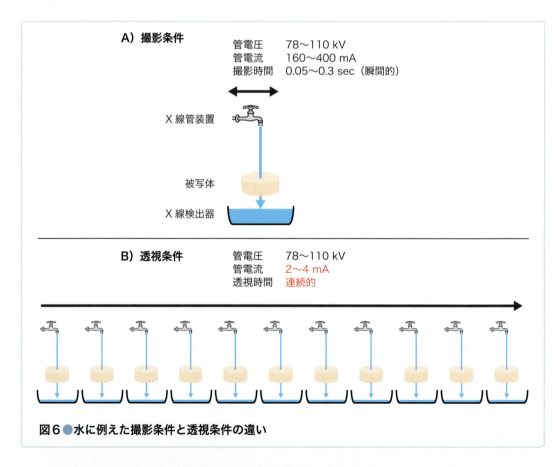

図6 ● 水に例えた撮影条件と透視条件の違い

> **memo** 透視時間は，必要最小限が原則

1) 透視方法について

また，透視方法には，**A) 連続透視**と**B) パルス透視**の2つがあります．

水に例えると，連続透視とは蛇口から水を流し続ける通常の方法で（図7A），パルス透視とは水を瞬間的に流したり止めたりをくり返す特殊な方法です（図7B）．パルス透視は連続透視に比べて，透視条件が同じ場合，**被写体の被ばく線量を低減**することができます．

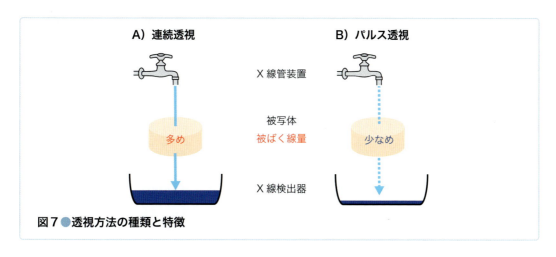

図7 ● 透視方法の種類と特徴

2) パルス透視

しかし，パルス透視の設定において1秒間あたりのフレーム枚数が少なすぎると，**残像やざらつきが目立つ**ようになり透視画像が悪化しやすくなる欠点もあります．装置の種類によっては，フレーム枚数を数段階に設定できる**パルスレート（flame/second：fps）**調整機能があるので，被ばく線量低減と透視観察能とのバランスを考慮して調整します（表4）．

近年では，パルスレートを下げてもある程度の透視観察能を担保する画像処理技術も開発されてきており，今後はそのような特殊性能も装置選定時の重要なポイントとなります．

表4 ● パルスレートの違いによる特徴

	パルスレート		
	30 fps	15 fps	7.5 fps
被ばく線量	多め	←→	少なめ
残像	少ない	←→	多い
ざらつき	少ない	←→	多い

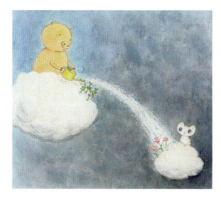

3）撮影条件と被写体との関係

● 被検者体型と画像濃度

仮に撮影条件と体位を一定とした場合，被検者体型が痩せ型で体厚が薄いほど**画像濃度は黒く**（図8A），肥満体型で体厚が厚いほど**白くなります**（図8B）．すなわち，**体厚の違いで画像濃度が変動するため，体厚に合わせた露出制御が必要**となります．

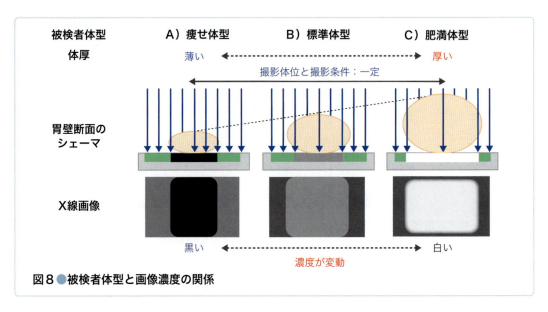

図8 ● 被検者体型と画像濃度の関係

● 撮影体位と撮影条件

また，各撮影体位のうち体厚が最も薄いのが**背臥位正面位**（図9D）で，最も厚くなるのが**右側臥位**（図9E）です（第2章8を参照）．体厚や体位がさまざまに変化しても画像濃度を一定にするためには，**逐次X線質やX線量を変動**させなければなりません．

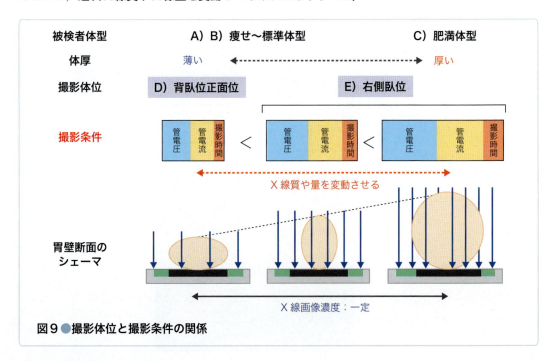

図9 ● 撮影体位と撮影条件の関係

● **焦点サイズと撮影条件のバランス**

しかし，濃度を一定にするために管電圧を上げすぎると，p.38で前述したように散乱線増加などによって低コントラスト画像となります．そこで，**管電圧にある上限を設定（100 kV前後）**した場合，X線量（管電流，時間）のバランスは，**X線管装置の性能（焦点サイズ，耐熱容量など）**に左右されます．

小焦点を選択した場合（図10A）は，ボケの小さい鮮鋭度の高い画像が得られる大きな利点があります．しかし，撮影装置の種類や機種によっては，耐熱容量の点で管電流を多く流すことができず，撮影時間が長くなる傾向にあります．特に，体厚が厚いほどざらつきやブレが生じやすくなるのが欠点です．

大焦点を選択した場合（図10B）は，ボケの大きい画像となりやすい欠点があります．しかし，同じ撮影装置でも管電流をより多く流せるようになるので，厚い体厚であっても撮影時間を短くでき画像のブレやざらつきや少なくできるのが利点です．したがって，これらの特徴を十分把握したうえで，最適な撮影条件設定を行いましょう．

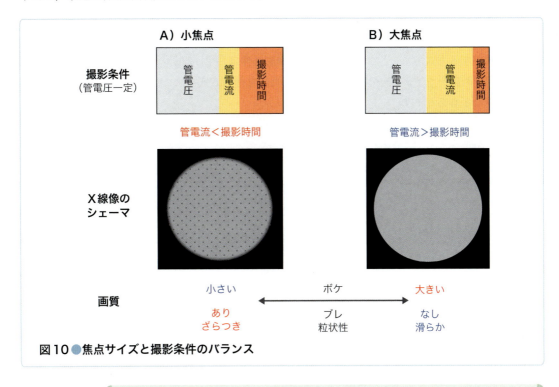

図10 ● 焦点サイズと撮影条件のバランス

> memo　撮影条件は，焦点サイズをうまく使い分けよう

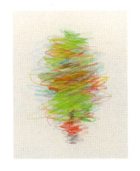
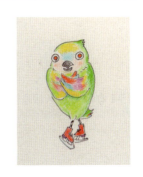

4）X線条件の自動制御

　X線発生装置の操作卓には，X線条件を自動調整するX線制御器がついています．その代表的な機能として，**自動輝度調整機構（ABC：auto brightness control）** や **自動露出制御装置（AEC：auto exposure control）** などがあります（表5）．装置の種類やメーカーによって，制御方式や設定などが異なります．

表5 ● X線制御器の主な種類と役割

自動輝度調整機構（ABC）	透視条件（管電圧や管電流）を被写体やバリウムの動きに応じて自動変更し，透視画像の明るさ・輝度を観察しやすい状態に調整する
自動露出制御装置（AEC）	撮影条件（主に撮影時間）を体位角度やバリウム位置などに応じて自動変更し，静止画像の濃度を最適な状態に調整する

● FPDのX線条件の自動制御システムの例

　自動制御するための検出方式や条件設定は，装置の種類やメーカーによってさまざまです．ここでは，FPDの場合の高電圧発生装置のX線条件の自動制御システム例を示します（図11）．

　この例の **ABC** による**透視条件**は，被写体の状態などに応じてビデオ信号の強度を検出して自動調整する方式です．さらに **AEC** による**撮影条件**は，FPD前面の光をファイバ検出器で検出し，X線照射時間をコントロールし適正画素値の画像を得る方式です．そのほか，管電圧を自動調整する機能などもあります．

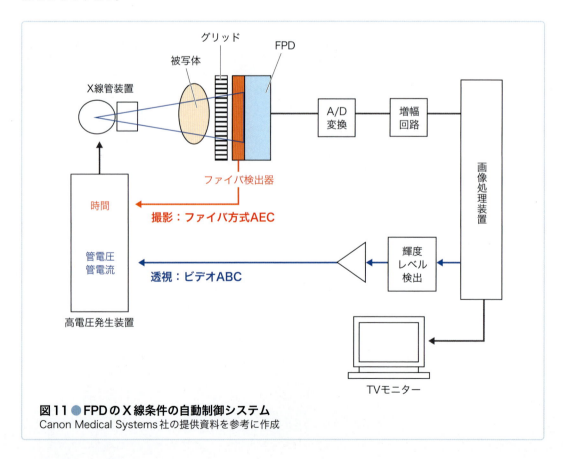

図11 ● FPDのX線条件の自動制御システム
Canon Medical Systems社の提供資料を参考に作成

5) X線条件設定のまとめ

X線条件設定のまとめを図12に示します．

スポンジ（被写体）が同じ場合でも，水道の種類や性能の違い（装置），および流す水の質や量（X線条件）が異なると，最終的にバケツ（検出器）に溜まる水の総量が変化し，X線入力画像の質・量に影響します．さらにスポンジが異なる場合でも，スポンジの性質によってバケツの水の質や総量が変化することになります．

X線入力画像（いわゆる原画像）が不良の場合，次項第2章5で後述する画像処理を駆使しても，それ以上に出力画像を良くすることは困難です．そこで，どのような装置，被写体であっても，**X線入力画像の質・量を常に一定の状態に保つ**ために，X線条件を最適に調節する必要があるのです．

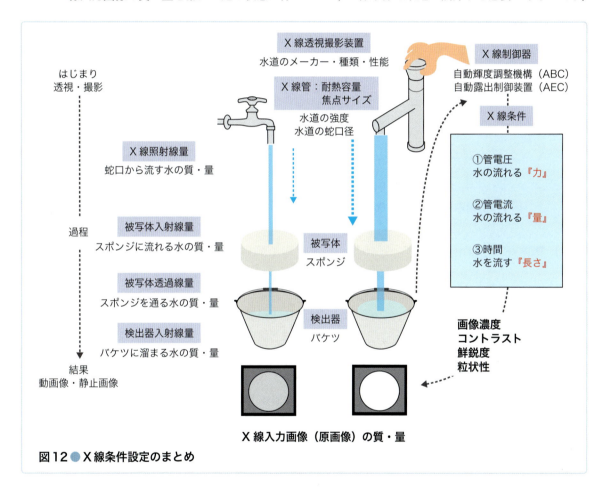

図12 ● X線条件設定のまとめ

> **memo** X線条件設定のポイント
> 1）まずは，自分が使用する装置をきちんと把握しよう
> 2）最大限の装置性能を引き出すように条件設定しよう

第2章 Step 1：撮影に必要な知識をもっている

5 X線画像処理（ハード因子）

最後に，デジタルシステムのキモである画像処理に関する事項について述べます．

1 デジタル画像について

　画像処理装置をしっかり使いこなすためには，デジタル画像に関する基礎知識を知っておく必要があります．
　そもそも，画像のデジタル化とはどのようなことでしょうか？
　デジタル化とは，連続的なアナログ信号を離散的なデジタル信号へ変換（**A/D変換**）することであり，その際に①**標本化**と②**量子化**の2つの操作を行います（図1）．

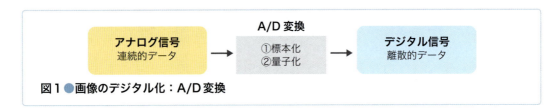

図1●画像のデジタル化：A/D変換

1）標本化（sampling）

　標本化（サンプリング）とは，アナログ画像を**いくつかの画素に分割する操作**です（図2）．
　原画像をある一定の間隔で分割した最小要素を**画素**（ピクセル，ドット，マトリクスなど）といい，その分割数が**画素数**です．画素数が少ないと1画素のサイズが大きくなり，原画像よりも粗い印象になります（図2B）．一方，画素数が多いほど繊細で緻密となり原画像をより忠実に表現できますが，それだけデータ量が多くなります（図2C）．

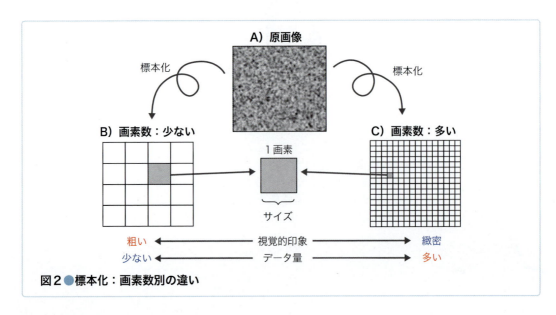

図2●標本化：画素数別の違い

2) 量子化（quantization）

量子化とは，**標本化された画素の濃淡値を段階的にする操作**です．

この際，1画素の白黒の濃淡をどれくらいの段階数で表すかを**階調**といい，1画素の濃淡信号を数値化したものが**画素値**です．

階調が異なる場合の比較を図3に示します．図3Bの2階調（1ビット）から図3Eの4,096階調（12ビット）になるほど画像の濃淡差がより滑らかで詳細な印象となります．すなわち，階調数が多いほど**濃度分解能が高く**なりますが，それだけデータ量は多くなります．

パソコンでは256階調（8ビット）が一般的ですが，近年の胃X線検査のデジタルシステムでは情報量の多い4,096階調（12ビット）が主流です．

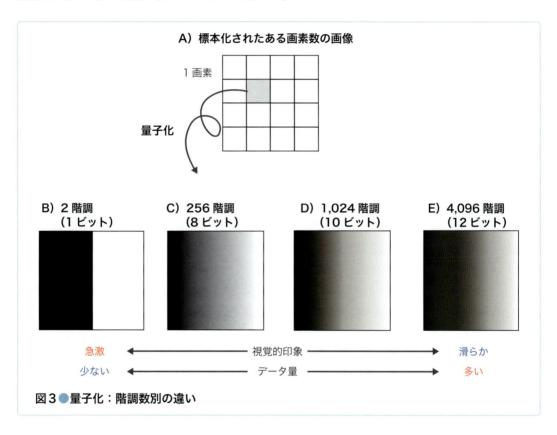

図3● 量子化：階調数別の違い

> **memo** 画像のデジタル化
> ① 標本化（sampling）：細かく分割するほど，繊細な画像になる
> ② 量子化（quantization）：細かく段階的にするほど，濃淡差が滑らかになる

2　さまざまなX線画像処理方法

1）X線画像処理とは

デジタルシステムにおける画像処理（透視画像と撮影画像）とは，**X線検出器で得られた入力画像（原画像）に付加価値をつける作業**です．

- ● 画像処理の目的　　入力画像（原画像）を望ましい状態に調整し，より多くの診断情報を得られるようにすること．
- ● 良い画像処理とは　アナログシステムの良質な画像をお手本とし，デジタルシステムでそれと同等以上の画質を得ること．

2）画像処理の取り扱い領域の違い

画像処理の際に取り扱う領域の違いとして，**A）空間領域**と**B）空間周波数領域**があります（表1）．

表1●画像処理の際に取り扱う領域の違い

A）空間領域	B）空間周波数領域
デジタル画像を一般的に扱う際の通常の空間	デジタル画像を周波数成分で表現した空間
①動画補正処理 ②階調処理：ウインドウ処理 ③空間フィルタ処理	④空間周波数フィルタ処理 ⑤アンシャープマスク処理，ボケマスク処理 ⑥黒つぶれ・白とび補正処理

3）空間領域における画像処理

① 動画補正処理

従来からデジタルシステムには動画補正処理機能があり，**透視画像のノイズ（ざらつき）を低減**することができます．モニター表示されているある瞬間の透視画像よりも前の情報をさかのぼり，複数のフレームを重ね合わせて表示します．

図4のリカーシブフィルタ処理の例では，前の情報をより多く足すほど情報量が多くなるためノイズが減少し見やすい動画となりますが，かけすぎると残像が目立つようになり見にくくなってしまう欠点があります．近年では，さらに残像を減らす処理技術向上がなされています．

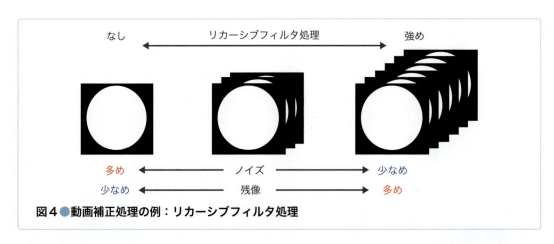

図4●動画補正処理の例：リカーシブフィルタ処理

② 階調処理 1

・濃度変換とガンマ

濃度変換とは，**入力画像の濃淡を変化させて出力画像の濃淡を調整する操作**です．入力画像と出力画像の画素値を対応づけしグラフ表示したものが**濃度変換曲線**です．これにはさまざまな形状や傾きがあり，濃度変換の際の**ガンマ特性**といい，それを数値化したものが**ガンマ値（γ）**です．その傾きが大きいほど明るく高コントラストになり，傾きが小さいほど暗く低コントラストになります．

ガンマ特性が線形（直線：青）で傾き45度の場合（図5A），入力と出力が1：1の関係にあることから，出力画像は入力画像そのままに表示されます（$\gamma=1$）．一方，非線形（S字状：赤）の場合（図5B），そのカーブの傾きが45度以下や45度以上の領域では，出力画像は入力画像と異なって表示されます（$\gamma>1$，$\gamma<1$）．このガンマ特性を利用して画像の**階調処理**を行います．

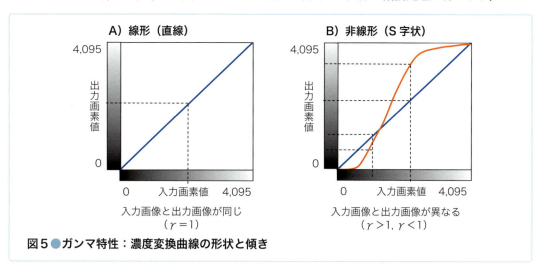

図5● ガンマ特性：濃度変換曲線の形状と傾き

・ヒストグラム

ヒストグラムとは，あるモノクロ画像のなかに**どのような濃淡を示す画素値がどれくらいずつあるのかを頻度分布としたグラフ**です．画像全体の濃淡情報が一目でわかります．

4,096階調（12ビット）の原画像のヒストグラムの例を図6に示します．横軸が画素値，縦軸が同じ画素値の数（頻度）です．横軸の左端が画素値0で**シャドウ点（真っ黒）**，右端が画素値4,095で**ハイライト点（真っ白）**とします．両者の間を**中間点（グレー）**とします．

画素値のさまざまな分布状態によって，その画像濃度やコントラストが異なってきます．

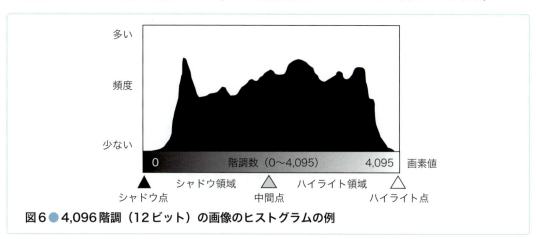

図6● 4,096階調（12ビット）の画像のヒストグラムの例

・ヒストグラムと画像濃度

　ヒストグラムと画像濃度の関係を図7に示します．例えば，シャドウ領域の黒い画素値の数が多く片寄った場合（図7A）は，全体的に**黒っぽい印象の原画像**であることを表しています．逆に，ハイライト領域の白い画素値が多い場合（図7B）は，**白っぽい原画像**であることがわかります．

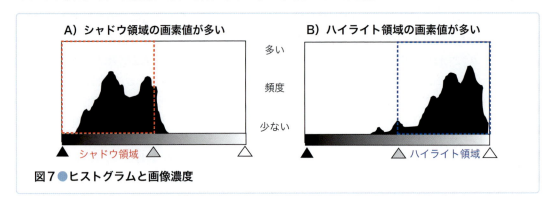

図7 ● ヒストグラムと画像濃度

・ヒストグラムとコントラスト（メリハリ）

　次に，ヒストグラムと画像のコントラスト（メリハリ）の関係を図8に示します．
　真っ黒と真っ白の両端近傍の画素値がない場合（図8C），中間点（グレー）ばかりで濃淡差が表現されにくく**コントラストの低い画像**となります．これに対し，両端近傍の画素値がほどよくあると**コントラストの高い画像**となります（図8D）．
　また，両端の画素値の数が多すぎる場合（図8E），**黒つぶれ・白とびがある画像**となります．一方，両端の画素値が少なくちょうどよい状態（図8F）が，**黒つぶれ・白とびがない画像**です．

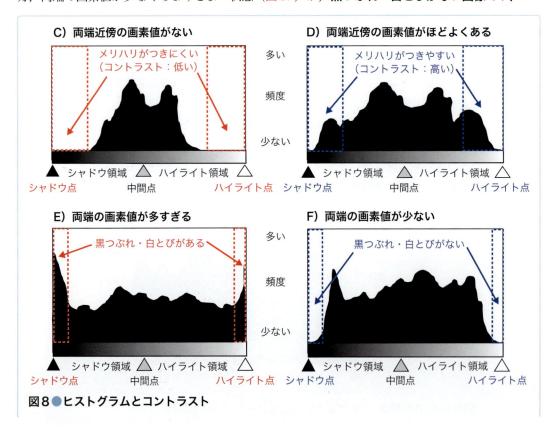

図8 ● ヒストグラムとコントラスト

② **階調処理2：ウインドウ処理**

　画素値で表現されているデジタル画像をモニターで観察するためには，**画素値を輝度（明るさ）に変換**する必要があります．その際，幅広い情報をもつ原画像のある特定の濃度域のみを，固有のディスプレイ特性に合わせて変換し最大表示する機能が**ウインドウ処理**です．

　原画像の画素値をどのように変換するかは，**ウインドウレベル（window level：WL）**と**ウインドウ幅（window width：WW）**の2つで調整します（図9）．

> **ウインドウレベル（WL）**：ディスプレイに表現したい濃度域の中心値・基準値．
> 　　　　　　　　　　　　　表示輝度（明るさ）を調整する．
> **ウインドウ幅（WW）**　　：ディスプレイに表現したい画素値の濃度域．
> 　　　　　　　　　　　　　表示コントラストを調整する．

　図9A，Bはある原画像ヒストグラムのウインドウレベルのみを変更した比較で，主に輝度（明るさ）が変化しています．また，図9C，Dはウインドウ幅を極端に変更した比較で，主にコントラストが大きく異なっていることがわかります．

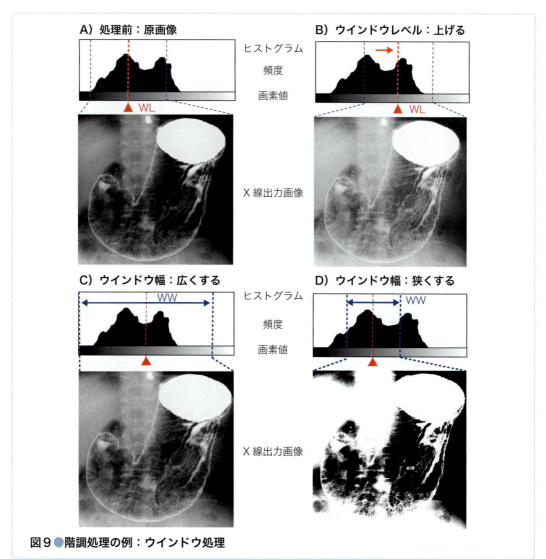

図9●階調処理の例：ウインドウ処理

・フィルタ処理

次に，フィルタ処理について述べます．例えば，エアコンフィルタは塵や埃などを除去してきれいな空気だけを通し，コーヒーフィルタはコーヒー豆は通さずにコーヒー成分だけを抽出します．

すなわち，デジタル画像処理においては，ほしいものだけを取り出したり，いらないものを取り除いたりするのがフィルタ処理で，以下の3つが基本的な機能です．

平滑化（smoothing）	：原画像の不要なノイズを低減し滑らかな濃淡を与えます．
エッジ抽出（edge extraction）	：原画像の輪郭部分（エッジ）のみを取り出します．
鮮鋭化（sharpening）	：原画像の濃淡変化を残したままエッジを強調します．

③ 空間フィルタ処理

フィルタ処理のうち，空間領域で行う空間フィルタとして，鮮鋭化処理の過程の例（ラプラシアンフィルタ）を図10に示します．図10Aの原画像のある注目画素値（青枠）とその近傍画素値（赤枠）に対して，空間フィルタ処理します．図10Bの処理後は，注目画素値が近傍画素値とかけ離れることによってX線画像がより鮮鋭化しています．

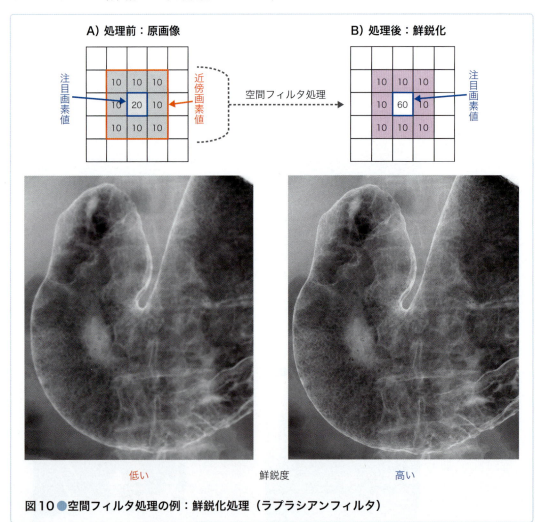

図10●空間フィルタ処理の例：鮮鋭化処理（ラプラシアンフィルタ）

4）空間周波数領域における画像処理

空間周波数領域における処理方法では，まず，周波数の考え方について述べます（図11）．

A）周波数

いわゆる周波数とは**ある時間において通過する波（正弦波）の数**で，電波や音波などを表す際に用います．周波数成分として，波の数が多い高周波から波の数が少ない低周波があります．

B）空間周波数

これに対し，空間周波数とは**ある長さにおける白黒の縞模様の数**で，画像などを表す際に用います．縞模様の数は濃度変動を表し，数が多いほど空間周波数が高いことを示しています．すなわち，高周波成分は画像の緻密な濃淡性状を表現し，低周波成分は画像の大まかな性状を表しているのです．この空間周波数を利用したさまざまな画像処理方法があります．

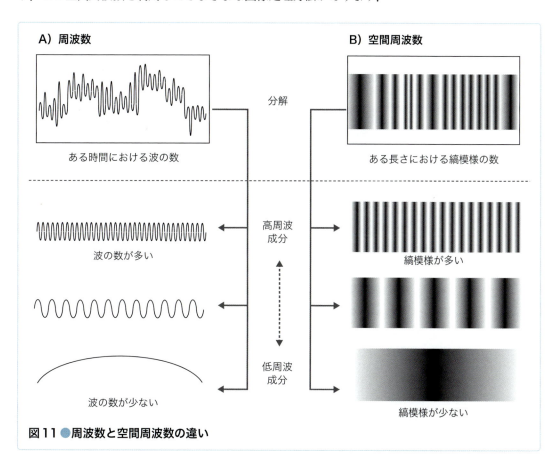

図11●周波数と空間周波数の違い

> memo　デジタル画像は，空間周波数でも表される

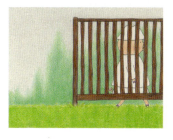

④ 空間周波数フィルタ処理

空間周波数フィルタ処理とは，高周波成分や低周波成分などの局所的な空間周波数成分を除去したり強調する画像処理です．その主な種類を表2に示します．

表2● 空間周波数フィルタの主な種類

ローパスフィルタ	高周波成分（濃度変動が多い）を除去し，低周波成分を通過させるもの
ハイパスフィルタ	低周波成分（濃度変動が少ない）を除去し，高周波成分を通過させるもの
バンドパスフィルタ	特定の周波成分を除去もしくは通過させるもの

図12は空間周波数の処理過程の例（ローパスフィルタ）です．空間周波数領域における①原画像のざらつきの要因となっている②高周波成分のみを除去し，③他の周波数成分を通過させて元の状態に戻します．

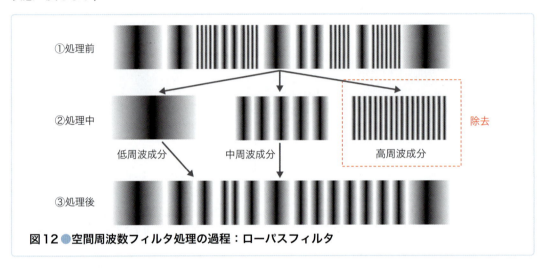

図12● 空間周波数フィルタ処理の過程：ローパスフィルタ

図13Aの処理前の原画像に比べて，図13Bのローパスフィルタによる空間周波数処理後はノイズが低減されざらつきが目立たなくなっています．

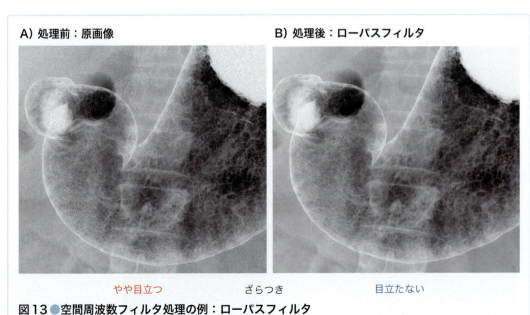

図13● 空間周波数フィルタ処理の例：ローパスフィルタ

⑤ アンシャープマスク処理，ボケマスク処理

アンシャープマスク処理およびボケマスク処理とは，原画像のボケの要因となっている低周波成分を取り除いて，**エッジ強調による鮮鋭化を行う画像処理**です（図14）．

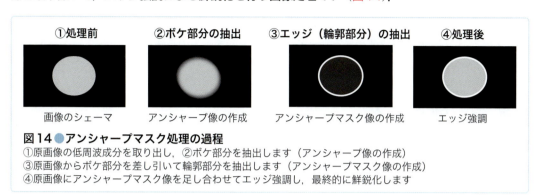

図14●アンシャープマスク処理の過程
①原画像の低周波成分を取り出し，②ボケ部分を抽出します（アンシャープ像の作成）
③原画像からボケ部分を差し引いて輪郭部分を抽出します（アンシャープマスク像の作成）
④原画像にアンシャープマスク像を足し合わせてエッジ強調し，最終的に鮮鋭化します

⑥ 黒つぶれ・白とび補正処理

原画像に**黒つぶれ・白とび**した部分がある場合，**画像全体のコントラストを維持したまま，関心濃度域のみを補正する局所的な画像処理**があります．通常の階調処理で同様の処理を行うと全体のコントラストまで変化してしまうため，ディスプレイ固有のダイナミックレンジ内に収めて広い範囲を同時に観察できるようにします（図15）．

さまざまな方法（ダイナミックレンジ圧縮処理，デジタル補償フィルタなど）がありますが，例えば図15Aの原画像ではダイナミックレンジ外にはみ出している周波数領域（🟠）があり，X線の胃体部領域は黒つぶれしています．しかし，図15Bの処理後は同周波数成分がダイナミックレンジ内に収まっており（🔵），黒つぶれが解消しています．

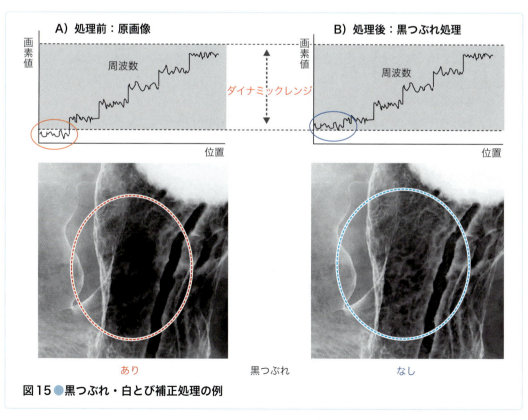

図15●黒つぶれ・白とび補正処理の例

第2章 Step 1：撮影に必要な知識をもっている

6 薬剤系の基礎知識（ハード因子）

> 次に，胃X線検査で使用するハード因子のうち，薬剤系の基礎知識について述べます．

1 造影剤とは？

薬剤系には，硫酸バリウム製剤，発泡剤，消泡剤，抗コリン剤などがあります．このうち，硫酸バリウム製剤と発泡剤は特に二重造影法で重要となる**造影剤**です．造影剤とは，画像診断の際に特定対象臓器を強調するために投与される医薬品で，その必須条件を表1に示します．

表1 ● 造影剤の必須条件
- 周囲組織とのX線減弱係数の差が大きいこと
- 人体に対して副作用が少ないこと
- 検査後排泄されやすいこと
- 化学的に安定であり，使用目的に合った性状を有すること

二重造影法で使用する造影剤は，陽性造影剤と陰性造影剤に大別されます．

陽性造影剤：周囲臓器よりもX線減弱係数が大きく**白い陰影**として表れる**硫酸バリウム製剤**
陰性造影剤：周囲臓器よりもX線減弱係数が小さく**黒い陰影**として表れる**炭酸ガス（空気）**

2 硫酸バリウム製剤

まずは，陽性造影剤である硫酸バリウム製剤について把握しておく必要があります．
そもそも硫酸バリウム（barium sulfate）とは，バリウムイオンと硫酸イオンからなる**イオン結晶性化合物**で，天然に存在する鉱物としては**重晶石**（じゅうしょうせき）などがあります（図1A）．また，硫酸バリウム製剤の特性は，図1Bに示すとおりで前述した造影剤の必須条件を満たしています．

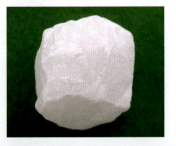

A）重晶石：硫酸バリウム

B）硫酸バリウム製剤の特性
- 白色の結晶（粒子状）
- 化学式：$BaSO_4$（Ba 原子番号：56）
- X線減弱率が高い
- 化学的に安定している
- 水に対して難溶性である
- 酸やアルカリ（胃腸液）に溶解しない
- 消化管から吸収されずそのまま排泄される
- 安価である

図1 ● 重晶石と硫酸バリウム製剤の特徴
画像提供：株式会社 伏見製薬所

1）硫酸バリウムの精製過程

硫酸バリウムの精製過程には，**A）重晶石を粉砕する方法**と**B）硫酸バリウムを合成する方法**があります（図2）．これらの方法で精製された硫酸バリウムに添加剤などを加えて医薬品としての硫酸バリウム製剤が製造されます．

A）重晶石を粉砕する方法

重晶石を粉砕して精製します．まず重晶石を粗く粉砕し，水洗，脱水，乾燥してさらに粉砕します．ある程度細かく粉砕された状態から，ある大きさの粒子を取り出します．

B）硫酸バリウムを合成する方法

硫酸ナトリウム（Na_2SO_4）と塩化バリウム（$BaCl_2$）の化学反応によって生成します．硫酸ナトリウムと塩化バリウムを水に溶かすとBa^{2+}，SO_4^{2-}，Na^+，Cl^-のイオンとなります．これらのうちBa^{2+}とSO_4^{2-}が結合して**$BaSO_4$**となり，水洗，脱水，乾燥，粉砕の過程を経ます．

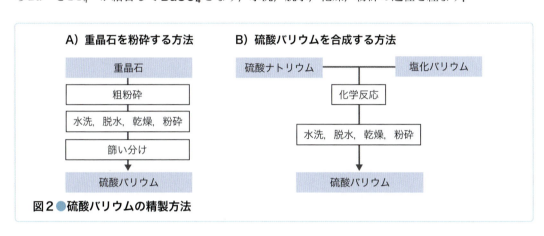

図2●硫酸バリウムの精製方法

2）硫酸バリウムの粒子径

製剤に含まれる硫酸バリウム粒子にはさまざまな形状や大きさがあります．特に粒子径の区分に関しては統一されたものがありませんので，本書では，バリウム粒子径を①微粒子（0.1～0.9μm），②中粒子（1～9μm），③粗粒子（10～100μm）の3つに大別します（図3）．

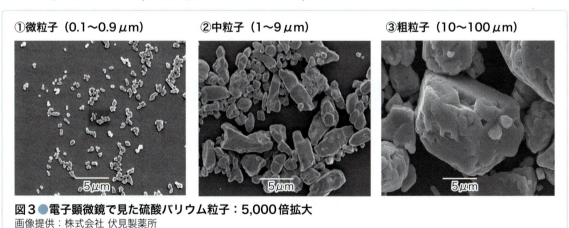

図3●電子顕微鏡で見た硫酸バリウム粒子：5,000倍拡大
画像提供：株式会社 伏見製薬所

memo バリウムは，胃X線検査の根幹

3）硫酸バリウムの粒子径別の特徴

硫酸バリウムの粒子径別の特徴（表2）は，①微粒子ほど単位体積あたりの表面積が大きく水との摩擦抵抗が増えることから，粘度が高くベタベタになり高濃度化することが困難です．

これに対し，③**粗粒子ほど粘度が低くサラサラ**になり，より高濃度で使用できます．しかし，粗粒子は沈降速度が速いことから，よく撹拌して使用する必要があります．

表2● 硫酸バリウムの粒子径別の特徴

	①微粒子	②中粒子	③粗粒子
粘度	高い		低い
高濃度化	困難	◀----------▶	可能
沈降速度	遅い		早い

4）硫酸バリウム製剤の性能ポイント

市販されている硫酸バリウム製剤はさまざまな製品や種類がありますが，どれを使っても良いというわけではありません．以下が，重要なポイントになります．

- **・良い硫酸バリウム製剤とは**
  胃内の洗浄能が高く，胃粘膜の造影効果が高いもの
- **・硫酸バリウム製剤の質と量**
  質が良いほど，胃粘膜に均一に付着し鮮明・微細に造影される
  量が多いほど，胃全体の洗浄能が高いが二重造影の描出範囲が狭くなる

5）硫酸バリウム製剤の粒子径分布

硫酸バリウム製剤は，**微粒子から粗粒子まで**をさまざまな割合に配合した状態で市販されています（図4）．しかし，各製剤の粒子径分布はメーカーや種類によって異なり基本性能も異なりますので，これらをしっかり踏まえたうえで最良の製剤を選択使用する必要があります．選択にあたっては，高濃度・低粘度で使用可能な③**粗粒子主体の粒子径分布**の製品が推奨されます．

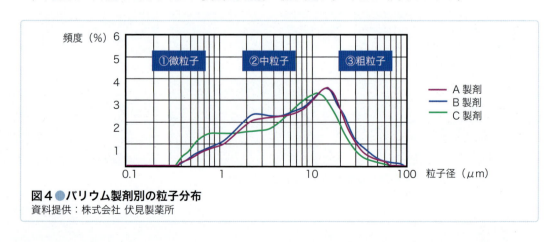

図4● バリウム製剤別の粒子分布
資料提供：株式会社 伏見製薬所

6) 硫酸バリウム製剤中の添加剤

硫酸バリウム製剤には品質の維持管理などのためにさまざまな添加剤が含まれています（表3）．そのため，製剤における硫酸バリウムの純度は100％ではなく98〜99％程度です．

添加剤には，液体に適度なねばりけを与える**粘稠剤**，微生物の増殖などを防止する**防腐剤**，液体中に粒子を均一に分散させる**分散剤**などがあり，その配合や種類はメーカーや製品などによって異なりますが，**硫酸バリウム製剤の性能に影響を及ぼします**．

表3●添加剤の一覧（例）

粘稠剤	トラガント・CMC（カルボキシメチルセルロース）・カラギーナン・アラビアゴム・アルギン酸ナトリウム
甘味剤	サッカリンナトリウム・D-ソルビトール
香料	食品添加物香料
消泡剤	シリコーン樹脂
防腐剤	安息香酸・ソルビン酸・パラオキシ安息香酸エステル類
分散剤	メタリン酸ナトリウム・ポリリン酸ナトリウム

7) 硫酸バリウム懸濁液における分散と凝集

実際の胃X線検査では，被検者に経口飲用させるために硫酸バリウム粒子を水中に分散させた**懸濁液**の状態で使用します．硫酸バリウム懸濁液の主な特徴は，硫酸バリウム粒子間の相互作用によって**分散**や**凝集**することです（図5）．

A）**分散**とは，**懸濁液中の硫酸バリウム粒子が水の中で一様に散在している状態**で，できるだけバラバラになっていることが懸濁液として安定していることを意味します．

B）**凝集**とは，**硫酸バリウム粒子がさまざまな要因によって集合する現象**で，造影不良を起こしやすく不安定な状態なため，前述した分散剤が必要になります．被検者が入れ歯安定剤を使用している場合や胃内が強酸の場合などで，凝集しやすくなることが知られています．

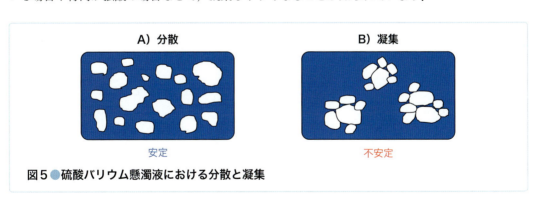

図5●硫酸バリウム懸濁液における分散と凝集

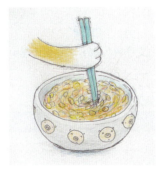

8）硫酸バリウム懸濁液の濃度について

硫酸バリウム懸濁液の濃度とは，**懸濁液100 mL中に含まれる硫酸バリウムの重さ**のことで，単位は**w/v％（weight per volume）**です．例えば，懸濁液100 mL中に100 gの硫酸バリウムが含まれているとバリウム濃度100 w/v％（図6A），200 gでは200 w/v％となります（図6B）．

消化管診断領域での使用濃度域は**約100〜240 w/v％**で，濃度が高いほど，胃内の洗浄能が高く胃粘膜のコントラストが高くなることから，胃X線検査では**高濃度使用（200 w/v％以上）が必要条件**となります．高濃度使用の注意点は，粘度が高くべたつきやすくなることです．

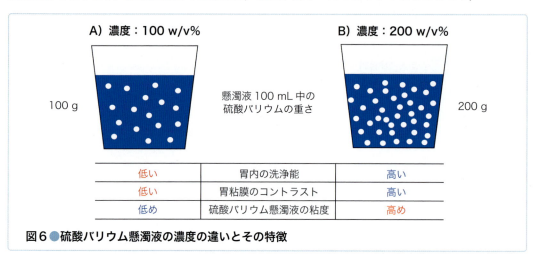

図6●硫酸バリウム懸濁液の濃度の違いとその特徴

9）硫酸バリウム懸濁液の粘度

硫酸バリウム懸濁液の粘度は，その主な粒子組成や分散状態に左右され胃内での拡散性・流動性に影響し，製剤によって異なります（図7）．

A）**高粘度（ベタベタ）**ほど，胃内の移動スピードが遅く胃粘膜上に**不均一に付着する**傾向にあり，B）**低粘度（サラサラ）**ほど，移動スピードが早く**均一に付着する**傾向にあります（表4）．

不均一な付着いわゆる"**付着ムラ**"は，読影において病変と紛らわしい像を呈しやすいことから厳禁です．**硫酸バリウム懸濁液の基本性能としては「低粘度」**であることが必要条件です．

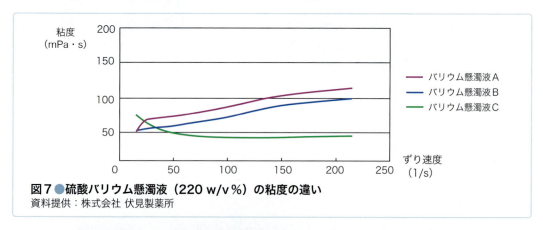

図7●硫酸バリウム懸濁液（220 w/v％）の粘度の違い
資料提供：株式会社 伏見製薬所

表4●硫酸バリウム懸濁液の粘度の違い

	A）高粘度（ベタベタ）	B）低粘度（サラサラ）
胃内の移動スピード	遅い	早い
胃粘膜上の均一性	不均一	均一

10）硫酸バリウム製剤の剤形について

また，硫酸バリウム製剤の剤形は **A）ゾル製剤** と **B）粉末製剤** に大別されます．A）ゾル製剤とはあらかじめ水で懸濁された液体の状態で，B）粉末製剤は水で懸濁していない粉の状態です（表5）．

わかりやすくコーヒーに例えると，A）ゾル製剤は缶コーヒーで，B）粉末製剤はコーヒー豆です．A）ゾル製剤は元来，多人数処理が必要な集団検診用として開発されたもので，撮影術者の利便性に優れています．しかしながら，高濃度・低粘度での使用が難しく肝心のX線画質が不良であること，利便性以外ではB）粉末製剤が基本的に優れていることから，使用用途を問わず推奨される剤形は**粉末製剤**です．

表5●硫酸バリウム製剤の剤形別の比較

特徴	A）ゾル製剤	B）粉末製剤
濃度	固定：調整不可	任意：調整可
粘度	高め	低め
洗浄能	低め	高め
利便性	手間がかからない	手間がかかる

11）硫酸バリウム製剤の違いによるX線画像

硫酸バリウム製剤（以下，バリウム）の違いによるX線画像を示します（図8）．図8Aの低濃度・高粘度・ゾル製剤（145 w/v％）よりも，図8Bの高濃度・低粘度・粉末製剤（200 w/v％）使用のX線画像の造影効果が明らかに高いことがわかります．バリウムは，良好な二重造影画質を得るための重要ハード因子なのです．

A）低濃度・高粘度・ゾル製剤（145 w/v％）

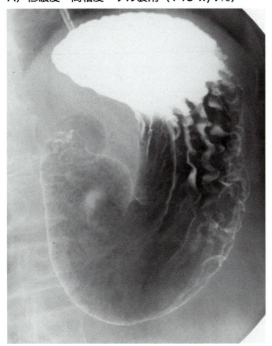

B）高濃度・低粘度・粉末製剤（200 w/v％）

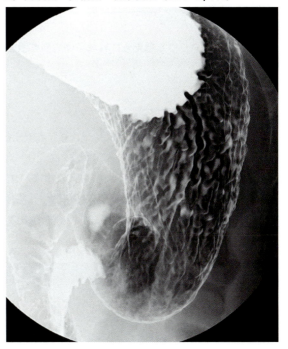

図8●バリウムの違いによるX線画像

> memo　バリウムは，高濃度・低粘度・粉末製剤が基本

3 発泡剤

次に，**陰性造影剤**である発泡剤の基礎知識です．

1) 発泡剤の組成と機能

発泡剤は，炭酸水素ナトリウム（重曹）と酒石酸などで組成される**顆粒状の薬剤**で，少量の水で化学反応しすみやかに**炭酸ガスを発生**します．発泡剤を経口服用させ胃内で炭酸ガスを発生させることによって，二重造影に必要な陰性コントラストおよび至適空気量を得ることができます．

また，発泡剤量は2.5 g，4 g，5 gなどがあり，空気量の任意調整が可能です．発泡剤5 gで発生する炭酸ガスは約500〜600 mL，2.5 gでは約200〜300 mLとされています．

2) 発泡剤とバリウムの相性

発泡剤は単体で考えるのではなく，**バリウムとの相性がきわめて重要**です．

市販発泡剤の種類によっては，発泡剤混入後のバリウム懸濁液の粘度が高くなってしまうものがあります（図9）．そこで，**バリウム懸濁液の物性に悪影響のない発泡剤を選択**します．

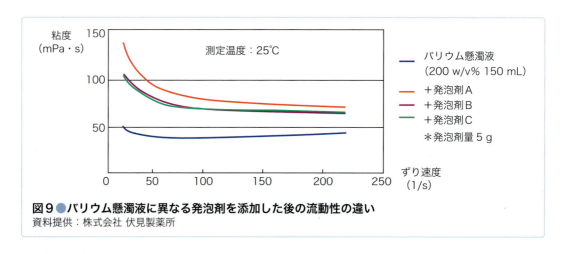

図9 バリウム懸濁液に異なる発泡剤を添加した後の流動性の違い
資料提供：株式会社 伏見製薬所

3) 発泡剤の服用方法

また，発泡剤の服用方法には，A) 水服用法とB) バリウム服用法があります（表6）．

これまで発泡剤は**A) 水服用法**（水20〜30 mL程度）が一般的でした．しかし，高濃度バリウム使用を前提とした場合，水希釈に伴うバリウム濃度低下が顕著で造影効果が低下してしまうことが弱点でした．これに対し，**B) バリウム服用法**（バリウム20〜30 mL程度）では，水服用法における弱点をほぼ克服していますが，**残泡**には注意が必要です．

表6 発泡剤の服用方法による違い

	A) 水服用法	B) バリウム服用法
バリウム濃度低下	顕著	なし
ゲップ	しやすい	しにくい
飲みやすさ	飲みにくい	飲みやすい
発泡完了時間	短い	長い
残泡	少ない	多い

4 消泡剤

1）消泡剤の必要性

胃X線検査では発泡剤服用時や体位変換時に"**泡**"が生じやすく，バリウム懸濁液中にも泡が生じることがあります．二重造影画像上の**泡は病変と紛らわしい像を呈し，読影に支障がある**ことから厳禁です．そのために使用するのが液体の消泡剤（以下，消泡液）です．

消泡液とは，**泡の発生を防止したり発生した泡を消すために用いる薬剤**です．バリウム懸濁液中にあらかじめ消泡液を適量添加しておきます．また，検査中に残泡が目立つ場合など，**消泡液を適量服用させる**ことも有用です．

消泡液の組成は，表面張力の小さいシリコーンオイルや水に溶けにくい疎水化シリカなどです．これらが泡膜表面に吸着し，泡の表面張力バランスを局所的に不安定な状態とし，泡を消失させるとされています（図10）．

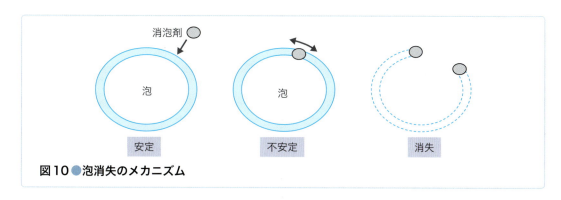

図10●泡消失のメカニズム

2）消泡液とバリウムとの相性

消泡液も発泡剤同様に単体で考えるのではなく，**バリウムとの相性がきわめて重要**です．

市販消泡液の種類によっては，消泡液混入後のバリウム懸濁液の粘度が高くなってしまうものがあります（図11）．そこで，**バリウム懸濁液の物性に悪影響のない消泡液を選択**する必要があります．

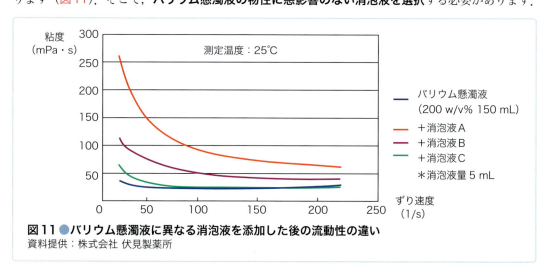

図11●バリウム懸濁液に異なる消泡液を添加した後の流動性の違い
資料提供：株式会社 伏見製薬所

> memo　発泡剤も消泡液も，バリウムに合ったものを使おう！

5 抗コリン剤

1) 抗コリン剤とは？

人は食物を食べると自然に唾液が出て胃では消化作用や蠕動運動が起きます．胃X線検査の際，過度の唾液分泌や蠕動運動が起こると撮影や読影に支障をきたしやすいため，これらをできるだけ抑制する必要があります．そのために使用するのが抗コリン剤です．

検査数分前に抗コリン剤を筋注し**副交換神経をブロック**することで，唾液分泌や蠕動運動を一時的に抑制します．ただし，被検者によっては副作用の点から投与不可の場合があります．

2) 抗コリン剤の使用について

胃Ｘ線検査における抗コリン剤使用に関してはケースバイケースであり，主に検査側の体制や考え方によります．

検査体制が十分整った施設内における二次・精密検査では使用する場合が多いですが，特に多人数処理が必要な集団検診などでは，時間的制約や施設外体制といった便宜上の観点から抗コリン剤は使用せずに行われています．後述する基準撮影法では，原則として抗コリン剤は使用せずに行えるよう設定されています（第３章１参照）．

6 薬剤使用上の注意事項

薬剤系はそれぞれ注意事項があることから，各添付文書をしっかり把握したうえで，被検者情報を検査前の問診，診察などで確認し，適正に使用します（表7）．

表7●薬剤使用上の注意事項のまとめ（代表的なものを抜粋）

硫酸バリウム製剤		消泡剤	
禁忌	・消化管穿孔またはその疑いのある被検者 ・消化管に急性出血のある被検者 ・全身衰弱の強い患者	副作用	・軟便，胃部不快感，下痢，腹痛，嘔吐など
		抗コリン剤	
慎重投与	・消化管に瘻孔またはその疑いのある被検者 ・消化管穿孔を生ずる恐れのある被検者 ・消化管の狭窄またはその疑いのある被検者 ・消化管憩室のある被検者 ・誤嚥する恐れのある被検者	禁忌	・重篤な心疾患，緑内障，前立腺肥大による排尿障害，麻痺性イレウス，出血性大腸炎，細菌性下痢のある被検者 ・本剤に対し過敏症の既往歴のある被検者
副作用	・ショック，アナフィラキシー ・消化管穿孔，腸閉塞，腹膜炎 ・その他の症状（便秘，下痢，腹痛，悪心，嘔吐，発疹など）	副作用	・口渇，眼の調節障害（散瞳），心悸亢進，顔面紅潮，めまいなど ・アナフィラキシー様症状：悪心・嘔吐，悪寒，皮膚蒼白，血圧低下，呼吸困難，気管支攣縮，浮腫など
発泡剤			
禁忌	・消化管穿孔またはその疑いのある被検者 ・消化管に急性出血のある被検者		
慎重投与	・消化管に瘻孔またはその疑いのある被検者 ・消化管の狭窄または閉塞，あるいはそれらが疑われる被検者 ・穿孔を生ずる恐れがある被検者 ・全身衰弱の強い被検者		
副作用	・腹部膨満感，おくび		

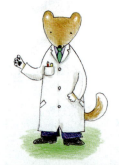

> **memo** 検査で使用するハードをしっかり把握しておき，撮影に臨もう！

第2章 Step 1：撮影に必要な知識をもっている

7 撮影術者系の基礎知識（ソフト因子）

> 胃X線検査のソフト因子には，撮影術者系の検査の接遇から禁忌や偶発症，被ばく管理などと，撮影技術系の2つがあります．

1 胃X線検査の接遇

「**礼にはじまり，礼に終わる**」という武道の精神があるように，胃X線検査においても作法を守り，被検者への敬意を示し，検査に臨むことが何よりも重要です．「型」となるNPO基準撮影法を修得する前にまずは「礼儀作法」となる接遇について考え，日頃から取り組んでおきましょう．

1）医療分野の接遇

医療分野における接遇については，1980年代後半に厚生省（現：厚生労働省）が「患者サービスガイドライン」を発表し，医療従事者は患者などへの立場に立って患者などへの情報提供や快適性，利便性への配慮などをさらに向上し，接遇能を高めていく必要があると述べています
〔厚生省健康政策局：患者サービスガイドライン：患者サービスの在り方に関する懇談会報告書（厚生省健康政策局総務課/編），金原出版，1989〕．

表1 ● 接遇の基本

挨拶	きっちり
表情	にっこり
身だしなみ	すっきり
態度	しっかり
言葉遣い	はっきり

接遇の基本は，家族，友人，同僚などに対して良好な人間関係を築く際に気をつけること，いわゆる**一般的な社会人としてのマナーと同じ**です（表1）．常に謙虚な姿勢で，**わかりやすくはっきりとした言葉遣い**で接します．

2）胃X線検査における接遇

胃X線検査の接遇では，どのような点に注意したらよいのでしょうか？
胃X線検査は，他の検査に比べてバリウム服用や体位変換などが必要で，被検者に多くの協力が求められます．より良い検査とするためには被検者に**できるだけ気持ちよく協力してもらえるような接遇**を心がける必要があります．

被検者によっては，検査や病気に対する不安な心理状態にあったり過度に緊張している場合があります．すると胃も緊張して胃液や蠕動過多を誘発し，画像精度に悪影響を及ぼす場合がありえます．
そこで，**被検者をできるだけリラックスさせるように接する**ことがポイントです．なるべく被検者側の気持ちに寄り添った優しく落ち着いた口調や丁寧な対応を心がけると，同じ負担でも被検者が必要以上にきつく感じないものです．このようなちょっとした**接遇の話術を磨いていく**のも撮影技術の一つです．接遇を意識して取り組めば，被検者への指示もスムーズになり手際の良い検査にもつながることから，結果的に質の高い画像を得ることができるようになるでしょう（NPO法人 日本消化器がん検診精度管理評価機構：「胃がんX線検診新しい基準撮影法マニュアル テキスト第1版」，2009）．

> **memo** 次回も安心・信頼して胃X線検査を受けてもらえるような接遇をめざそう！

2　胃X線検査の禁忌と偶発症

医療に関するすべての検査は安全第一です．胃X線検査においてもその安全性をきっちり担保し，被検者の不利益となる偶発症や重大事故の発生を未然に防ぐ必要があります．

1）禁忌

胃X線検査の被検者に関する一般的な**禁忌事項**を表2に示します．

胃X線検査では被検者にある程度の運動負荷が求められることから，日常生活における飲食や簡単な身体動作が難しかったり，十分な意思疎通ができず協力が得られにくい場合は，検査の実施自体が困難です．検査の実施前に，問診などでこれらを必ず確認して施行可能かを判断しなければなりません．

表2● 胃X線検査の禁忌

- 通常の生活動作や十分な意思疎通が困難
- 妊娠中またはその可能性がある
- 薬物過敏症
- 全身状態不良，重篤な疾患
- 消化管穿孔や閉塞（疑診）
- 消化管出血（疑診）

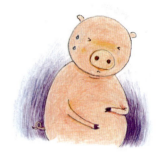

2）偶発症

また，胃X線検査を行うことによって起こるさまざまな偶発症があります（表3）．日本消化器がん検診学会による胃X線検診安全基準によると，偶発症のうち誤嚥の頻度が最も高く，高齢者の男性に多い傾向があるとされています〔「新・胃X線撮影法ガイドライン改訂版（2011年）」（日本消化器がん検診学会 胃がん検診精度管理委員会／編），医学書院，2011／渋谷大助，他：間接X線検査による胃集検における偶発症．日本消化器がん検診学会雑誌，44：251-257，2006〕．このような偶発症の発生リスクが高く検査の実施に慎重を要する被検者を表4に示します．

表3● 胃X線検査の偶発症

検査中
- 誤嚥
- 外傷（打撲，骨折など）
- 薬物過敏症
- めまい，気分不良
- 迷走神経反射など

検査後
- 誤嚥性肺炎
- 腸閉塞
- 消化管穿孔など

表4● 慎重を要する被検者

- バリウムの誤嚥歴がある
- 炎症性腸疾患
- 過度の便秘傾向
- 聴覚や視覚障害
- 身体が不自由
- 開腹手術や腸閉塞の既往歴
- 心筋梗塞や脳梗塞などの既往歴
- 心疾患や腎疾患などで水分制限がある
- 高度肥満（体重100 kg以上）

もしも偶発症が発生した場合は，初期対応がきわめて重要で，すみやかに適切な処置を行い，必要時に二次医療機関などと密な連携をはかります．そのために必要な健診機関の安全管理として，偶発症発生時の対応マニュアルなどを作成整備し，検査従事者側へ周知徹底しておきます．

> **memo**　胃X線検査は，安全第一で

3 被ばくについて

1）被ばくの種類

X線被ばくの種類には**医療被ばく，職業被ばく，公衆被ばく**の3つがあります（表5）．胃X線検査では被検者が対象の医療被ばくと，検査従事者の職業被ばくに注意します．

表5●被ばくの種類

医療被ばく	診断や治療のために受ける被ばく（付き添いや介助者も含む）
職業被ばく	人工放射線による被ばくのうち，放射線業務従事者が業務実施に伴って受ける被ばく
公衆被ばく	人工放射線による被ばくのうち，医療被ばくや職業被ばく以外の被ばく

2）放射線防護の3原則

国際放射線防護委員会（ICRP）は放射線防護体系の基本3原則（正当化・最適化・線量限度）を提唱しています（表6）．

表6●放射線防護体系の基本3原則

正当化	被ばくの不利益より検査の利益が必ず上回ること
最適化	被ばくは合理的に達成できる限り線量を少なくすること
線量限度	被ばくはある一定以上の線量を超えないようにすること

「ICRP Publ.26」，国際放射線防護委員会（ICRP），1977を参考に作成

医療被ばくでは，被検者の直接的な利益を損なう可能性があることから，線量限度は適用されません．そのため正当化や最適化がきわめて重要となり，特に胃がんX線検診では，利益が不利益を上回るよう**撮影に必要な最小限の線量で実施する**ことが求められます．

3）医療被ばくガイドライン（低減目標値）

日本診療放射線技師会は2006年に「医療被ばくガイドライン2006」（低減目標値）を会告しています（表7）．実際の撮影では，透視線量は撮影線量に比べて大きいことから，撮影術者は透視時間を意識する必要があります．

表7●上部消化管X線検査の低減目標値

撮影装置別	透視線量	撮影線量	1検査あたりの総線量
直接撮影	70 mGy	30 mGy	100 mGy
間接撮影	40 mGy	10 mGy	50 mGy

「医療被ばくガイドライン2006」，日本診療放射線技師会，2006より引用

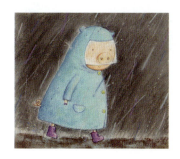

4) 人体への影響

X線被ばくによる人体への影響は**確定的影響**と**確率的影響**に大別されます（図1）．

確定的影響（図1A）にはしきい値があり，ある線量を超えると不妊，白内障，脱毛などの症状が現れるとされています．一方，確率的影響（図1B）はしきい値がなく，線量に応じて悪性腫瘍，白血病，遺伝的影響などのリスクが高くなります．胃X線検査は低線量の被ばくであることから，確定的影響はほぼ発症しないとされています．

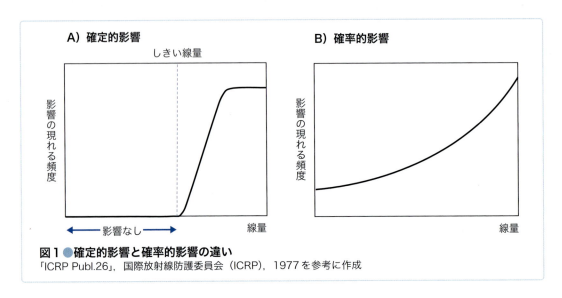

図1●確定的影響と確率的影響の違い
「ICRP Publ.26」，国際放射線防護委員会（ICRP），1977を参考に作成

5) 検査従事者の被ばく管理

胃X線検査の近接操作では，特に撮影術者の被ばくに注意が必要です．その際，放射線防護の原則である距離・時間・遮蔽を意識し，プロテクターや防護メガネなどを装着すること，1次X線を手などに受けないこと，透視時間をできるだけ短くすることなどが重要です（表8）．

表8●放射線防護の3原則

距離（distance）	撮影術者がX線管から距離をとること
時間（time）	撮影術者がX線被ばくする時間を短くすること
遮蔽（shield）	撮影術者とX線管の間に遮蔽物を設置すること

「ICRP Publ.26」，国際放射線防護委員会（ICRP），1977を参考に作成

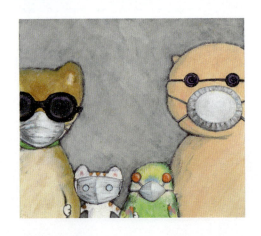

第2章 Step 1：撮影に必要な知識をもっている

8 撮影技術系の基礎知識（ソフト因子）

最後に撮影技術系の基礎知識として，装置の操作方式，体位，体位変換，撮影手技などを解説します．

1 撮影装置の操作方式

撮影技術に関連するX線透視撮影装置の操作方式には，**A) 近接操作**と**B) 遠隔操作**の2つがあり，検査目的に応じていずれかを選択します（表1）．

A) 近接操作：撮影術者が撮影室内に入って行う方式です．被検者のそばでさまざまな撮影手技を駆使できることから，より精密に検査を行うことができます．この際，撮影術者は防護プロテクターなどで自身の被ばく対策をしっかり行います．

B) 遠隔操作：撮影術者が撮影室の外で検査を行う方式です．撮影術者の被ばくの観点から，車検診など多人数処理を行う場合などに採用されます．

表1 ● 装置の操作方式の違い

操作方式	主な検査目的	操作場所	術者の被ばく	手技の制限	被検者補助	被検者の安心感
A) 近接操作	二次・精密検査	撮影室内	あり	少ない	しやすい	得られやすい
B) 遠隔操作	スクリーニング検査	撮影室外	なし	多い	しにくい	得られにくい

2 撮影体位

胃X線検査における被検者の撮影体位について，本書では以下のごとく定義します．

そのポイントは被検者の身体が撮影室の床面に対してどの向きにあり，かつ撮影装置の寝台上でどの方向にどれくらい向いているかです．これを被検者の**A) 椎骨の長軸**と**B) 椎骨の短軸**の2つの状態で表すことができます（図1）．

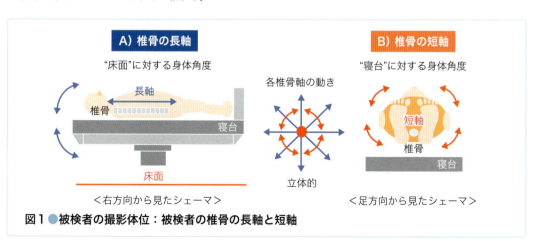

図1 ● 被検者の撮影体位：被検者の椎骨の長軸と短軸

1）椎骨長軸方向の撮影体位

第一に"床面"に対する椎骨長軸の角度調整は，基本的に被検者ではなく撮影装置の"寝台角度"を操作して行います（図2，3）．そこで，寝台が床面（赤線）に対して完全に平行な状態を**寝台角度0度**と設定し，この体位を「**水平位＝臥位**」とします．水平位を基準とし，寝台角度を**天井方向**と**床面方向**に大別します．

天井方向の寝台角度（図2）は，寝台が床面に対し天井方向に垂直な状態の**＋90度**までの体位を3等分します．基準撮影法マニュアルでは，0度を越えて＋30度未満を「**半臥位**」，＋30〜60度未満を「**半立位**」，＋60〜90度を「**立位**」としています．

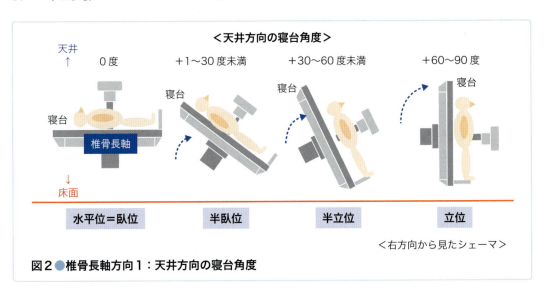

図2● 椎骨長軸方向1：天井方向の寝台角度

また，床面方向の寝台角度（図3）は，寝台を水平位から逆傾斜して被検者の頭側が床面に近づいた体位を「**頭低位**」とします．逆傾斜操作は被検者が寝台から落下する危険性があり，安全性の観点から**最大−45度程度**までにとどめることが推奨されています．そこで，頭低位の程度は，0度から−45度までを3等分して図のごとく軽度〜強度と表現することにします．

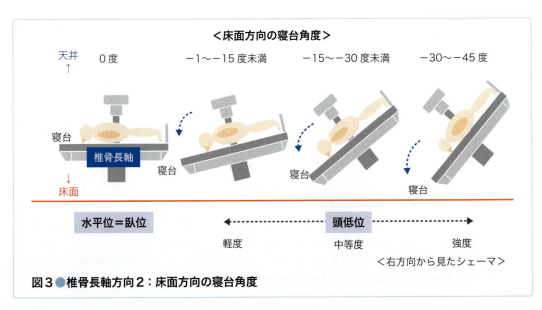

図3● 椎骨長軸方向2：床面方向の寝台角度

2）椎骨短軸方向の撮影体位

第二に"寝台"に対する椎骨短軸の角度調整は，長軸と異なり被検者自身に動いてもらいながら行います．椎骨短軸方向の基本体位を，**背臥位，側臥位，腹臥位**の3つに大別します（表2）．

表2●椎骨短軸方向の基本体位

背臥位	いわゆる"仰向き"で，身体の背側が寝台方向に向いている状態．
側臥位	いわゆる"真横向き"で，以下の2つの向きがあります． 右側臥位：身体の右側を寝台側に垂直につけた状態． 左側臥位：身体の左側を寝台側に垂直につけた状態．
腹臥位	いわゆる"うつ伏せ"で，身体の腹側が寝台方向に向いている状態．

さらに，背臥位と腹臥位には，**正面位**と**斜位**があります（図4）．

背臥位・正面位とはいわゆる"真上向き"，腹臥位・正面位とは"真下向き"の状態です．

これに対し斜位とは左右いずれか斜めを向いている状態で，背臥位や腹臥位を問わず身体の右側を斜め前にした状態が**第一斜位**，逆に身体の左側を斜め前にした状態が**第二斜位**です．

最終的に被検者の体位名称は，**A）椎骨長軸とB）椎骨短軸の2つを組合わせて立体的に表現される**ことになります．

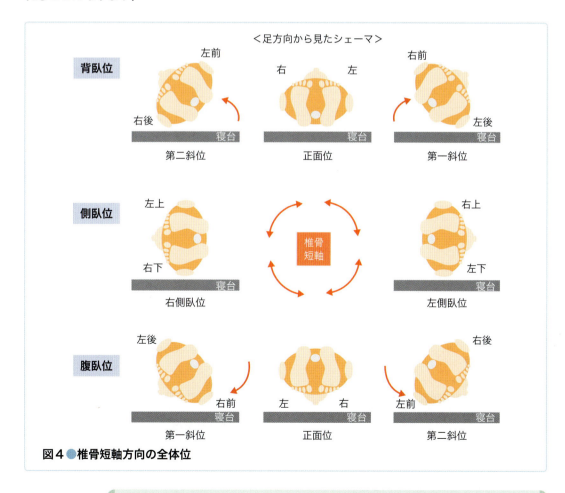

図4●椎骨短軸方向の全体位

> memo　被検者の撮影体位は，椎骨軸（長軸と短軸）で表される

3 体位変換操作

　胃X線検査における**体位変換**とは，広義的に被検者の体位をある体位から別の体位へ変えることです．体位変換には，造影剤で胃粘膜面を洗浄し付着させる操作や曝写時の位置決め操作などがあります．その際，前述した**A）椎骨長軸**と**B）椎骨短軸**の2つを調節すると，撮影術者は胃内にある造影剤（バリウムと空気）を任意に動かすことができます．

　造影剤の基本的な特性として，**バリウムは重いため重力方向に移動し，空気は軽いため反重力方向に移動しやすい**という特徴があります．これを踏まえて体位変換操作を考えてみましょう．

1）椎骨長軸方向の体位変換：寝台の起倒操作

　まず，前述した**寝台の起倒操作**による椎骨長軸方向の体位変換を図5に示します．

　被検者がいずれも背臥位の状態で**寝台角度が＋90度の立位**（図5A）の場合，胃下部が重力方向に近いためバリウムは胃下部に，空気は反重力方向の胃上部に存在しています．

　この状態から**寝台角度を0度の水平位**（図5B）に変えると，胃上部が重力方向に最も近くなるため胃下部にあったバリウムが胃上部に移動し，胃上部にあった空気が胃下部に移動します．すなわち立位から水平位に体位変換すると，**重力方向が変化しバリウムと空気の位置が入れ替わります**．

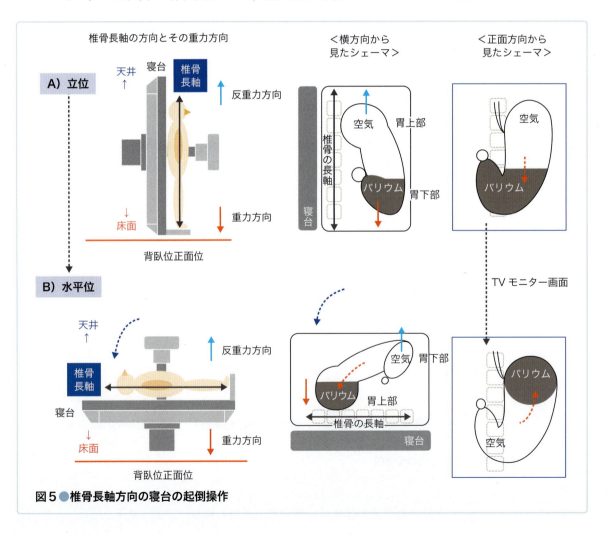

図5 ● 椎骨長軸方向の寝台の起倒操作

2）椎骨短軸方向の体位変換：被検者の回転操作

次に，**被検者の回転操作**による椎骨短軸方向の体位変換を図6に示します．

いずれも寝台が水平位の状態で**椎骨短軸の方向が背臥位**（図6A）の場合，胃上部が重力方向に最も近いためバリウムが胃上部に，空気が反重力方向の胃下部に存在しています．

水平位のまま**椎骨短軸の方向が右側臥位**（図6B）になると，逆に胃下部が重力方向に近くなるため，バリウムが胃下部に移動し空気が胃上部に移動します．

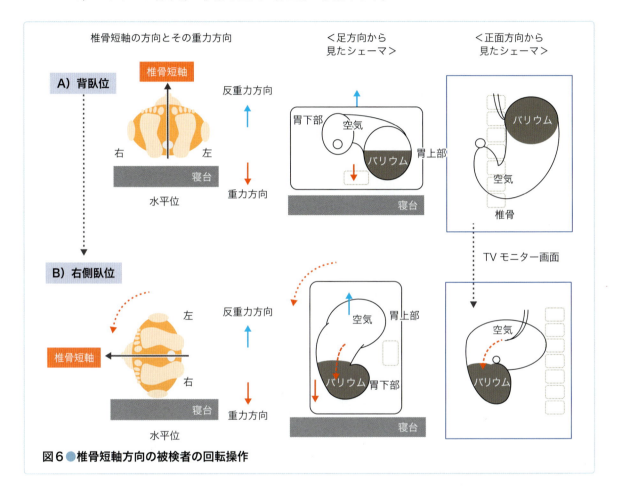

図6● 椎骨短軸方向の被検者の回転操作

このように2つの椎骨軸方向を変化させることによってバリウムと空気を任意の方向へ動かすことができます．両者の異なる点は**体位変換スピード**です．特に二重造影における胃内洗浄を目的とした場合では，被検者自身に動いてもらう**短軸方向の体位変換の方がより迅速**に行うことができ，胃全体の効果的な洗浄につながります（第3章1参照）．

> memo　バリウムは重力方向へ，空気は反重力方向へ動く

4 4大撮影手技

胃X線検査の4大撮影手技として，①**粘膜法**，②**充盈法**，③**圧迫法**，④**二重造影法**があります（「これなら見逃さない！ 胃X線読影法 虎の巻」第3章1参照）．これらの手技は，主な目的や描出される範囲，難易度などが異なっており，**それぞれ特有の利点・欠点**があります．

①粘膜法

粘膜法は古くから行われてきた手技で，レリーフ法ともよばれています．バリウムを少量（20mL前後）使用して胃をあまり伸展させずに，胃体部ひだや胃の粘膜面などを大まかに描出します（図7）．主な撮影体位として水平位での背臥位や腹臥位があります．その特徴は以下のごとくです．

> 利点：バリウム服用量が少なく被検者負担が少ない．
> 　　　撮影が簡便で容易．
> 　　　胃液や粘液の多少など胃内状態を大まかに把握できる．
> 　　　ひだの状態や粗大病変の有無など大まかな情報が得られる．
> 欠点：造影効果に乏しく詳細な情報が得られにくい．
> 　　　描出範囲が狭く，異常像の存在壁側の区別が難しい．

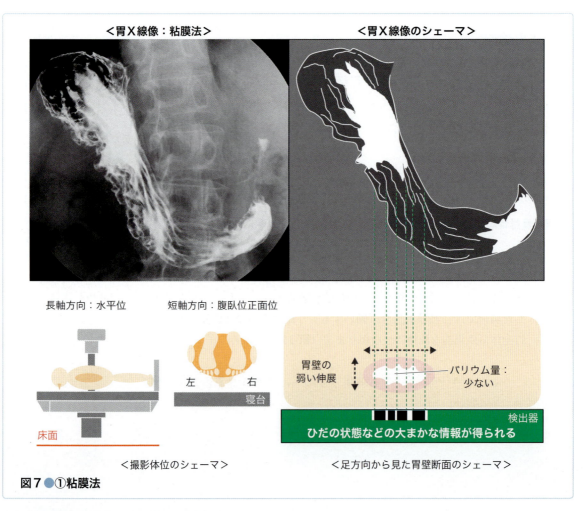

図7 ●①粘膜法

②充盈法

　充盈法は粘膜法同様に古典的な手技です．粘膜法と異なる点は，バリウムを多量（250～300 mL）に使用し胃を十分に伸展させた状態にして胃の輪郭などを描出します（図8）．

　主な撮影体位として，立位・背臥位と水平位・腹臥位があります．その特徴は以下のごとくで，使用するバリウムの質，すなわち種類や濃度などは基本的に問われません．

> 利点：撮影が簡便で容易．
> 　　　胃の位置や輪郭，形状など全体的な情報が得られる．
> 　　　胃の辺縁線の局所的な情報が得られる．
> 欠点：バリウム服用量が多く被検者負担がかかる．
> 　　　胃内のバリウム量が多いため，十二指腸側へ流出しやすい．
> 　　　胃内部の詳細な情報が得られない．

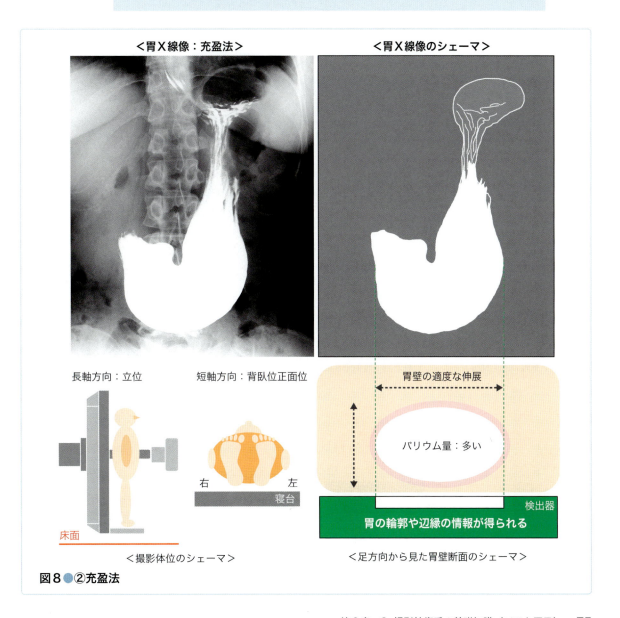

図8 ●②充盈法

③圧迫法

　　圧迫法は比較的新しい手技で，腹部を圧迫しながらバリウムが充填した胃壁の伸展状態を変化させ，胃の辺縁や粘膜面の凹凸をより繊細に描出する方法です（図9）．圧迫手段としては，装置の圧迫筒を用いる場合が一般的ですが，前壁撮影用フトンの利用や用手的に行う場合もあります．主な撮影体位として，立位・背臥位と水平位・腹臥位があります．その特徴は以下のごとくです．

利点：圧迫された部位の情報が得られ，その凹凸変化を強調して描出できる．
　　　　他の手技で病変描出が不明瞭でも，明瞭に描出できる場合がある．
欠点：腹部を種々の程度で圧迫するため，被検者負担がかかる場合がある．
　　　　撮影難易度が比較的高く，手技が圧迫筒の操作性能に左右されやすい．
　　　　圧迫可能な部位が，ML領域に限られる．
　　　　肥満や筋肉質，腹厚の厚い被検者などでは，圧迫不能な場合がある．
　　　　異常像の存在壁側の区別が難しい．

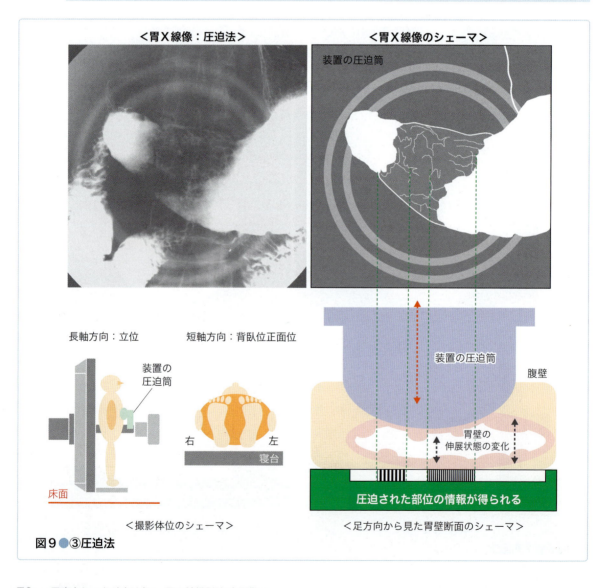

図9 ●③圧迫法

④二重造影法

　本邦の白壁らによって開発された最も新しい手技で，造影剤（バリウムと空気）のコントラスト差を利用し，胃の辺縁線や粘膜面を最も広く繊細に描出する方法です（図10）．胃全体を描出するための多くの撮影体位があります．その特徴は以下のごとくで，充盈法と異なり使用する造影剤の質と量が画質に大きく影響します．

> **利点**：胃の辺縁線および粘膜面の詳細な情報がより多く得られる．
> 　　　　さまざまな撮影体位によって，胃の全領域を広く網羅することができる．
> 　　　　進行胃癌形態はもちろん，凹凸変化の軽微な早期胃癌形態の描出に最も優れている．
> **欠点**：逆傾斜する体位などで，被検者負担がかかりやすい場合がある．
> 　　　　良好な二重造影効果を得るには適切な洗浄付着操作を実施する必要がある．
> 　　　　胃形や標的部位の違いなどによって，撮影難易度が左右される．

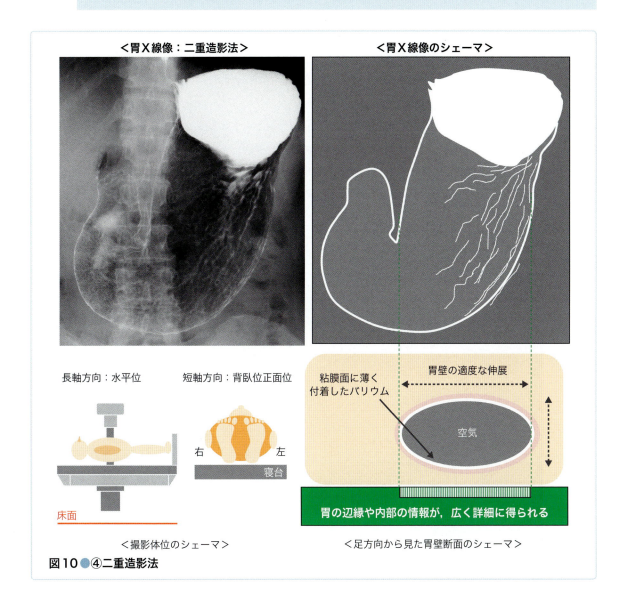

図10●④二重造影法

5 4大撮影手技の組み立て方

1）4大撮影手技の組み立て方の問題点

　　胃X線検査における4大手技の組み立て方の問題点は，**4大手技を1検査の過程ですべて行うのが容易ではないこと**です．その理由は，4大手技のどれかを行うと他のどれかが行いにくくなるという**互いがトレードオフの関係にある**からです．そのため実際には，4大手技のうち優先すべき手技をいくつか選択し，効率的な順番などを考慮し検査を組み立てる必要があります．

2）任意撮影法：型のないオリジナルな撮影法

　　これまで全国で実施されてきた胃X線検査は，これら4大手技を独自の考えによりさまざまなパターンに組合わせて行われてきました．すなわち，**同じ胃X線検査でも地域，施設，個人によって，使用する撮影機材や撮影手技・手順などが大きく異なっていた**のです．NPO法人日本消化器がん検診精度管理評価機構（以下，NPO精管構）では，これらの撮影法を総称して**任意撮影法**と定義しました．

　　任意撮影法は自己流の方法であるため，撮影手技が容易なものから難しいものまで多種多様でした．古い時代の簡便な充盈法を優先した方法もあれば，近年の二重造影法を主体とした最新の高度な技術を駆使したものまでが含まれます．任意撮影法の代表的な例を示します．

A）二次・精密検査の例：胃ゾンデ法

　　精密検査の場では，多くの先達によって実にさまざまな方法があったわけですが，特に2000年以前のアナログ画像時代に開発された**馬場らの胃ゾンデ法**による撮影法が代表的です．

　　胃ゾンデ法による精密検査では，経口的に6号ゾンデを挿入し胃内の粘液を洗浄除去することできわめて良好な二重造影画像が得られていたのです（図11）．胃ゾンデ法は任意にバリウム量や空気量の調整が可能で，必要に応じて4大手技を自由自在に駆使することができ，本邦における早期胃癌X線診断の飛躍的な向上に寄与しました（「馬場塾の最新胃X線検査法」を参照）．

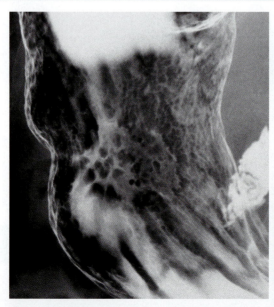
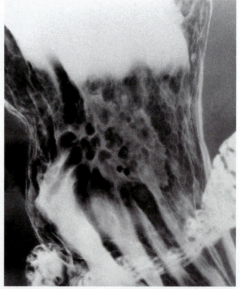

図11●精密検査の例：胃ゾンデ法によるアナログ胃X線画像

B）胃がんX線検診の例：従来法

一方，胃がんX線検診の場ではどうだったのでしょうか？

本邦の歴史を振り返ると，1954年に胃集団検診方式の標準化案（4枚法）がはじめて検討され，当時の日本消化器集団検診学会により1974年に間接撮影の6枚法，1984年に7枚法が報告されました．このような2000年以前のアナログ時代の検診撮影法を総称して"従来法"と呼称すると，4大手技のうちの**充盈法を優先した撮影の組み立て**がなされていました．

"従来法"は，簡便で検査効率にきわめて優れていたことから集団検診の全国的な普及に役立ちました．しかしながら，充盈法主体の組み立て方ではバリウムの質と量のバランスが悪く，特に二重造影の画像精度に支障があったのです（図12）．

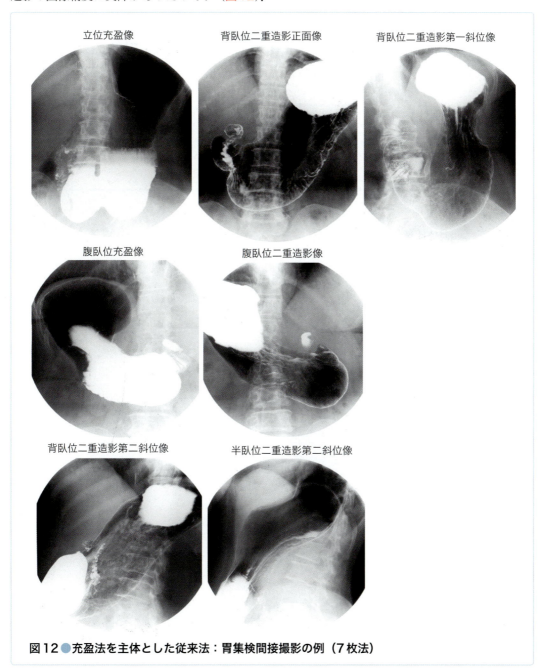

図12●充盈法を主体とした従来法：胃集検間接撮影の例（7枚法）

3) オリジナルな任意撮影法の問題点

　このように4大手技の組み立て方が異なる「任意撮影法」の画像精度と撮影手技の関係を全国的に眺めたイメージを図13に示します．

　高度な撮影技術を駆使した精密検査のように画像精度がきわめて良好な場合もあれば，古い時代の胃がんX線検診の従来法のように簡便ではあるものの，読影に支障のある画像精度不良なものまで，全国バラバラの状況で**胃X線検査の精度格差が懸念**されてきたのです．

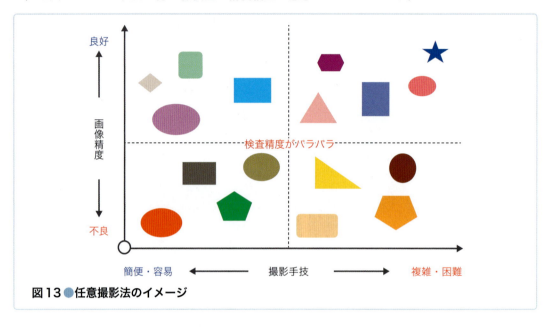

図13● 任意撮影法のイメージ

> **memo** 個人や施設で撮影法が異なると，全国的な検査精度が安定しない

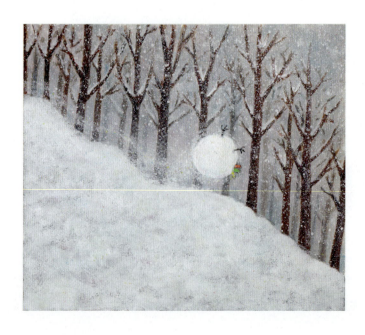

第3章

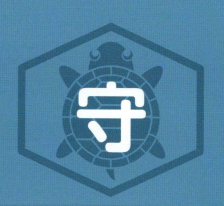

Step 2
NPO基準撮影法を遵守した撮影ができる

> Step 2は，守の実践です．胃X線検査の「型」に相当するNPO基準撮影法をしっかりと体得します．
> 基準撮影法は，先達やプロフェッショナルの知恵と経験がつまったものであり，前提条件の遵守が重要です．

森 一宏，水町寿伸，中原慶太

1 基準撮影法の概要 ………………………………… 82
2 基準撮影法の実際 ………………………………… 91

第3章 Step 2：NPO基準撮影法を遵守した撮影ができる

基準撮影法の概要

> それではいよいよ，胃X線検査の「型」であるNPO精管構が提唱した基準撮影法について，その詳細を述べていきます．

1 基準撮影法とは

　前項（第2章8）で述べたように，画像精度のバラツキが懸念されてきた状況のなか，冨樫・馬場らは1997年に精密検査法を簡略化した新しい胃がん検診撮影法（以下，新・撮影法）を報告しました．この新・撮影法は画期的で，撮影の組み立て方を従来の充盈法主体から**二重造影法主体**に切りかえたのです．さらに精密検査で使用されていた質の良いバリウムを必須とすることで，より簡便な手技で良好な画像精度が得られるようにしました．その結果，胃がんX線検診の胃癌発見率や早期癌率の飛躍的な向上をもたらしたのです．

　この冨樫・馬場らの新・撮影法をもとにし，NPO精管構は胃がん検診の精度格差解消をめざして2005年に"**基準撮影法**"を提唱しました．NPO精管構による基準撮影法のコンセプト（表1）と撮影法の区分（表2）を以下に示します．

表1 ● 基準撮影法のコンセプト

① 手技が簡明
② 診断に必要な最低限の画質が得られる
③ 精度管理の基盤となり，成果を期待できる

「胃がんX線検診技術部門テキスト」（NPO法人日本消化器がん検診精度管理評価機構）より引用

表2 ● 撮影法の区分

基準撮影法	胃がんX線検診の精度向上を目的として，バリウムや発泡剤の種類・量，撮影体位，撮影手順などを規格化した方法
任意撮影法	医療機関もしくは撮影者が，個別の考え方に基づいて採用した，基準撮影体位に組込まれていない方法
追加撮影法	検査中，撮影者がX線所見をより明確に表すために実施する方法

「胃がんX線検診技術部門テキスト」（NPO法人日本消化器がん検診精度管理評価機構）を参考に作成

2 基準撮影法の前提条件

　本書では，**基準撮影法の前提条件**を表3に要約しました．基準撮影法のポイントは，撮影手技を二重造影法と圧迫法主体で組み立てること，良質な機器や薬剤を適切に使用することです．何はさておき，これらをきちんと遵守することが**胃X線検査**の「型」となります．

表3 ● 基準撮影法の前提条件

① バリウム	高濃度低粘度粉末製剤，濃度200〜230 w/v％，量150 mL
② 空気	発泡剤5.0 g，約20 mLの水またはバリウムで服用
③ 体位変換	水平位で右回り回転変換法を主体とし，左右交互変換法を随時実施
④ 体位と順序	二重造影主体8〜10体位，後壁→前壁→上部の順に撮影
⑤ 手技の工夫	前壁撮影では，安全対策の実施とフトン使用が必須

※I.I.DRの視野サイズ：9インチ，抗コリン剤：原則使用しない

前提条件①バリウム：高濃度低粘度粉末製剤，濃度200〜230 w/v％，量150 mL

● バリウムの質

　充盈法ではバリウムの質は問われませんでしたが，二重造影法ではバリウムの質と量のバランスがきわめて重要となります（図1）．質の高いバリウムとは，第2章6の薬剤系の項で述べたように**200 w/v％以上の高濃度低粘度粉末製剤**です．基準撮影法では質の高いバリウム使用が必須です．

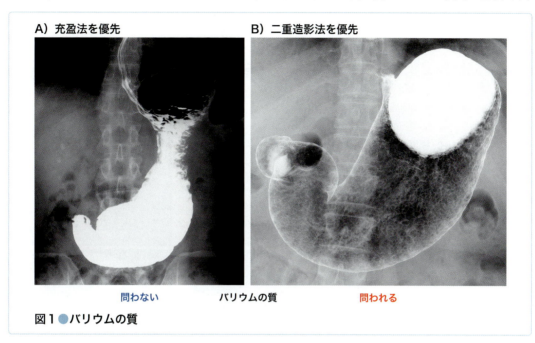

図1 ● バリウムの質

● バリウムの量

　バリウム量は多いほど胃全体の洗浄能が高くなります．しかし，多すぎると二重造影の広さが狭くなってしまいます．そこで基準撮影法では，胃全体の良好な造影効果が得られやすく，前壁撮影の難易度が高くなりすぎない最適なバリウム量を**150 mL**と設定しました（図2）．

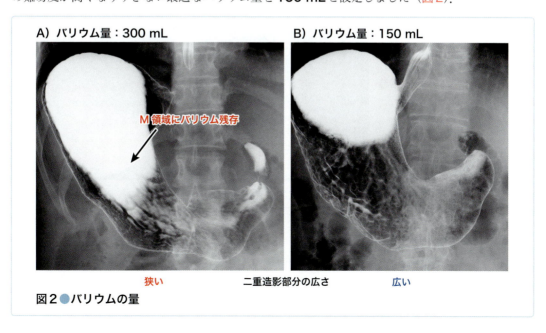

図2 ● バリウムの量

前提条件②空気：発泡剤5.0 g，約20 mLの水またはバリウムで服用

● 発泡剤の至適量

陰性造影剤としての空気は，一般的に**発泡剤**を使用します．発泡剤量は，特に二重造影部の広さに影響します（図3）．3.5 gでは，ML領域・後壁の広さは至適量なのですが，ML領域・前壁とU領域の広さが狭く少なめとなります．一方，5.0 gでは，全領域で広い描出範囲が得られることから，基準撮影法では発泡剤の最適量は**5.0 g**と設定されています．

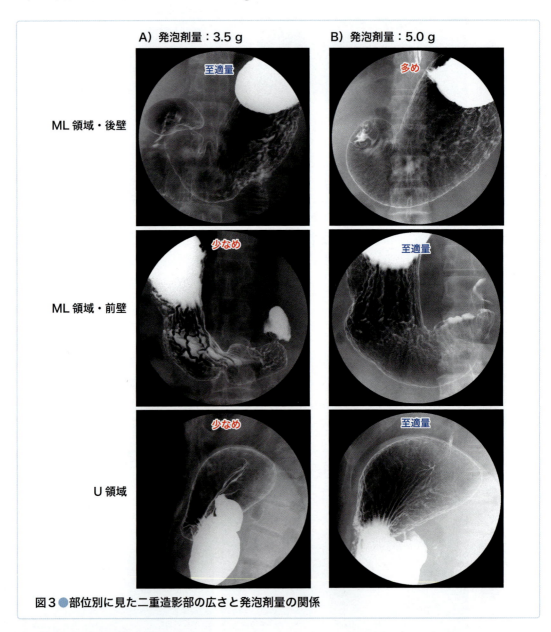

図3 ● 部位別に見た二重造影部の広さと発泡剤量の関係

● 発泡剤の服用方法

また，発泡剤の経口服用方法は，第2章6で述べたように**A）水服用法**と**B）バリウム服用法**があります．近年，後者に対応した残泡の少ない発泡剤も開発されており，それぞれの利点と欠点を踏まえて，発泡剤の種類やその服用方法を選択しましょう．

前提条件③体位変換：右回り回転変換法主体，左右交互変換法を随時

基準撮影法で推奨されている2大体位変換法として，**A）右回り回転変換法**と**B）左右交互変換法**があります．いずれも簡便で胃粘膜面をより迅速かつ効果的に洗浄できます．

体位変換を実施する際の注意点は**寝台角度**で，**「水平位」で実施するのが基本**です．バリウム量150 mLを前提とした胃内の通過経路を以下に示しますが，仮に寝台角度を上げた状態で体位変換した場合，バリウムが胃上部側を通過しにくくなり**胃内の洗浄不足の主要因**となるためです．

A）右回り回転変換法

回転変換法は，被検者に背臥位から腹臥位へ，腹臥位から背臥位へと椎骨短軸を中心とした**360度方向に回ってもらう体位変換法**です．回転方向に**右回り**と**左回り**があり，それぞれバリウム通過経路が異なりますが，左回りでは十二指腸流出しやすいため**右回りを基本**とします．

右回り回転変換法（図4）では，バリウムが胃上部から下部，後壁小彎から前壁大彎まで胃全体をまんべんなく通過しやすく，最も効果的に胃内を洗浄することができます．

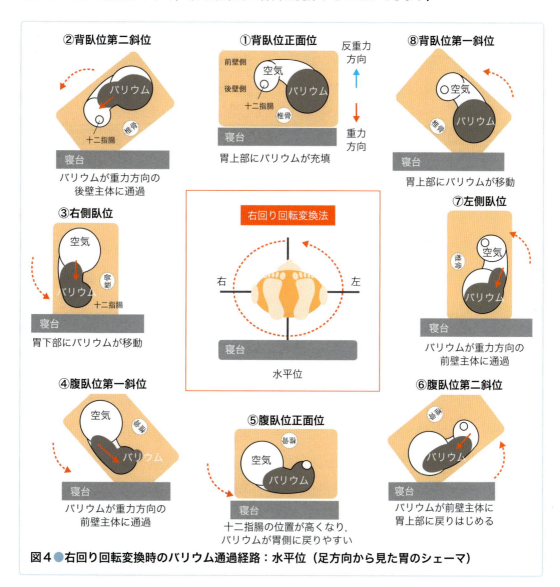

図4●右回り回転変換時のバリウム通過経路：水平位（足方向から見た胃のシェーマ）

B）左右交互変換法

　左右交互変換法は，背臥位正面位から右側臥位となった後に正面位に戻り，正面位から左側臥位となる動作を交互にくり返す体位変換法です（図5）．左右のいずれか90度変換する場合もあります．回転変換法に比べて動作範囲が少なくバリウムが重力方向の壁面を通過するため，**重力方向の領域の局所的な胃壁面を洗浄することができます**．

　左右交互変換法の欠点は，**右回り回転変換法に比べて十二指腸へバリウム流出しやすい**ことです．バリウム通過経路を見ると，右側臥位（図5③）となった時点でバリウムが十二指腸側に充填しやすくなります．ここまでは回転変換時と同じですが，右側臥位から背臥位に戻すためバリウムが重力方向へ移動しやすくなります（図5④，⑤）．さらに左側臥位方向（図5⑥〜⑧）にすると，空気によってバリウムがより肛門側へ押し出され，十二指腸への流出が著明となる傾向にあります．

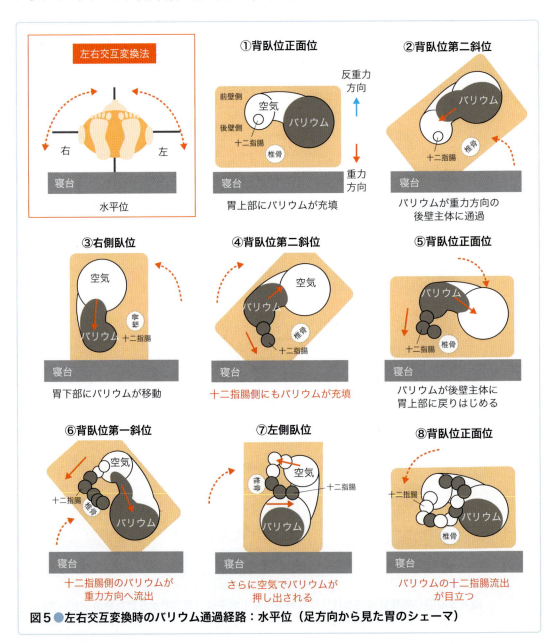

図5 ● 左右交互変換時のバリウム通過経路：水平位（足方向から見た胃のシェーマ）

● 2大体位変換法の主な違い

2大体位変換法の主な違いをまとめると，右回り回転変換法（図6A）は胃全体の洗浄に優れていること，**十二指腸へのバリウム流出が基本的に少ない**という特徴があります．左右交互変換法（図6B）は局所的な壁面の洗浄に有用であるものの，**十二指腸側へバリウム流出しやすい**傾向にあります．過度のバリウム流出は，X線画像精度や診断精度に支障をきたします．

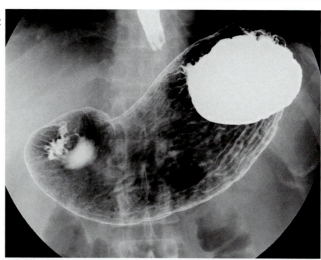

A）右回り回転変換実施後

十二指腸側へのバリウム流出
：少なめ

B）左右交互変換実施後

十二指腸側へのバリウム流出
：多め

図6 ● 2大体位変換法の違い

● 2大体位変換法の使い分け

そこで，2大体位変換法の使い分けを行います．右回り回転変換法は，バリウム流出の影響が大きいML領域を撮影する**検査前半もしくは全般的**に行います．また，左右交互変換法は，バリウム流出の影響が少ないU領域中心の撮影を行う**検査後半に随時実施**することで，欠点を最小限にすることができます．

このような十二指腸へのバリウム流出対策については，より高度な応用撮影手技がありますが，その詳細は第4章3で後述します．

前提条件④体位と順序：二重造影主体8〜10体位，後壁→前壁→上部の順に撮影

● 基準体位の選択

　二重造影を優先した撮影法では，どのような撮影体位を選択したらよいのでしょうか？

　胃は袋状の立体的な臓器で**3次元的**であるのに対しX線画像は**2次元的**なので，さまざまな撮影体位を撮ることによって胃全体を立体的に表す必要があります．

　胃の長軸と短軸方向から二重造影の撮影体位を眺めた場合，さまざまな角度の体位があります（図7）．これらの体位にはUML領域や壁側別に撮影難易度の違いがあること，撮影効率や被ばくの点などから，**診断に最低限必要と思われる枚数を選択する**ことが鍵となります．

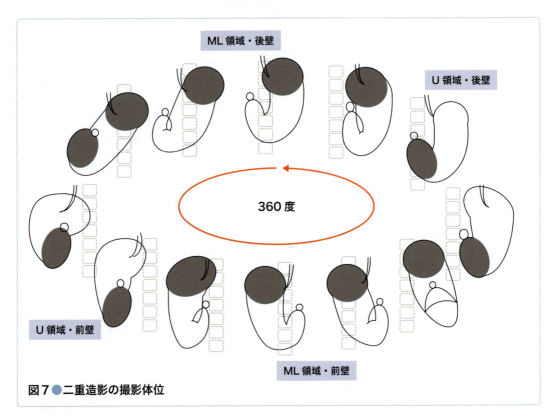

図7 ● 二重造影の撮影体位

● 基準撮影法1と2

　そこで基準撮影法では，検診環境や対象に合わせて**胃全体がほぼ網羅できる撮影体位を最小限に選択**し，**基準撮影法1**と**基準撮影法2**の2つが設定されています（表4）．

　基準撮影法1とは**対策型検診用**で，従来の間接撮影に相当する方法です．基準撮影法2とは人間ドックなどの**任意型検診用**で，従来の直接撮影に相当する方法です．胃部の二重造影は両者間で撮影体位や撮影手順などの整合性がとられています．

表4 ● NPO基準撮影法の種類

	食道撮影	胃部撮影		総曝写数	検診種類
		二重造影法	立位圧迫法		
基準撮影法1	なし	8	なし	8	対策型
基準撮影法2	2	10	4	16	任意型

「胃がんX線検診技術部門テキスト」（NPO法人日本消化器がん検診精度管理評価機構）を参考に作成

● 撮影の順序：後壁→前壁→上部

基準撮影法1，2で採用された基準体位とその順序を示します（表5）．

共通の撮影順序として，まず検査前半に撮影の最も容易なML領域・後壁から撮影します．

検査中盤に撮影難易度の高いML領域・前壁を撮影します．良好な二重造影効果が得られにくいU領域を体位変数の多い検査後半に撮影することで，より効率的となる設定となっています．

表5 ● 基準撮影法1，2の基準体位と撮影の順序

基準撮影法1	基準撮影法2
	①立位第一斜位（食道）
①背臥位正面位	②背臥位正面位
②背臥位第一斜位	③背臥位第一斜位
③頭低位第二斜位	④頭低位第二斜位
④腹臥位正面位	⑤腹臥位正面位
	⑥腹臥位第二斜位
⑤腹臥位第一斜位	⑦腹臥位第一斜位
⑥右側臥位	⑧右側臥位
⑦背臥位第二斜位（振り分け）	⑨半臥位第二斜位
	⑩背臥位第二斜位（振り分け）
⑧立位第一斜位	⑪立位第一斜位
	⑫立位圧迫

「胃がんX線検診技術部門テキスト」（NPO法人日本消化器がん検診精度管理評価機構）を参考に作成

● 撮影処理人数の目安

胃がんX線検診における撮影処理人数のおおよその目安は，基準撮影法1では**1時間12～15名**程度（1件あたり約4～5分）とされています．**過度の人数処理は，画像精度および安全性が低下することから厳禁**です．

基準撮影法2では基準撮影法1の流れを大きく変えずに**食道二重造影，胃部二重造影2体位，胃部圧迫**が追加されることから，**1時間6名程度**（1件あたり約10分）とされています．

また，いずれも**抗コリン剤は使用しないことが原則**となっています．発泡剤で胃をさっと膨らませると胃の蠕動が一時的に抑制されることから，その間に手際よくテキパキと撮影し，検査を終了させることがコツです．

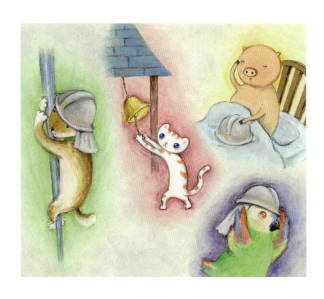

前提条件⑤手技の工夫：前壁撮影では，安全対策の実施とフトン使用が必須

各撮影体位のうち，撮影難易度が最も高い前壁撮影では，**フトンの使用と被検者の落下防止対策を行うことが必須**とされています．

前壁撮影は，腹臥位で撮るため背臥位時と異なり標的部位にバリウムが充填している状態で，良好な画像精度を得ることが容易ではありません．ところが，前壁撮影用フトンを使用することによって撮りやすくすることができます．

さらに安全対策として，逆傾斜前に**肩当て器を装着すること**（図8A），**手摺りを逆手に握らせること**（図8B）などを必ず行います．この前壁撮影の詳細は第5章4で後述します．

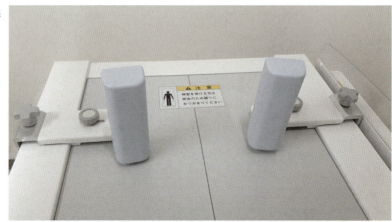

A）肩当て器

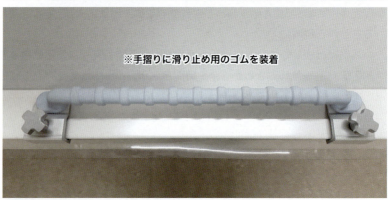

B）手摺り

※手摺りに滑り止め用のゴムを装着

図8 ●前壁撮影用の透視台の肩当て器と手摺り

ここまで胃X線検査の「型」である基準撮影法の前提条件①～⑤について述べてきました．もし1項目でも守られていないと条件設定のバランスが崩れてしまい，結果的に画像精度不良を招いてしまう可能性が高くなります．

Step 2達成のポイントは，**NPO基準撮影法の前提条件の遵守とその習熟**にあります．

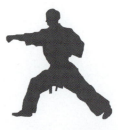

第3章 Step 2：NPO基準撮影法を遵守した撮影ができる

2 基準撮影法の実際

基準撮影法2の実際について，X線画像（FPD）を供覧しながら述べていきます．

1）立位第一斜位像（食道）

寝台上で発泡剤を服用させた後，バリウムを少しずつ服用させながら，食道が二重造影像となったタイミングで上部と下部に分けて縦2分割撮影します．この際，バリウム誤嚥に注意し，あわてないように服用させること，食道や噴門部を透視観察することがポイントです．

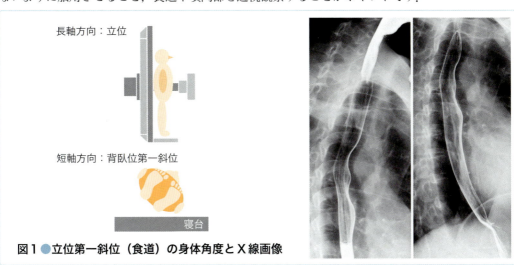

図1 ● 立位第一斜位（食道）の身体角度とX線画像

2）背臥位正面位像

水平位にした後，まず右回り回転変換法を3回転ほど実施します．回転変換後に胃内の洗浄付着状態を透視下ですばやく確認します．洗浄不足で残泡が生じている場合は，適時体位変換を追加し真上向きとした状態で曝写します．

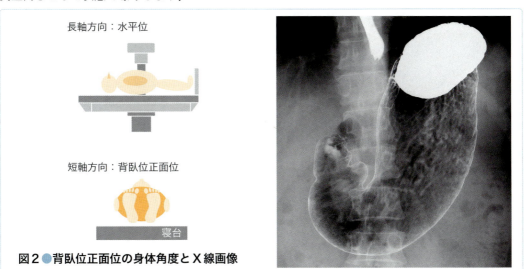

図2 ● 背臥位正面位の身体角度とX線画像

3）背臥位第一斜位像

　さらに右回り回転変換法を1回転追加して，左向きの第一斜位にして曝写します．この際，L領域にバリウムが過度に残存しないよう注意すること，M領域とL領域が過度に重なりすぎない角度にすることなどがポイントです．

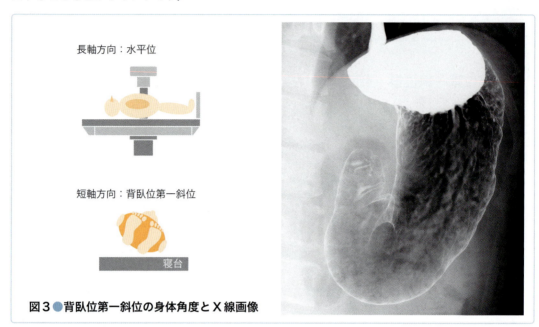

図3● 背臥位第一斜位の身体角度とX線画像

4）頭低位第二斜位像

　さらに右回り回転変換法を1回転追加します．次に，ML領域にバリウムが移動しないように，いったん弱めの頭低位にします．ゆっくり右向きの第二斜位にし，L領域がよく伸展するよう深呼吸させて曝写します．第一斜位同様に，M領域とL領域が過度に重なりすぎない角度にします．

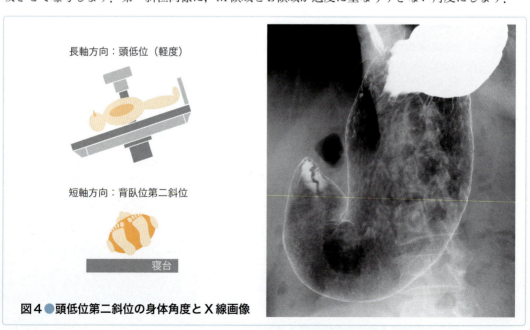

図4● 頭低位第二斜位の身体角度とX線画像

5) 腹臥位正面位像

　水平位右回りで腹臥位とし，軽い腕立て伏せをさせて前壁用フトンをみぞおちあたりへ挿入します．フトン挿入後，被検者が落下しないように肩当てを必ず装着し，手摺りを逆手でしっかりと握るよう指示します．このような徹底的な落下防止策を実施した後，逆傾斜してすばやく曝写します．

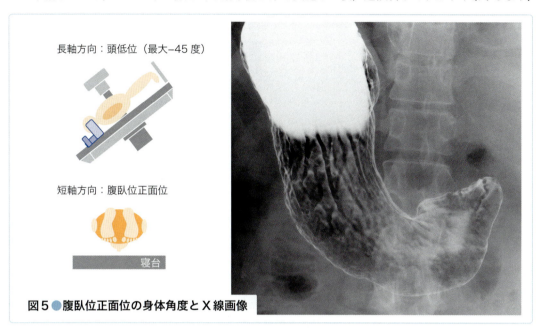

図5 ● 腹臥位正面位の身体角度とX線画像

6) 腹臥位第二斜位像

　いったん水平位にしてバリウムをML領域へ戻し，再度逆傾斜します．その後軽く右腰を上げた第二斜位にして曝写します．逆傾斜の際に，バリウムの流れを透視観察するのがポイントです．前壁撮影では，頭低位にする時間をできるだけ短くして被検者の負担を少なくします．

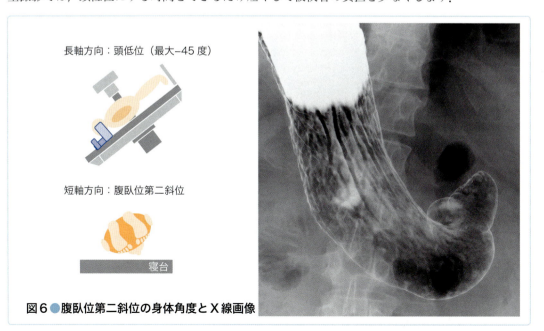

図6 ● 腹臥位第二斜位の身体角度とX線画像

7）腹臥位第一斜位像

　水平位に戻してフトンを回収し，右回り回転変換法を1回転追加した後に左肩左腰を軽く上げた第一斜位にして，呼気で曝写します．半臥位ぐらいにする場合もありますが，U領域は造影効果が低下しやすいので，立てすぎずにできるだけすばやく撮ります．また，この体位はゲップを誘発しやすいことから，被検者へゲップの我慢を促します．

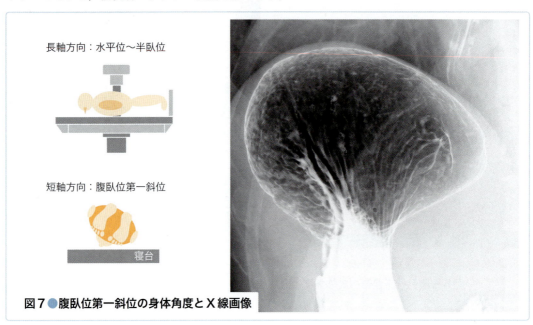

図7● 腹臥位第一斜位の身体角度とX線画像

8）右側臥位像

　水平位の状態で，一気に右下向きにして右側臥位にします．この体位では両手が障害因子になりやすく身体がねじれやすいので，万歳させた状態で両肩両腰をできるだけ平行になるように指示することがコツです．また，U領域は心拍動などによるブレが生じやすいことから，撮影時間に注意しながら呼気で曝写します．

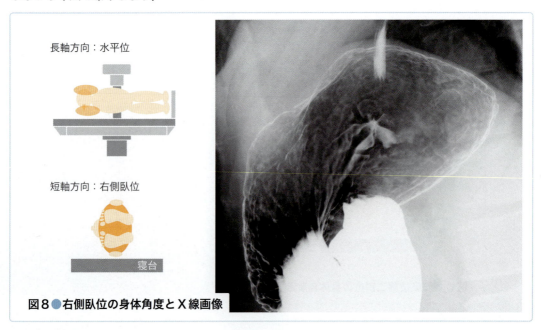

図8● 右側臥位の身体角度とX線画像

9）半臥位第二斜位像

　後半のポイントは，水平位で左右交互変換法を数回実施しながら透視観察を行い，異常所見の有無を確認します．その後，右側臥位にしてバリウムをL領域に移動させてからゆっくり第二斜位に戻していきます．この際，バリウムが胃上部へ戻らない程度の半臥位にしながら曝写します．注意点は寝台角度をあまり立てすぎないことです．

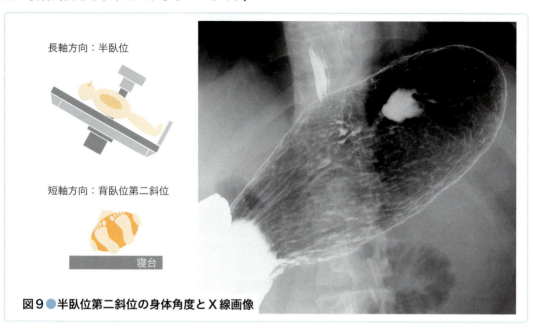

図9●半臥位第二斜位の身体角度とX線画像

10）背臥位第二斜位像（振り分け）

　前半の頭低位第二斜位と異なり，M領域を主に描出します．水平位に戻して左右交互変換法を実施します．通称，"振り分け"ともよばれ，バリウムをU領域とL領域にできるだけ均等に振り分けた状態にして第二斜位で曝写します．後半の左右交互変換法はゆっくりめにすると，バリウムの流れを透視観察しやすく，異常所見をより認識しやすくなります．

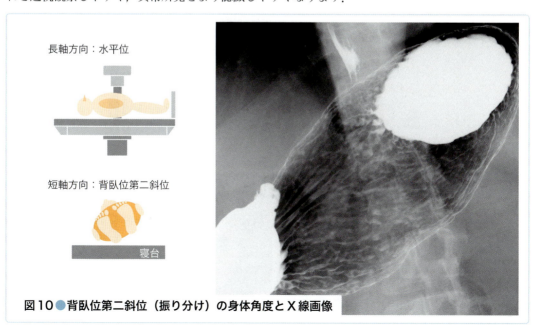

図10●背臥位第二斜位（振り分け）の身体角度とX線画像

11）立位第一斜位像

　水平位で左側臥位とし，いったん穹窿部にバリウムをきちんと充填させます．その後，立位にしながらゆっくり第一斜位とし，バリウムの流れを透視観察し胃下部へ移動したらすばやく呼気で曝写します．この体位もゲップを誘発しやすいことから，被検者へゲップの我慢を再度促します．

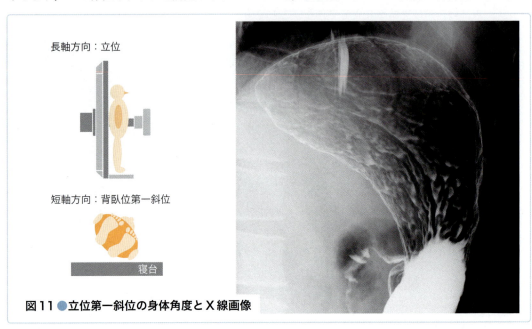

図11 ● 立位第一斜位の身体角度とX線画像

12）立位圧迫像

　二重造影法終了後に，立位で圧迫筒を使用し①胃体部，②胃角部，③前庭部，④幽門前部の順に圧迫します．空気が少ない方が圧迫しやすいので，なるべくゲップをさせ腹壁をできるだけ脱力させるのがポイントです．痛みや肋骨骨折などに注意が必要で，決して無理しないようにします．また，デジタル装置では分割撮影せず，視野拡大し1画像1曝写します．

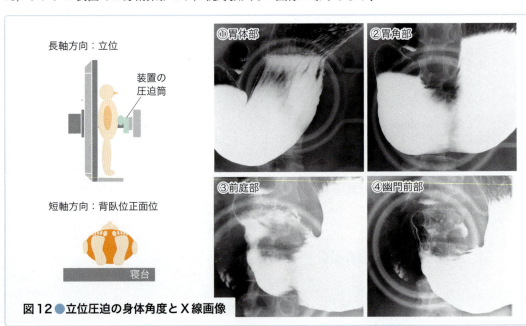

図12 ● 立位圧迫の身体角度とX線画像

● **基準撮影法の理解と普及への期待**

このようなNPO精管構が提唱した基準撮影法は，撮影手技が比較的簡便でありながら良好な画像精度が安定して得られる画期的な検診撮影法であり，日本消化器がん検診学会の「新・胃X線撮影法ガイドライン」などにも採用されています．

個々の撮影従事者が基準撮影法の修得がきちんとできているかどうかは，NPO精管構が逐次実施している個人検定事業の**技術・読影Ｂ検定試験の合格**が客観的な目安の一つとなるでしょう．

今後，全国の検診施設や撮影従事者がオリジナルの任意撮影法から脱却し基準撮影法を積極的に導入することによって，図13に示したような画像精度の安定した状態となり精度格差の解消につながっていくことが期待されます．

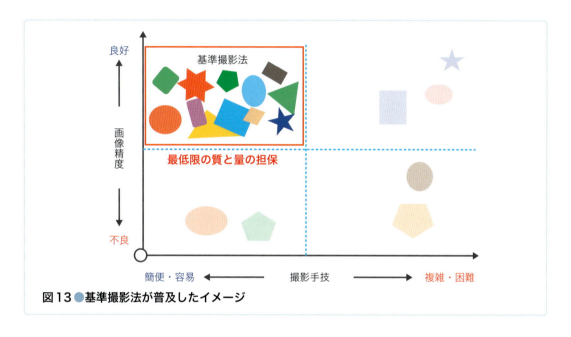

図13●基準撮影法が普及したイメージ

> memo Step 2達成のポイント：基準撮影法の前提条件の理解と反復による習熟

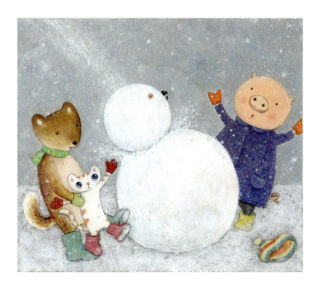

文 献

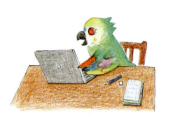

<第1章　撮影の極意>
<第2章　Step 1：撮影に必要な知識をもっている>

- 「まねる力 模倣こそが創造である」（齋藤 孝/著），朝日新聞出版，2017
- 「これなら見逃さない！胃X線読影法 虎の巻」（中原慶太/著），羊土社，2015
- 「よくわかる医用画像工学 改訂2版」（石田隆行/編），オーム社，2015
- 「改訂新版 放射線機器学（Ⅰ）診療画像機器」（青柳泰司，他/監），コロナ社，2014
- 「胃癌取扱い規約 第15版」（日本胃癌学会/編），金原出版，2017
- 「新医用放射線科学講座 医用画像工学」（岡部哲夫，藤田広志/編），医歯薬出版，2010
- 「医用画像情報学」（下瀬川正幸/編），医療科学社，2010
- 馬場保昌：消化器がん検診精度管理体制の構築－胃がんX線検診の立場から－．日本消化器がん検診学会雑誌，47：205-209，2009
- 細井董三：胃がん検診の新たな精度管理体制の構築．日本消化器がん検診学会雑誌，46：160-165，2008
- 厚生労働省：市町村事業におけるがん検診事業評価の手法について（胃がん子宮がん乳がん大腸がん検診），がん検診に関する検討会中間報告，2007
  https://www.mhlw.go.jp/shingi/2007/05/s0531-8.html
- 国立がん研究センターがん予防検診研究センター情報研究部：有効性評価に基づく胃がん検診ガイドライン（平成16年度 厚生労働省がん研究祖父江友孝研究班報告書），2006
- 「放射線量適正化のための医療被曝ガイドライン」（日本放射線技師会/編），文光堂，2009
- 日本画像医療システム工業会：医用画像表示用モニタの品質管理に関するガイドライン，2005
- JIS Z 4704 医用X線管装置ガイド，2005
- 杉野吉則，他：新しい画像検査診断法と今後の展開　胃X線検査における平面検出器（FPD）を搭載したCアーム式装置の有用性．胃と腸，39：1572-1582，2004
- 杉野吉則，他：早期胃癌X線診断における装置造影剤および検査法の進歩．胃と腸，38：11-20，2003
- 「診療放射線技術 上巻 改訂第13版」（小塚隆弘，稲邑清也/監），南江堂，2001
- 「日本刀精神と抜刀道」（中村泰三郎/著），BABジャパン出版局，2001
- 杉野吉則，他：早期胃癌X線診断におけるデジタルラジオグラフィの有用性．胃と腸，30：47-57，1995
- 「守破離の思想」（藤原稜三/著），ベースボールマガジン社，1993
- 「胃X線診断学（検査編）」（熊倉賢二，他/著），金原出版，1992
- 〔資料〕患者サービスガイドライン（抄）．病院，49：46-49，1990
- 日本消化器集団検診学会：胃集検間接撮影の基準．間接撮影法検討委員会答申，1983
- 「ICRP Publ.26」，国際放射線防護委員会（ICRP），1977
- 日本消化器集団検診学会：間接撮影の標準方式．間接撮影法適正化委員会答申，1974
- 「馬場塾の最新胃X線検査法」（馬場保昌/編，佐藤清二，他/著），医学書院，2001
- 厚生省健康政策局：患者サービスガイドライン：患者サービスの在り方に関する懇談会報告書（厚生省健康政策局総務課/編），金原出版，1989
- NPO法人 日本消化器がん検診精度管理評価機構：「胃がんX線検診新しい基準撮影法マニュアルテキスト第1版」，2009
- 「新・胃X線撮影法ガイドライン改訂版（2011年）」（日本消化器がん検診学会 胃がん検診精度管理委員会/編），医学書院，2011
- 渋谷大助，他：間接X線検査による胃集検における偶発症．日本消化器がん検診学会雑誌，44：251-257，2006

<第3章　Step 2：NPO基準撮影法を遵守した撮影ができる>

- 「胃がんX線検診技術部門テキスト2017年度版」（NPO法人日本消化器がん検診精度管理評価機構/編），NPO法人日本消化器がん検診精度管理評価機構，X線検診精度管理評価委員会（技術部門テキスト作成作業部会），2017
- 「新胃X線撮影法ガイドライン改訂版（2011年）」（日本消化器がん検診学会 胃がん検診精度管理委員会/編），医学書院，2011
- 木村俊雄，他：胃がん検診における直接X線検査の基準化．日本消化器がん検診学会雑誌，46：177-188，2008
- 吉田諭史，他：胃X線スクリーニング検査の信頼性．総合臨床，53：3097-3107，2004
- コンセンサスミーティング「新胃X線撮影法（間接直接）の基準」．第42回日本消化器集団検診学会総会の報告．日本消化器がん検診学会雑誌，42：194-203，2004
- 胃X線撮影法標準化委員会：最終答申、新胃X線撮影法（間接直接）の基準．日本消化器がん検診学会雑誌，40：437-447，2002
- 「馬場塾の最新胃X線検査法」（馬場保昌/編，佐藤清二 他/著），医学書院，2001
- 富樫聖子，他：救命可能な胃癌発見をめざして－当施設における間接撮影法の工夫と成績の変遷から．日本消化器がん検診学会雑誌，35：642－658，1997
- 富樫聖子，他：胃集検関節撮影法の問題点とその解決法に関する考察－撮影法と描出能の比較から．日本消化器がん検診学会雑誌，31：9-20，1993

第4章

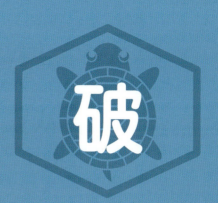

Step 3
標的部位の盲点の少ない撮影ができる

Step 3は,「破」の応用撮影を考える段階です.
Step 2の基準撮影法を遵守した撮影を行ったのにもかかわらず,良好な画像精度が得られにくい場合が生じます.
これを解決するためには画像精度に関連する「病変描出度」と「標的部位の三角」に着目して,さまざまな工夫を講じます.

水町寿伸,中原慶太

1 胃X線画像精度評価について ……………………………… 100
2 標的部位の三角:①鮮明度 ………………………………… 114
3 標的部位の三角:②広さ …………………………………… 130
4 標的部位の三角:③角度 …………………………………… 143
5 胃がんX線検診発見例の検査精度分析 …………………… 172

第4章 Step 3：標的部位の盲点の少ない撮影ができる

1 胃X線画像精度評価について

胃X線の画像精度を把握するためには，「病変描出度」と「標的部位の三角」の2つの指標を用いてできるだけ客観的に判定します．

1 胃X線画像精度の指標

　第1章2で提案した画像精度指標の「**病変描出度**」と「**標的部位の三角**」の詳細を解説します．「**病変描出度**」は，さまざまな病変やメインターゲットの"**胃癌**"をどれくらいしっかり表すことができたかの指標です．理論的には，胃癌のある人を正しく胃癌があると診断する「**感度**」に影響します．
　「**標的部位の三角**」は，病変の有無を問わず"**胃**"をどれくらいしっかり表すことができたかの指標です．さらに，胃癌のない人を正しく胃癌がないと診断する「**特異度**」に影響します．
　この2つの指標は互いに密接な関係にあり，「**病変描出度**」を良好にするためには「**標的部位の三角**」を良好にする必要があります．これらの視覚評価は，いずれも数値による絶対的評価ではなく**相対的評価**であるため，何かの基準が必要となります．その相対基準となるのが**実際の肉眼形態**であり，**肉眼形態を鮮明に表したX線画像が見本**となります．

2 病変描出度

　胃X線検査によって病変の肉眼形態が常に鮮明かつ忠実に描出されればよいのですが，胃がんX線検診などの場では画像精度にバラツキが生じやすく，**本来の病変の肉眼形態がX線的に十分に描出されない剥離現象が起こります**（図1）．
　X線的な病変描出度が**明瞭・繊細**で，実際の肉眼形態に**忠実**なほど，読影者は病変を認識しやすくなります．一方，同じ病変でも描出度が**不明瞭・曖昧**で実際の肉眼形態と**乖離**しているほど，病変の存在すら認識しづらくなります．病変描出度は診断精度に強い影響を及ぼし，描出度不良の場合はどんな名医が読影したとしても正確に診断することが困難です．

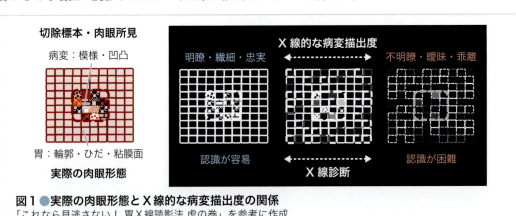

図1 ●実際の肉眼形態とX線的な病変描出度の関係
「これなら見逃さない！胃X線読影法 虎の巻」を参考に作成

1) 病変描出度の判定基準

そこで，さまざまな病変や胃がんX線検診発見胃癌などに対する画像精度評価として，追跡調査で得られた内視鏡画像や切除標本・肉眼所見とX線画像を比較対比し，病変描出度の客観的な判定を行います．この際，病変描出の程度を表1のように4段階に判定します．

表1 ● 病変描出度の判定基準

病変描出度 A：明瞭・繊細	病変の大まかな所見から微細な所見まで，ほぼ明瞭・繊細に描出．
病変描出度 B：一部不明瞭	病変の大まかな所見はほぼ明瞭だが，微細な所見が不明瞭・曖昧に描出．
病変描出度 C：不明瞭・曖昧	病変の大まかな所見および微細な所見が，不明瞭・曖昧に描出．
病変描出度 D：描出なし	病変がほとんど描出されていない．

中原慶太，他：画像精度と読影精度からみた新・胃X線撮影法の評価．日本消化器がん検診学会雑誌，45：330-340，2007を参考に作成

病変描出度Aは，病変の肉眼形態（模様・凹凸）を表す全体的な大まかな所見はもちろん，その局所的な微細所見までほぼ**明瞭・繊細**に描出された最も良好な状態です．いわゆる「**チャンピオン画像**」ともいいます．

これに対し，病変描出度Cは病変らしき像が写ってはいるものの**不明瞭・曖昧**に描出された状態です．病変描出度Bは両者の中間的な状態で，病変描出度Dは病変がほとんど描出されていない状態です．

病変描出度の判定については，後ろ向き検討時だけでなく実際の読影時に前向きに行っておくと検査前後の比較が可能となり，撮影および読影精度管理に有用となります．

2) 検診発見胃癌の見直し検討の必要性

胃がんX線検診施設では，自主的な精度管理として自施設の発見胃癌のX線画像の見直し検討を定期的に行う必要があります．そのためには，**要精検者の追跡調査が必須**であり，担当医師，技師，関連スタッフが協力して組織的に行う体制が推奨されます．しかし，実際には詳細な情報が得られにくく，**見直し検討が実施しにくい**という懸念があります（表2）．

表2 ● 検診発見胃癌の見直し検討の問題点

- 二次検査施設からの情報提供が得られにくい
- 最終病理結果などの詳細情報の不足
- 内視鏡画像や切除標本画像の入手が困難
- 病理組織標本の入手が困難
- 比較対比による詳細な見直し検討が困難

表2のうち，特に切除標本や組織所見が得られない場合が少なくないので，最低限の胃癌の最終診断情報があれば，**内視鏡画像を代用**としX線画像の病変描出度の見直し検討を行います．また，内視鏡画像がない場合でも，本書で提示する胃癌の特徴が比較的類似した**見本画像と比較対比**して大まかに判断する方法もあります．いずれにしろ，自施設のX線画像に関して，現状の精度で良いのか，改善点はないのかを**常に客観視すること**がきわめて重要なのです．

3 標的部位の三角

「標的部位の三角」の評価対象は"病変"ではなく"**胃（輪郭，ひだ，粘膜面）**"で，二重造影法による**各撮影体位の標的部位**とします．

1）標的部位とは？

標的部位とは，**各基準体位で描出したい胃の特定区分（領域・壁側）**のことです．

基準撮影法の基準体位には，それぞれ標的部位があります．ここでは，撮影順序を加味し主な標的部位として，①ML領域・後壁，②ML領域・前壁，③UM領域の3大領域に大別しました．それぞれの領域を描出するための基準体位を示します（表3）．

表3● 標的部位の3大領域とその基準体位

標的部位の3大領域	基準撮影体位：8〜10体位	撮影プロセス通称
①ML領域・後壁	背臥位正面位，背臥位第一斜位，頭低位第二斜位	①後壁撮影
②ML領域・前壁	腹臥位正面位，腹臥位第二斜位	②前壁撮影
③UM領域	腹臥位第一斜位，右側臥位，半臥位第二斜位，背臥位第二斜位，立位第一斜位	③上部撮影

標的部位の3大領域のうち，①ML領域・後壁は，主に背臥位二重造影法によって描出しますが，この撮影プロセスを通称"**後壁撮影**"といいます．同様に標的部位がML領域・前壁の場合を，"**前壁撮影**"，③UM領域の場合を"**上部撮影**"といいます．

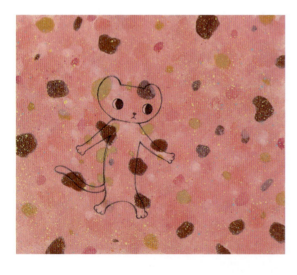
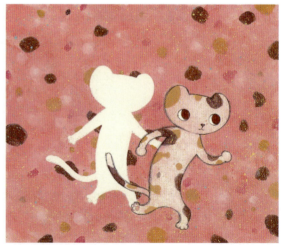

図2は，基準撮影法の基準8体位とそれぞれの「標的部位」を胃の切除標本展開図上に示したシェーマです．ポイントは，それぞれの体位で少しずつ領域・壁側が重なっていることで，これによって「標的部位」の再現性を高めることができます．

基準8体位がすべて撮影され，かつそれぞれの「標的部位」がすべてきちんと描出できていれば，**理論的には二重造影像で胃全体をほぼ網羅できる**ことになります．

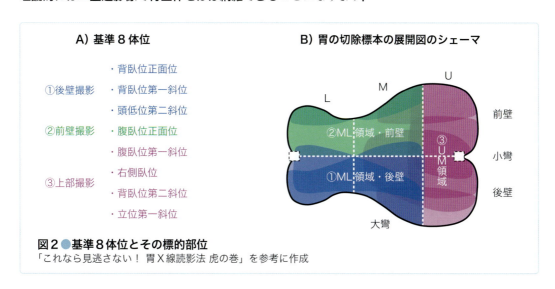

図2●基準8体位とその標的部位
「これなら見逃さない！胃X線読影法 虎の巻」を参考に作成

2) 標的部位の盲点

ところが，実際の胃X線検査では画像精度を左右するさまざまな因子の影響によって，各撮影体位における**標的部位に大なり小なりの"盲点"が生じて**しまいます．

特にある撮影体位の標的部位に過度の盲点が生じた場合，その盲点領域に存在する病変の描出不良の主要因となります．病変描出度が不良なほど的確な読影を行うことが難しくなり**感度低下**につながります．また，その盲点領域に病変が存在しないとはいえない状態となり**特異度低下**にもつながります．

いずれにしろ，胃X線検査における標的部位の盲点は**胃癌の見逃しに直結する可能性**があることから，"**標的部位の盲点の少ない状態＝胃の描出度が良好な状態**"とみなします．

3）標的部位の三角

このような標的部位の盲点に着目した評価因子を，標的部位の①**鮮明度**，②**広さ**，③**角度**とし（図3），本書ではこれら3つを総称して「**標的部位の三角**」と呼称します．

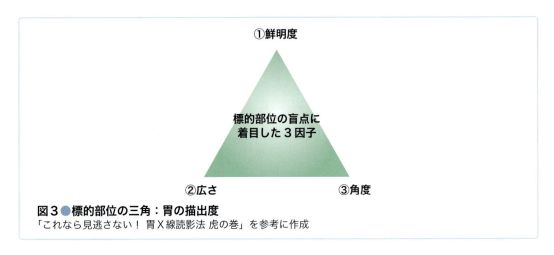

図3●標的部位の三角：胃の描出度
「これなら見逃さない！胃X線読影法 虎の巻」を参考に作成

これらの3因子は必ずしも独立したものではなく，それぞれに密接な関係や相互の重なりがあり，ある因子が他の因子へ何らかの影響を及ぼします．

4）標的部位の盲点の程度の把握

撮影体位ごとの**標的部位の盲点の程度**をわかりやすく把握するため，3つの因子（①鮮明度，②広さ，③角度）別にそれぞれ評価項目を設け，**「いいね」，「まあまあ」，「イマイチ」の3段階に判定**します（表4）．

表4●標的部位の三角の段階的な判定基準：3因子（①鮮明度，②広さ，③角度）別に判定

いいね ：盲点が少ない状態	各評価項目がすべて，全体的にほぼ良い
まあまあ：盲点が多少ある状態	各評価項目のいくつか，部分的に悪いところがある
イマイチ：盲点が多い状態	各評価項目のうち，悪いところが目立つ

3因子の判定がすべて「いいね」ほど，標的部位の盲点が少なく胃の描出度が良好な状態です．一方，何かが「イマイチ」な場合，その因子に関係する**過度の盲点**が生じており胃の描出度が不良な状態と判断します．「まあまあ」は両者の中間ぐらいの状態です．

5）標的部位の三角に影響する撮影側因子

「標的部位の三角」は**撮影の結果**であり，第1章3で述べたように**撮影の過程**においてさまざまな因子の影響を受けています（表5）．標的部位の三角のうち，①鮮明度はハード因子とソフト因子の両方，②広さと③角度はハード因子よりもソフト因子の影響が大きい傾向にあります．

標的部位の三角の判定結果が「まあまあ」や「イマイチ」だった場合，撮影過程のハード因子やソフト因子にどんな問題があったかの**不良要因分析**を行い，対策を講じる必要があります．

表5●標的部位の三角別に影響する撮影過程の因子の違い

撮影の結果	撮影の過程	
標的部位の三角	撮影側因子	被検者因子
①鮮明度	ハード因子＝ソフト因子	運動能力，腹厚，胃形，胃内容
②広さ	ハード因子＜ソフト因子	運動能力，腹厚，胃形
③角度	ハード因子＜ソフト因子	運動能力，腹厚，胃形

また，**標的部位の三角の3因子同士は，それぞれに影響を受けています**．

例えば①鮮明度と②広さは反比例しやすく，①鮮明度を「いいね」にしようとするほど②広さが「イマイチ」になる傾向にあります．逆に，②広さを「いいね」にしようとすると①鮮明度が「イマイチ」となり，さらに③角度が「イマイチ」なことによって，①鮮明度と②広さもすべて「イマイチ」になったりします．

6）標的部位の三角を最適にする工夫

①ハード因子の工夫：セッティング

本書では，ハード因子の総合的な工夫を**セッティング**と呼称します．セッティングのポイントは，**できるだけ良いものをできるだけ良い状態で使うこと**で，A）機器系セッティングとB）薬剤系セッティングに大別します（表6）．

表6●ハード因子の工夫：セッティング

A）機器系セッティング	撮影装置：性能把握，条件設定など
B）薬剤系セッティング	バリウム：精製法，温度管理など

②ソフト因子の工夫：テクニック

また，ソフト因子の工夫には，撮影術者が**標的部位の三角を最適にする3大テクニック**として，**①鮮明度に関連するMake up，②広さに関連するKeeping，③角度に関連するPositioning**があります．これらの技術差が結果に大きく影響します．

標的部位の三角を最適にする3大テクニック
①鮮明度 → Make up
②広さ → Keeping
③角度 → Positioning

4　病変描出度と標的部位の三角の視覚評価の見本画像

　「病変描出度」と「標的部位の三角」の相対評価に必要な見本画像を示します．過去の胃癌症例のうち，切除標本・肉眼所見を明瞭・繊細に表したX線画像を**病変描出度A**および**標的部位の三角の「いいね」の見本**とします．なお，見本画像はすべて筆者らの**基準撮影法に準じた簡易精査法**（FPD）によるもので，以下に比較的頻度の高い肉眼型の例を示します．

1）進行胃癌の見本例：2型進行胃癌

　まず，進行癌の精査見本例（図4）で，噴門部小彎の**2型進行胃癌**を示します．半臥位第二斜位像における病変の肉眼形態は，切除標本や内視鏡画像と比較対比した結果，**明瞭・繊細**に表れており，**病変描出度A**と判定しました．また，**標的部位の三角**はすべて**「いいね」**と判定しました．

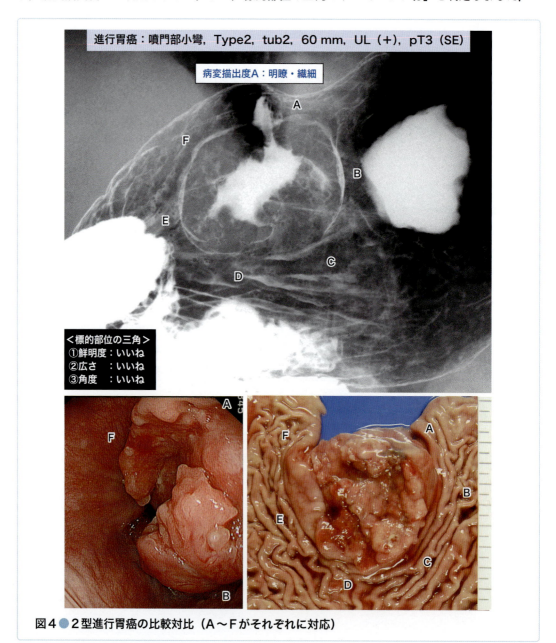

図4 ● 2型進行胃癌の比較対比（A〜Fがそれぞれに対応）

2) 胃がんX線検診の病変描出度判定例1：2型進行胃癌

　胃がんX線検診の要精検例で，二次・内視鏡結果（図5A①〜④）はすべて**2型進行胃癌**でした．いずれも見本例（図4）に類似した周堤を伴う深い陥凹形態で，X線画像（図5B①〜④）の病変描出度を判定しました（図5C）．派手な形態にもかかわらず，病変描出度CDほど認識が困難です．

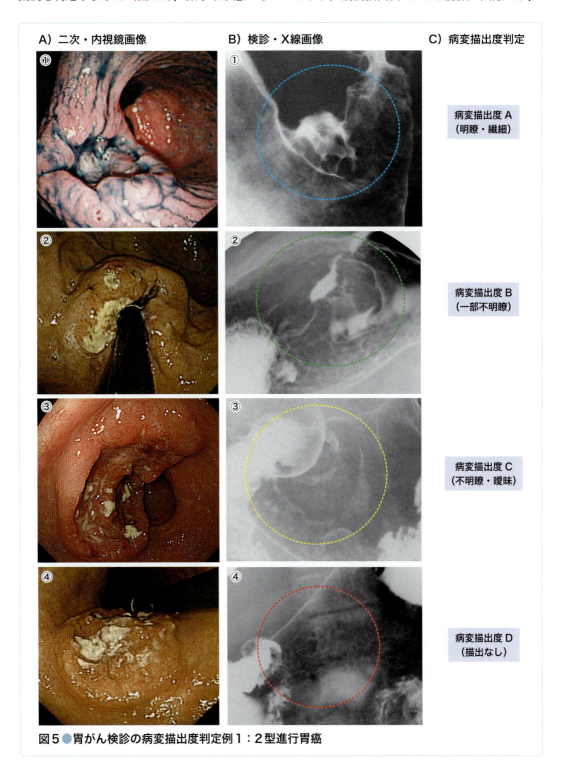

図5 ●胃がん検診の病変描出度判定例1：2型進行胃癌

3）早期胃癌の見本例1：0-Ⅱc型未分化型癌

　早期胃癌で最も多い0-Ⅱc型の精査見本例で，体下部前壁の**0-Ⅱc型未分化型癌**（図6）です．比較対比の結果，腹臥位第一斜位像における病変の肉眼形態は**明瞭・繊細**に表れており，**病変描出度A**と判定し，**標的部位の三角**はすべて**「いいね」**と判定しました．

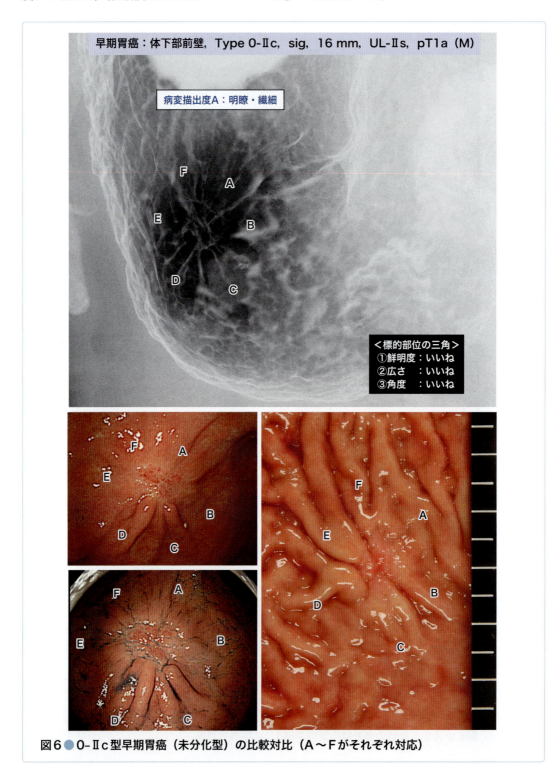

図6 ● 0-Ⅱc型早期胃癌（未分化型）の比較対比（A～Fがそれぞれ対応）

4）胃がんX線検診の病変描出度判定例2：0-Ⅱc型未分化型癌

　胃がんX線検診の要精検例で，内視鏡結果（図7A①〜④）はすべて**0-Ⅱc型未分化型癌**でした．いずれも見本例（図6）に類似した浅い陥凹形態で，遡及的なX線画像（図7B①〜④）との比較対比の結果，病変描出度を以下のごとく判定しました（図7C）．

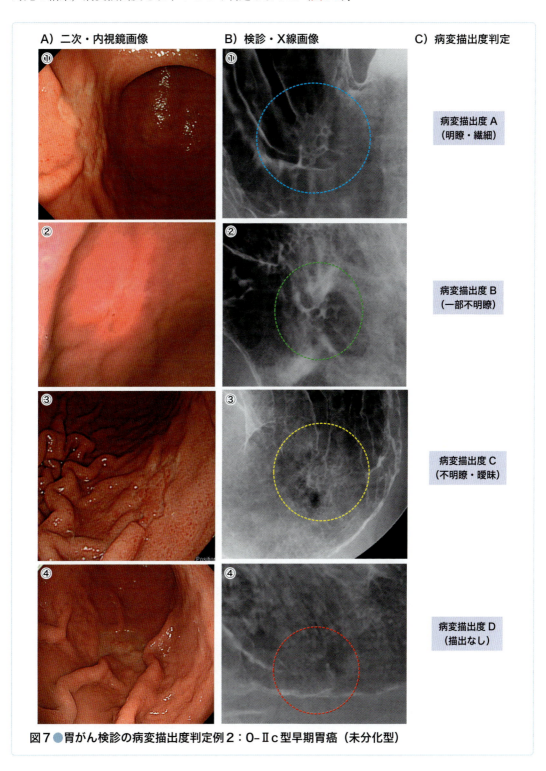

図7●胃がん検診の病変描出度判定例2：0-Ⅱc型早期胃癌（未分化型）

5）早期胃癌の見本例2：0-Ⅱc型分化型癌

0-Ⅱc型の精査見本例（図8）で，体中部後壁の**0-Ⅱc型分化型癌**です．比較対比の結果，背臥位正面位における病変の肉眼形態は，小さいにもかかわらず**明瞭・繊細**に表われており，**病変描出度A**と判定し，**標的部位の三角**はすべて**「いいね」**と判定しました．

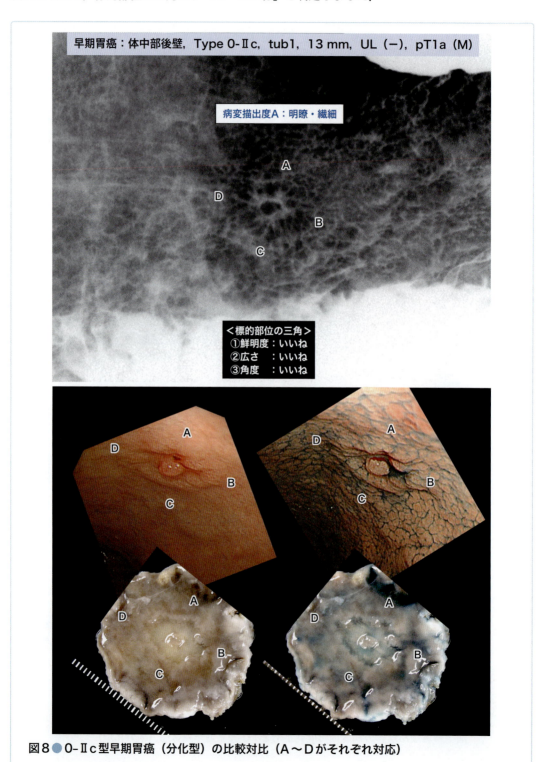

図8 ● 0-Ⅱc型早期胃癌（分化型）の比較対比（A～Dがそれぞれ対応）

6）胃がんX線検診の病変描出度判定例3：0-Ⅱc型分化型癌

　胃がんX線検診の要精検例で，内視鏡結果（図9A①〜④）はすべて**0-Ⅱc型分化型癌**でした．切除標本はありませんがいずれも見本例（図8）に類似した浅い陥凹形態で，遡及的に検診・X線画像（図9B①〜④）と比較対比し，病変描出度を判定しました（図9C）．各内視鏡や見本画像に近い病変描出度ABほど良好で，乖離しているほど描出度CDで不良な状態です．

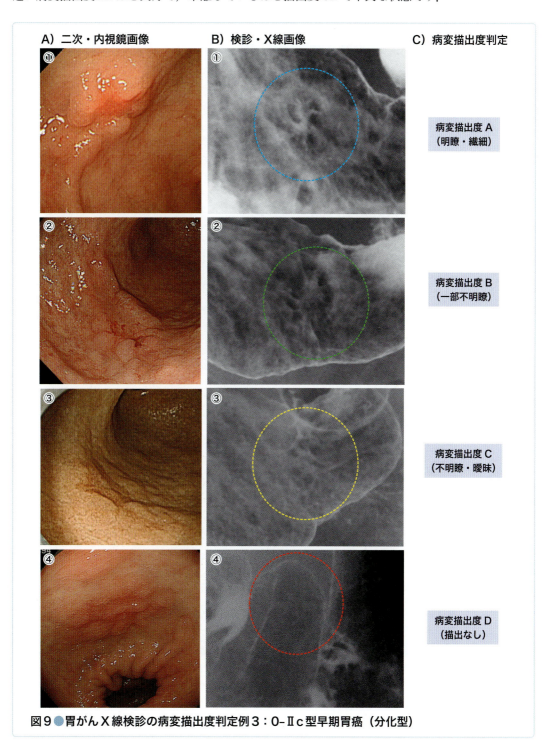

図9●胃がんX線検診の病変描出度判定例3：0-Ⅱc型早期胃癌（分化型）

7）早期胃癌の見本例3：0-Ⅱa型分化型癌

0-Ⅱc型の次に多い0-Ⅱa型の精査見本例（図10）で，前庭部後壁の**0-Ⅱa型分化型癌**です．比較対比の結果，背臥位第一斜位像における病変の肉眼形態は**明瞭・繊細**に表れており，**病変描出度A**と判定し，**標的部位の三角**はすべて**「いいね」**と判定しました．

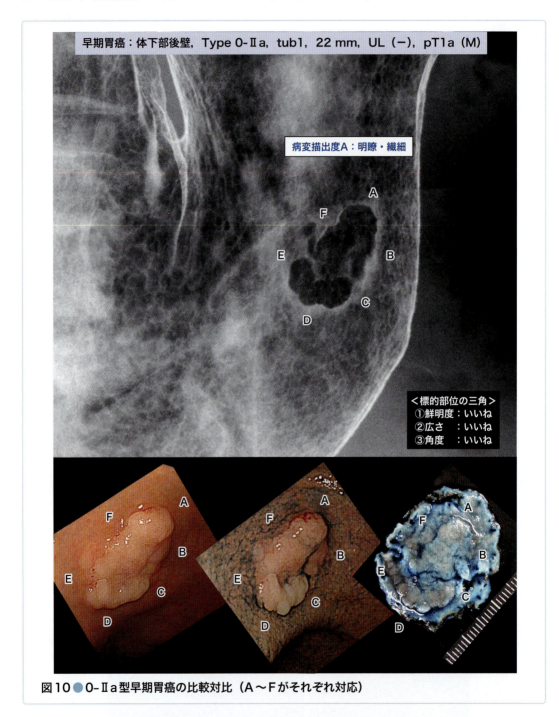

図10 ● 0-Ⅱa型早期胃癌の比較対比（A〜Fがそれぞれ対応）

> **memo** 見本画像のイメージを目に焼きつけよう

8）胃がんX線検診の病変描出度判定例4：0-Ⅱa型分化型癌

　胃がんX線検診の要精検例で，内視鏡結果（図11A①〜④）はすべて**0-Ⅱa型分化型癌**でした．いずれも見本例（図10）に類似した丈の低い隆起形態で，遡及的なX線画像（図11B①〜④）との比較対比の結果，病変描出度を以下のごとく判定しました（図11C）．

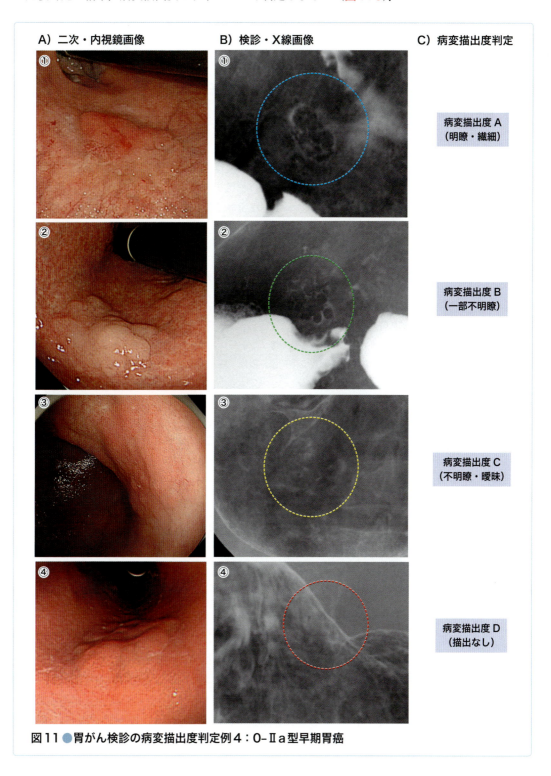

図11 ● 胃がん検診の病変描出度判定例4：0-Ⅱa型早期胃癌

第4章 Step 3：標的部位の盲点の少ない撮影ができる

2 標的部位の三角：①鮮明度

標的部位の三角の①鮮明度とは，いわゆる"二重造影のきれいさ"とも表現され，標的部位の三角のうち画像精度の根幹となる最も重要な評価因子です．

1 鮮明度の視覚評価

1）鮮明度の目標

標的部位の鮮明度の目標は，**二重造影によって胃の輪郭，ひだ，粘膜面がより明瞭・繊細に描出されている状態**です．より鮮明なほど微細な所見が表れることから標的部位の盲点が少ない状態とみなされます．一方，不鮮明なほど大まかな所見すら表れにくいことから，標的部位全体が盲点だらけの状態とみなされます．

2）鮮明度の視覚評価項目

標的部位の鮮明度に関する視覚評価項目を，表1のごとく設定しました．

表1● 標的部位の三角：①鮮明度の視覚評価項目

画像濃度 コントラスト，鮮鋭度，粒状性	白とび・黒つぶれのない適切な濃度域にある． 明瞭・シャープ・緻密で，ブレ・ボケ・ざらつきがない．
障害因子の状態 バリウムの付着状態	腹厚，胃液・粘液，残渣・残泡，椎骨などによる影響が少ない． 薄く，ムラのない均一な付着が得られている．

表1上段の**画像濃度・コントラスト・鮮鋭度・粒状性**は，第2章4で述べた画質の基本因子と同じです．これらに影響しやすい撮影側因子が主に**ハード因子**です．多様で不定な被検者因子に対して，ハード因子の性能や条件設定が不適切なほど鮮明度は悪化します．

表1下段の障害因子とは**被検者の腹厚，胃液・粘液，残渣**などで，これらが多いほど鮮明度が悪化します．このような障害因子の影響を最小限にし，バリウムの付着状態を良好にする撮影術者の**ソフト因子**が重要となります．体位変換などのMake up操作に左右されます．

3）鮮明度の言葉のイメージ

鮮明度の見た目の印象をわかりやすい言葉のイメージで表現してみます．

「イマイチ」は，ボケボケ，ブレブレ，ザラザラ，スカスカ，ベタベタ，ムラムラ，アワアワ，ぼんやりとした**汚い印象の画像**です．

これに対して，**「いいね」**は，スッキリ，ハッキリ，クッキリ，メリハリのある**繊細な印象の画像**です．標的部位の鮮明度をできるだけ「いいね」の状態にすることで，その領域に存在する病変がたとえ凹凸変化の軽微な早期癌形態であってもしっかり表すことが可能となります．

それでは，このようなイメージのX線画像の判定見本をいろいろ供覧しながら，鮮明度に関する各判定の目合わせをしていきましょう．

2 鮮明度の判定見本

鮮明度の見本1：後壁撮影の「いいね」の例

図1は背臥位正面位の精密X線画像（簡易精査法）です．ここでは，病変ではなく胃の描出度である標的部位の三角の①鮮明度に着目します．まずは，一見して**クッキリ，ハッキリとしたメリハリのある鮮やかな印象の画像**です．

鮮明度の視覚評価項目では，画像濃度が適切でブレやボケがなく高コントラストとなっています．また，障害因子の影響も少なくバリウムが全体的に薄くほぼ均一に付着しており，胃の輪郭や粘膜面の微細な所見まで描出されています．このような状態を**鮮明度「いいね」**と判定します．

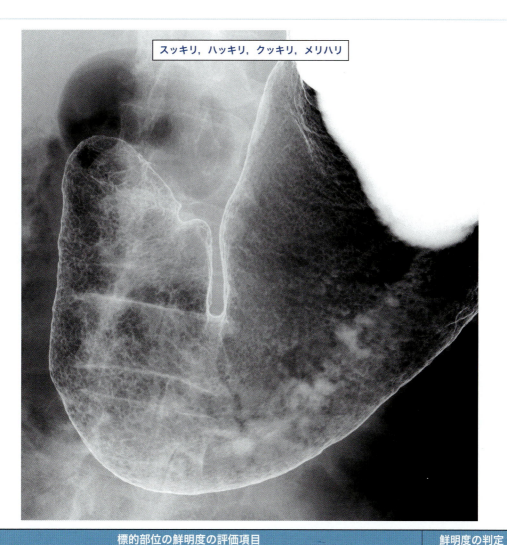

標的部位の鮮明度の評価項目		鮮明度の判定
画像濃度 コントラスト，鮮鋭度，粒状性	白とび・黒つぶれのない適切な濃度域にある． 明瞭・シャープ・緻密で，ブレ・ボケ・ざらつきがない．	各評価項目がすべて，全体的にほぼ良い
障害因子の状態 バリウムの付着状態	腹厚，胃液・粘液，残渣・残泡，椎骨などによる影響が少ない． 薄く，ムラのない均一な付着が得られている．	「いいね」

図1 ●鮮明度の見本1：後壁撮影の「いいね」

鮮明度の見本２：後壁撮影の「イマイチ」の例

図2は背臥位正面位の検診X線画像です．見本１（図1）の「いいね」の例に比べて，一見して**ベタベタ，ムラムラ，アワアワ，スカスカが目立つ汚い印象の画像**です．

視覚評価項目のうち，特に目立つのは胃粘膜面や辺縁線の全体的な描出不良で，バリウムの付着状態がきわめて不均一となっています．このような場合，**鮮明度が「イマイチ」**と判定され，ML領域後壁に過度の盲点が生じているとみなします．「イマイチ」な状態では，異常像があってもはっきりしなかったり，異常像と紛らわしい**偽陽性所見**が生じてしまいます．

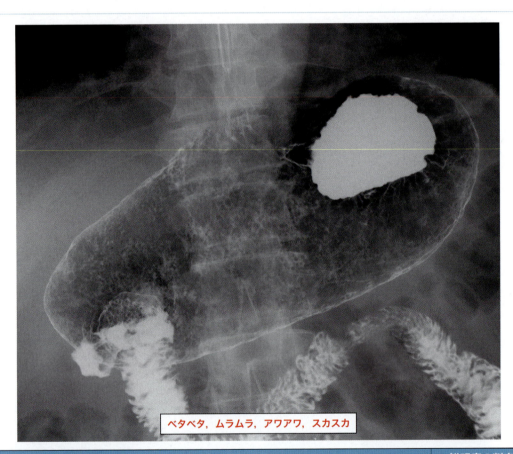

標的部位の鮮明度の評価項目		鮮明度の判定
画像濃度	白とび・黒つぶれのない適切な濃度域にある．	各評価項目のうち，悪いところが目立つ
コントラスト，鮮鋭度，粒状性	明瞭・シャープ・緻密で，ブレ・ボケ・ざらつきがない．	
障害因子の状態	腹厚，胃液・粘液，残渣・残泡，椎骨などによる影響が少ない．	**「イマイチ」**
バリウムの付着状態	薄く，ムラのない均一な付着が得られている．	

図2 ● 鮮明度の見本２：後壁撮影の「イマイチ」

● バリウムの付着状態の不良要因

バリウムの付着状態の不良要因には，ハード因子では造影剤の質や量など，ソフト因子では撮影術者の体位変換技術などがあり，これらを見直す必要があります．

> **Pitfall** ①鮮明度の注意点：ベタベタ，ムラムラ，アワアワになりやすい

鮮明度の見本3:後壁撮影の「イマイチ」の例

図3は背臥位正面位の検診X線画像です．一見，シャープな印象ですが，よく見るとバリウムの付着状態が全体的にスカスカで，**画像全体がざらついた粗い印象で粒状性が悪い状態が目立ちます**（ ）．これも**鮮明度が「イマイチ」**と判定されます．

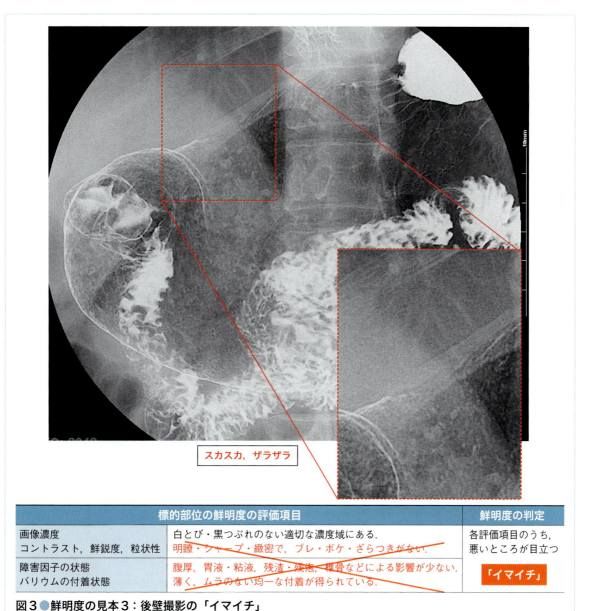

標的部位の鮮明度の評価項目		鮮明度の判定
画像濃度	白とび・黒つぶれのない適切な濃度域にある．	各評価項目のうち，悪いところが目立つ
コントラスト，鮮鋭度，粒状性	明瞭・シャープ・緻密で，ブレ・ボケ・ざらつきがない．	
障害因子の状態	腹厚，胃液・粘液，残渣・残泡，椎骨などによる影響が少ない．	**「イマイチ」**
バリウムの付着状態	薄く，ムラのない均一な付着が得られている．	

図3 ● 鮮明度の見本3:後壁撮影の「イマイチ」

● 粒状性の不良要因の分析

粒状性が不適切でザラザラする要因はハード因子＞ソフト因子で，主に撮影時の入力線量不足（特に管電流）や過度のX線画像処理に起因します．

> **Pitfall** ①鮮明度の注意点:線量不足や過度のX線画像処理は，ざらつきに要注意

第4章 2．標的部位の三角:①鮮明度

鮮明度の見本4：後壁撮影の「イマイチ」の例

図4は背臥位第一斜位の検診X線画像です．鮮明度の視覚評価項目のうち，M領域の**過度の黒つぶれ**が目立ち，その領域の胃粘膜の微細な所見が描出されていないことから，これも**鮮明度が「イマイチ」**と判定されます．ダイナミックレンジが狭いI.I.DR装置に起こりやすい現象です．

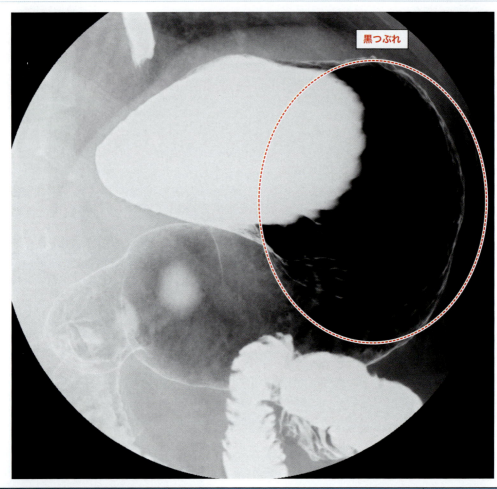

標的部位の鮮明度の評価項目		鮮明度の判定
画像濃度 コントラスト，鮮鋭度，粒状性	白とび・黒つぶれのない適切な濃度域にある． 明瞭・シャープ・緻密で，ブレ・ボケ・ざらつきがない．	各評価項目のうち，悪いところが目立つ **「イマイチ」**
障害因子の状態 バリウムの付着状態	腹厚，胃液・粘液，残渣・残泡，椎骨などによる影響が少ない． 薄く，ムラのない均一な付着が得られている．	

図4 ● 鮮明度の見本4：後壁撮影の「イマイチ」

● 画像濃度の不良要因

鮮明度の評価項目のうち，画像濃度の不良要因はハード因子＞ソフト因子です．ハード因子では撮影装置の入力条件設定，出力のX線画像処理などを中心に見直す必要があります．

> **Pitfall** ①鮮明度の注意点：黒つぶれ・白とび対策は，適切な入力条件設定

鮮明度の見本5：前壁撮影の「イマイチ」の例

図5は腹臥位正面位の検診X線画像です．一見して**コントラストが低くぼんやりとした眠たい感じ**となっています．また，バリウムの付着状態が不均一で，ベタベタ，ムラムラが目立つ汚い印象です．胃粘膜の微細な所見が描出されていないことから，**鮮明度が「イマイチ」**と判定されます．

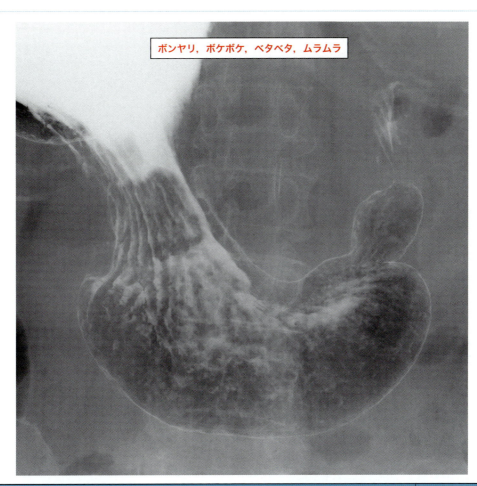

標的部位の鮮明度の評価項目		鮮明度の判定
画像濃度	白とび・黒つぶれのない適切な濃度域にある．	各評価項目のうち，悪いところが目立つ
コントラスト，鮮鋭度，粒状性	明瞭・シャープ・緻密で，ブレ・ボケ・ざらつきがない．	
障害因子の状態	腹厚，胃液・粘液，残渣・残泡，椎骨などによる影響が少ない．	**「イマイチ」**
バリウムの付着状態	薄く，ムラのない均一な付着が得られている	

図5 ● 鮮明度の見本5：前壁撮影の「イマイチ」

● **コントラストの不良要因**

腹厚などの被検者因子を除いた撮影側のコントラスト不良要因は，ハード因子＞ソフト因子です．ハード因子では，撮影装置の入力条件設定（特に管電圧，管電流）や，造影剤の質や量などを中心に見直す必要があります．

> **Pitfall** ①ハードの注意点：腹厚に左右されにくいX線条件設定が必要

鮮明度の見本6：上部撮影の「いいね」の例

　図6はUM領域を標的部位とした腹臥位第一斜位の精密X線画像です．後壁撮影の見本1（図1）と同様に，画像濃度は適切でブレやボケがなく高コントラストとなっており，バリウムの付着状態も全体的に薄くほぼ均一な状態で，**スッキリとメリハリのある鮮やかな印象**です．胃粘膜面の微細な所見まで描出されており，**鮮明度が「いいね」**と判定されます．

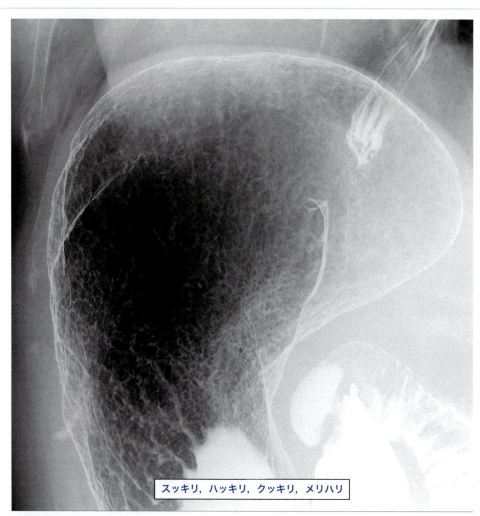

標的部位の鮮明度の評価項目		鮮明度の判定
画像濃度 コントラスト，鮮鋭度，粒状性	白とび・黒つぶれのない適切な濃度域にある． 明瞭・シャープ・緻密で，ブレ・ボケ・ざらつきがない．	各評価項目がすべて，全体的にほぼ良い
障害因子の状態 バリウムの付着状態	腹厚，胃液・粘液，残渣・残泡，椎骨などによる影響が少ない． 薄く，ムラのない均一な付着が得られている．	「いいね」

図6 ● 鮮明度の見本6：上部撮影の「いいね」

> **memo** ①鮮明度：「いいね」の言葉のイメージ
> 　　　　スッキリ，ハッキリ，クッキリ，メリハリ

鮮明度の見本7：上部撮影の「イマイチ」の例

図7は前例と同体位の検診X線画像です．「いいね」の例に比べて，一見してUM領域全体の**バリウムの付着状態がかなり悪くスカスカが目立ちます**．さらに横隔膜側に近い**穹窿部の辺縁線に過度のブレが生じボケた状態**となっています．このような状態は**鮮明度が「イマイチ」**と判定され，UM領域に過度の盲点が生じているとみなされます．

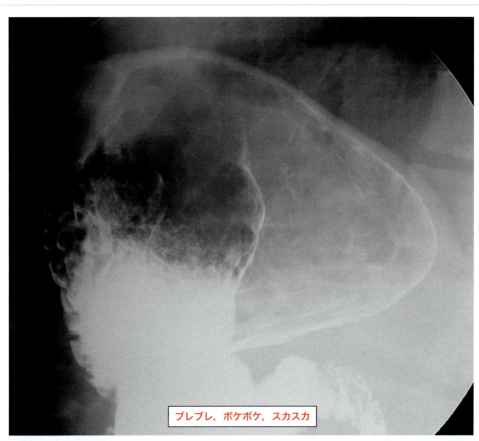

図7 ● 鮮明度の見本7：上部撮影の「イマイチ」

標的部位の鮮明度の評価項目		鮮明度の判定
画像濃度 コントラスト，鮮鋭度，粒状性	白とび・黒つぶれのない適切な濃度域にある． 明瞭・シャープ・緻密で，ブレ・ボケ・ざらつきがない．	各評価項目のうち，悪いところが目立つ
障害因子の状態 バリウムの付着状態	腹厚，胃液・粘液，残渣・残泡，椎骨などによる影響が少ない． 薄く，ムラのない均一な付着が得られている．	**「イマイチ」**

● ブレやボケの要因分析

ブレやボケの主な要因は，ハード因子では装置性能や撮影条件設定（特に撮影時間）です．U領域では特に心拍動や呼吸の影響を受けてブレやすいことから注意が必要です．また，ソフト因子では寝台角度が水平位ではない体位変換操作を行うと，U領域にまんべんなくバリウムが通過せず，洗浄および付着不良を容易に招きます．

> **Pitfall** U領域の①鮮明度の注意点：ブレやすい，ボケやすい

3 鮮明度を最適にする機器系セッティング

1）X線条件セッティングのポイント

　機器系セッティングのうち，撮影装置のX線条件（透視，撮影）の最適な設定が最も重要です．これらは，装置メーカーや機種によってさまざまな状態ですが，どのような装置であれ**その性能を最大限に引き出すX線条件セッティングを行う**ことがポイントです（表2）．

表2● X線条件セッティングのポイント

①自施設の撮影装置を把握する
②画像上の問題点を具体的に抽出する
③撮影装置の性能に合わせて対策を講じる

① 撮影装置の把握

　自施設の撮影装置がどのような性能か，焦点サイズや耐熱容量，X線条件（透視，撮影）の設定などがどのようになっているかを把握しておくことが重要です．

　X線条件のうち，特に撮影条件を自動制御するAEC（自動露出制御装置）は，一般的な撮影と診断に必要な最低限の胃X線画質が得られるように**デフォルト**設定されており，各装置メーカーや装置性能によって内容が異なります．

② 画像上の問題点の抽出

　AECのデフォルト設定によって，実際に良好な画像がほぼ安定して得られていれば問題ないのですが，被検者因子の違いによって画像濃度が安定しなかったり，ブレが目立つ場合などがありえます．撮影技師の撮影技術に問題がない場合，ハード因子のAEC調整などが必要となります．

③ 装置性能に合った対策

　例えばp.121の鮮明度の見本7のようにブレが顕著な場合，撮影条件が**小焦点を優先しすぎていたり，X線量を減らしすぎたりしているデフォルト設定**に起こりやすくなります．そこで，このような場合は第2章4のX線条件設定の項で述べたように，もっと大焦点を有効利用したAEC調整をメーカー協力のもとで行います．

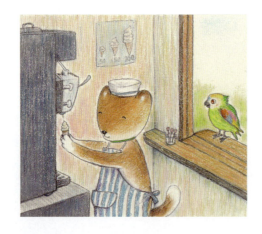
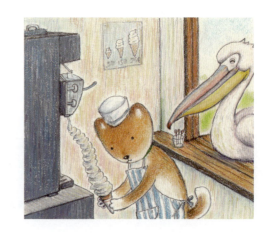

2）撮影条件セッティングの工夫例：大焦点の有効利用

　実際の例で肥満体型（身長：167.4 cm，体重：89.9 kg）に対し，小焦点を優先したデフォルト設定（図8A）では撮影時間が長くX線画像にブレが生じています．一方，大焦点を優先した調整後（図8B）では，撮影時間が短くブレが目立たない状態となっています．

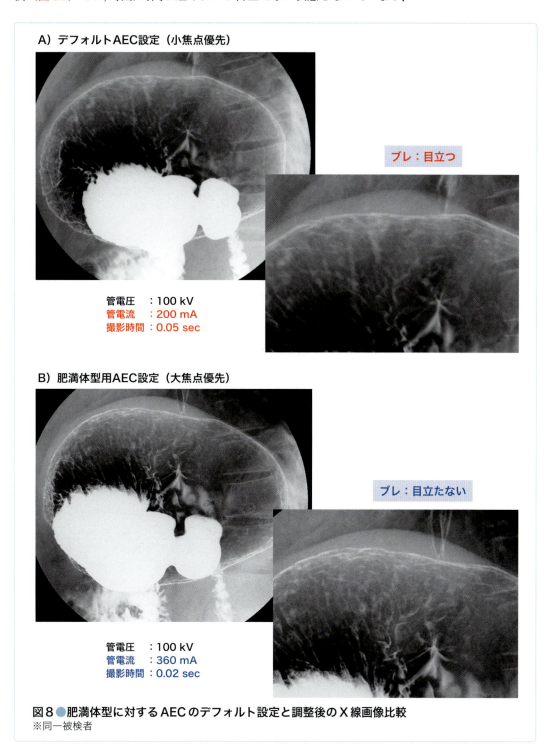

図8 ● 肥満体型に対するAECのデフォルト設定と調整後のX線画像比較
※同一被検者

4 鮮明度を最適にする薬剤系セッティング

1) バリウムセッティングのポイント

　　薬剤系セッティングのうち，なんといってもバリウムの調製が最も重要です．質の高い高濃度低粘性粉末製剤を選択し，その性能を最大限に引き出すポイントは，何はさておき"**ベタつかさないように調整すること**"です（表3）．

表3● バリウムセッティングのポイント

- 粗粒子主体の粘度が低い高濃度対応の粉末製剤を選択する
- バリウムの粘度を上げる消泡液や発泡剤を選択しない
- 粉末製剤を温湯で懸濁し，充分に撹拌する
- 懸濁液に消泡液を適量（5 mL前後）混入する
- 懸濁液は常に温めた状態（最低25℃前後）で使用する
- 懸濁液服用後の胃内状態をモニターで確認し，さらに微調整する

2) 工夫1：バリウム懸濁液の温度管理

　　上記のうち，**バリウム懸濁液の温度管理**が鍵となります．硫酸バリウム懸濁液の粘度と温度の関係を図9に示します．**懸濁液の温度が高くなるほど粘度が低くサラサラになる**ことから，胃粘膜面に**薄く均一な付着**が得られやすくなります．同じバリウムであってもキンキンに冷やした状態では，粘度が高くベタベタ・ムラムラになってしまうのです．

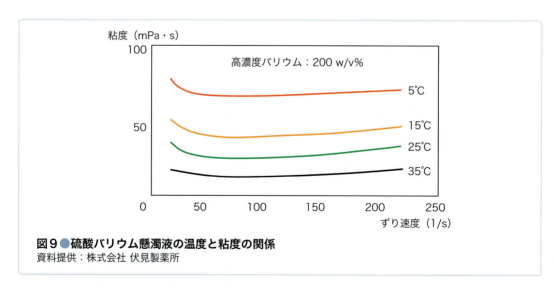

図9● 硫酸バリウム懸濁液の温度と粘度の関係
資料提供：株式会社 伏見製薬所

● バリウム懸濁液の温度管理例

　特に多人数処理が必要な検診などでは，バリウム懸濁液の温度管理をできるだけ効率的に行います．具体例には，撹拌や温度調整しやすい個別用ボトルを選択し，市販**保温器**の利用や**湯煎**する方法が簡便で推奨されます（図10）．ポイントは，**実際の使用直前まで**バリウム懸濁液を**飲みやすい温度範囲**に維持しておくことです．

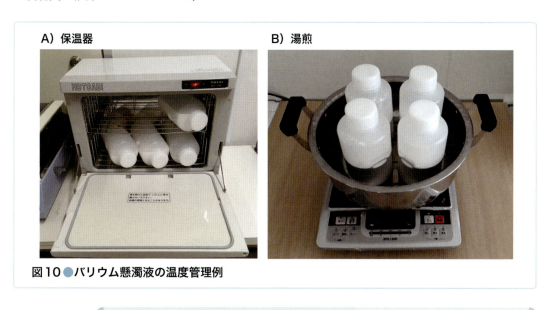

図10 ●バリウム懸濁液の温度管理例

> memo　X線職人は，自分が使用する高濃度バリウムの使い方にこだわる

3) 工夫2：バリウム服用法に適した発泡剤の選択

　さらに相性の良い**発泡剤の選択**が重要です．特に発泡剤をバリウムで服用させた場合，発泡完了時間が延長し残泡が生じやすくなります（図11）．しかし，バリウム服用法専用に開発された発泡剤Aは，**発泡完了時間が最も短く残泡が少ない特徴**があり有用です．

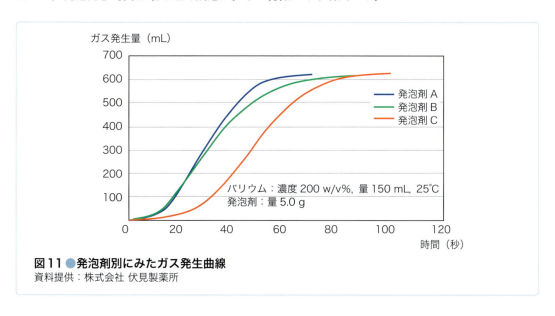

図11 ●発泡剤別にみたガス発生曲線
資料提供：株式会社 伏見製薬所

第4章　2．標的部位の三角：①鮮明度　125

5 鮮明度を最適にするテクニック：Make up

1）Make upのポイント

標的部位の鮮明度をより高める撮影テクニックのポイントは，胃粘膜表面の①**洗浄**と②**付着**を常に意識しながら操作を使い分けることです（表4）．本書ではこの**洗浄付着操作テクニック**を，"Make up"と呼称します．その工程が**女性のお化粧**と同じイメージだからです（図12）．

表4● 二重造影法における"Make up"のポイント

①洗浄	胃粘膜表面の粘液や残渣などをバリウムでしっかり除去する操作
②付着	胃粘膜表面にバリウムを薄く均一に付着させる操作

お化粧前（図12A）は，お顔の表面にいろいろな汚れがあります．まずはしっかりと洗顔して汚れを洗い流します（図12B）．そうしたうえでファンデーションや口紅などを顔全体や唇にムラなく塗ってきれいに仕上げます（図12C）．**Make upの仕上げは"薄化粧"**が推奨されます．

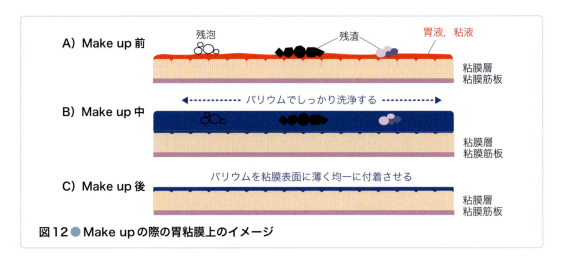

図12● Make upの際の胃粘膜上のイメージ

2）Make upの種類

Make upには，寝台角度を変えたり被検者自身に動いてもらう①**体位変換法**と，撮影術者が被検者の腹壁を触診するようにしてバリウムを動かす②**用手法**とに大別されます（表5）．

②用手法は，主に精密検査で頻用されてきた近接操作による手技で，良好な二重造影効果が得られます．しかし，術者の技術格差が大きく，かつ被ばく対策の徹底が必要となります．

①体位変換法では，遠隔操作と近接操作のいずれも可能であり，胃がん検診などでは遠隔操作による**体位変換法を主体**とします．

表5● Make upの主な種類

①体位変換法：遠隔・近接操作	②用手法：近接操作のみ
・寝台起倒変換法 ・回転変換法 ・左右交互変換法	・撹拌法 ・振り戻し法 ・振りかけ法 ・かきあげ法

3）Make upの工夫1：右回り回転変換法の追加

　検査前半の後壁撮影では，手順通りに右回り回転変換法を3回実施しても，標的部位の鮮明度が「イマイチ」となる場合があります．特に発泡剤をバリウム飲用させたり，被検者の胃液や粘液が多い場合などでは，**残泡**が目立ちアワアワの状態となりやすいです（図13A）．過度の残泡は読影に支障があるため，あわてて曝写せずMake up操作のひと工夫が必要です．

　最も簡単な方法は，**右回り回転変換法の追加**です．その際のコツは，回転スピードを**ややゆっくりめに行う**ことや，**バリウムを泡にぶつける感じで上下左右に動かす**ことで，泡を完全に消失させることができます（図13B）．

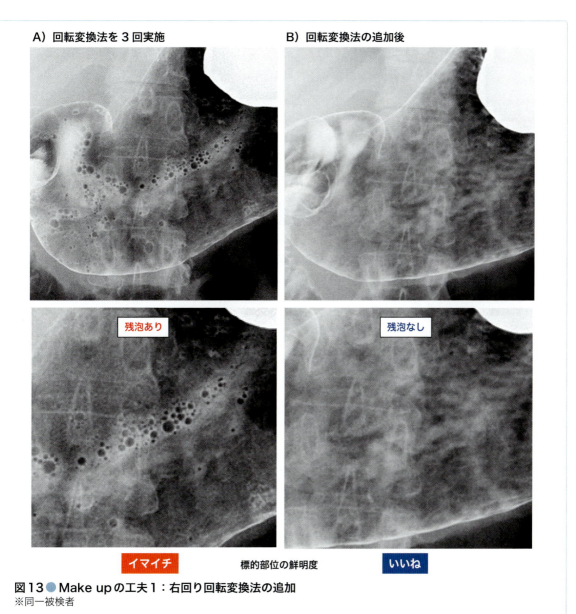

図13● Make upの工夫1：右回り回転変換法の追加
※同一被検者

> memo　Make upの工夫1：アワアワのときは，あわてて曝写しない

4) Make upの工夫2：近接操作による撹拌法

また，被検者が高齢者などで運動能力が低いことに起因する鮮明度「イマイチ」の場合があります．この際は状況に応じて**近接操作**に切り替え，用手的な**撹拌法**を実施します．

撹拌法の操作手順（図14）は以下のごとくで，そのコツは，被検者の**腹筋をできるだけ柔らかく脱力させる**ことです．また，バリウムを胃壁にぶつける感じで**上下左右に動かす**こと，適時Ｘ線可動絞りを使用し術者被ばくを最小限にすることです．

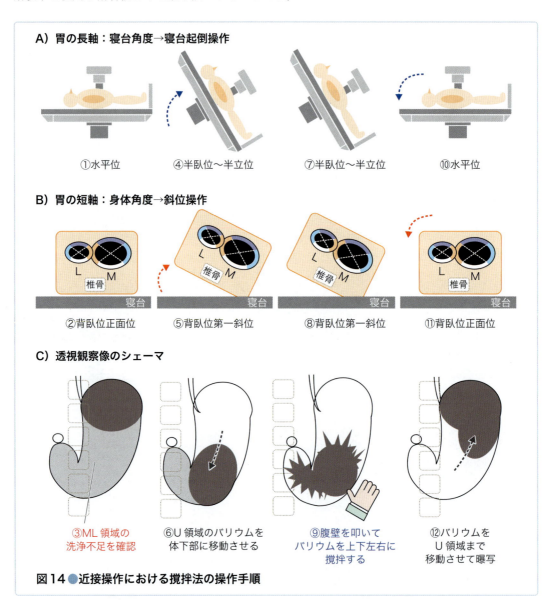

図14 ● 近接操作における撹拌法の操作手順

> memo　Make upの工夫2：撹拌法は，要所要所でテキパキと実施

5）近接操作による撹拌法の効果

　高齢者の後壁撮影時で，運動能力が低く通常の右回り回転変換法を行うことが十分にできませんでした（図15A）．洗浄不足のためベタベタ・ムラムラしており，標的部位の鮮明度が「まあまあ」の状態です．

　そこで，近接操作に切り替えた撹拌法の実施後（図15B）では，スッキリ，サラサラした印象となり標的部位の鮮明度が「いいね」となっています．

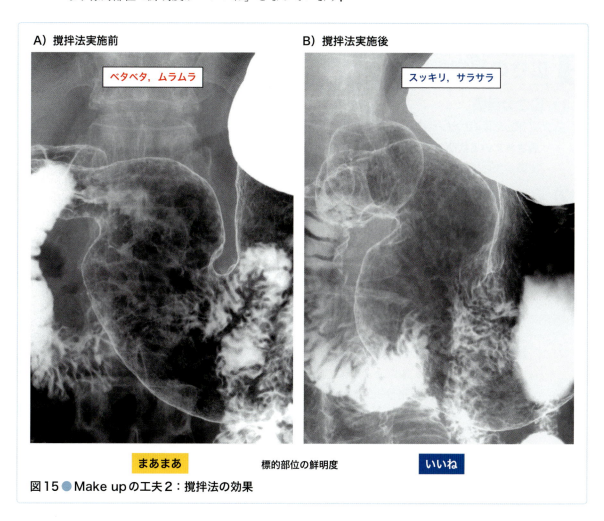

図15 ● Make up の工夫2：撹拌法の効果

　これらの Make up の工夫の技術修得の難易度はそれほど高くないので，「型」の基本技術を修得した以降の"虎の巻"Step 3 の段階では，積極的に修得しておきたいテクニックの一つです．

> memo　標的部位の鮮明度向上は Make up のひと工夫がキモ

第4章 Step 3：標的部位の盲点の少ない撮影ができる

3 標的部位の三角：②広さ

> 標的部位の三角の②広さとは，二重造影となっている面積のことで，その描出範囲がどれくらい広いかに着眼したものです．

1 広さの視覚評価

1) 広さの目標

標的部位の広さの目標は，**二重造影の広さに関する障害陰影がほとんどなく二重造影面積が広く表されている状態**です．二重造影の描出範囲が広いほど盲点が少ない状態で，障害陰影が多く描出範囲が狭いほどそれだけ盲点が生じているとみなされます．

2) 広さの視覚評価項目

標的部位の広さに関する視覚評価項目を，表1のごとく設定しました．

表1 ● 標的部位の三角：②広さの視覚評価項目

視野サイズ	標的部位の欠損がない最適な視野サイズである．
空気量	二重造影面積が広く，胃壁を適度に伸展させた空気量である．
障害因子の状態	過度のバリウム流出やバリウム残存，蠕動などによる影響が少ない．

評価項目のうち，視野サイズと空気量は主にハード因子（装置の種類，解像度，発泡剤の質と量など）に左右されます．視野サイズは，標的部位の欠損がなく大きすぎず小さすぎずがポイントです．また，空気量は発泡剤量5.0 gを前提とした適度な胃壁の伸展状態を目安とします．

広さに関する障害因子の状態とは，**十二指腸へのバリウム流出や標的部位へのバリウム残存，蠕動**などがあり，これらが過度に生じると標的部位の盲点となります．重要な点は，これらが**ソフト因子（体位変換法，撮影手技など）**によって生じやすいことで，検査中に造影剤（バリウムや空気）が減少してしまう主要因にもなります．

3) 標的部位の広さと鮮明度との関係

前述した標的部位の三角の①鮮明度を「いいね」にするためには，体位変換をしっかり行う必要があります．ところが，体位変換を行えば行うほど，十二指腸へのバリウム流出といった障害因子が過多となりやすく，②広さが「イマイチ」になる傾向にあります．
すなわち，**標的部位の鮮明度と広さは，撮影技術上トレードオフの関係にあることが問題点**となります．

> **Pitfall** 標的部位の①鮮明度と②広さは，反比例しやすい

2 広さの判定見本

広さの見本1：後壁撮影の「いいね」の例

図1は背臥位正面位の精密X線画像です．ここでは標的部位の三角の②広さに着目します．視覚評価項目のうち，標的部位の欠損部のない視野サイズで，空気量は図のM領域やL領域の**白線**（◁╌╌▷）**の長さを目安**とし，これくらいを**胃壁が適度に伸展した状態**とします．さらに**十二指腸へのバリウム流出や残存，蠕動などの障害因子も少ない状態**で二重造影面積が広く描出されており，このような状態を**広さが「いいね」**とし，段階的な判定の目安とします．

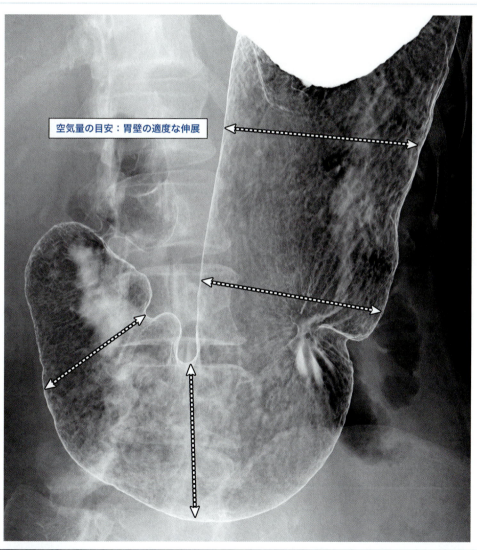

標的部位の広さの視覚評価項目		広さの判定
視野サイズ	標的部位の欠損がない最適な視野サイズである．	各評価項目がすべて，全体的にほぼ良い 「いいね」
空気量	二重造影面積が広く，胃壁を適度に伸展させた空気量である．	
障害因子の状態	過度のバリウム流出や残存，蠕動などによる影響が少ない．	

図1●広さの見本1：後壁撮影の「いいね」

広さの見本2：後壁撮影の「イマイチ」の例

図2は検診X線画像で，見本1（図1）に比べて一見して目立つのは，**十二指腸への過度のバリウム流出と空気量不足**（◀- - -▶）で二重造影の描出範囲が明らかに狭くなっています．このような場合，標的部位の**広さは「イマイチ」**と判定されます．標的部位に過度の盲点が生じている状態です．

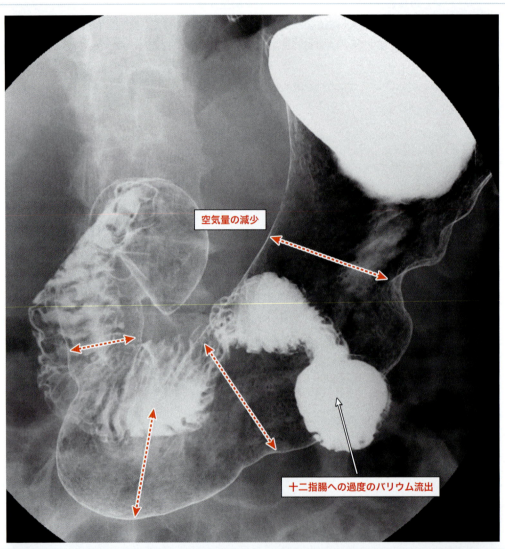

	標的部位の広さの視覚評価項目	広さの判定
視野サイズ	標的部位の欠損がない最適な視野サイズである．	各評価項目のうち，悪いところが目立つ **「イマイチ」**
空気量	~~二重造影面積が広く，胃壁を適度に伸展させた空気量である．~~	
障害因子の状態	~~過度のバリウム流出や残存，蠕動などによる影響が少ない．~~	

図2● 広さの見本2：後壁撮影の「イマイチ」

> **Pitfall** 後壁撮影の②広さの注意点
> 　　　検査前半：十二指腸への過度のバリウム流出

広さの見本3：前壁撮影の「いいね」の例

　図3はML領域・前壁を標的部位とした腹臥位第一斜位の精密X線画像です．見本1（図1）とほぼ同様に広さの視覚評価項目の空気量（<◇┈┈◇>）などがすべて適切です．二重造影面積が広く描出されており，このような状態を**広さが「いいね」**とし，ML領域・前壁撮影時の判定の目安とします．

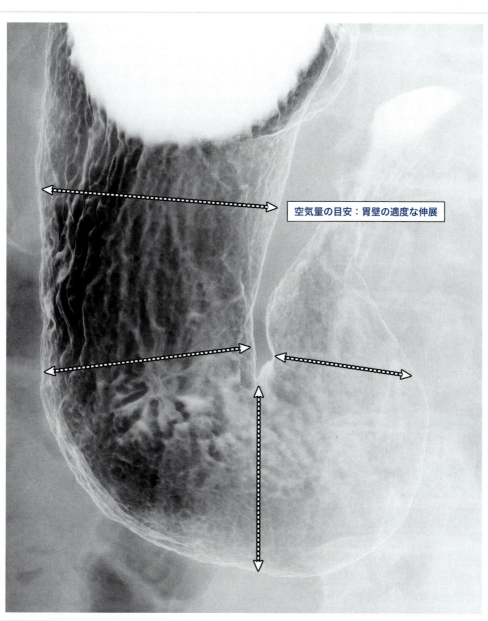

標的部位の広さの視覚評価項目		広さの判定
視野サイズ	標的部位の欠損がない最適な視野サイズである．	各評価項目がすべて，全体的にほぼ良い「いいね」
空気量	二重造影面積が広く，胃壁を適度に伸展させた空気量である．	
障害因子の状態	過度のバリウム流出や残存，蠕動などによる影響が少ない．	

図3 ● 広さの見本3：前壁撮影の「いいね」

広さの見本4：前壁撮影の「イマイチ」の例

　図4は検診X線画像で，見本3（図3）の「いいね」の例と比較すると，空気量が明らかに少ない状態です（◄- - -►）．さらに過度のバリウム流出もあり，二重造影の描出範囲が狭くなっています．**広さは「イマイチ」**と判定され，ML領域・前壁に過度の盲点が生じているとみなされます．

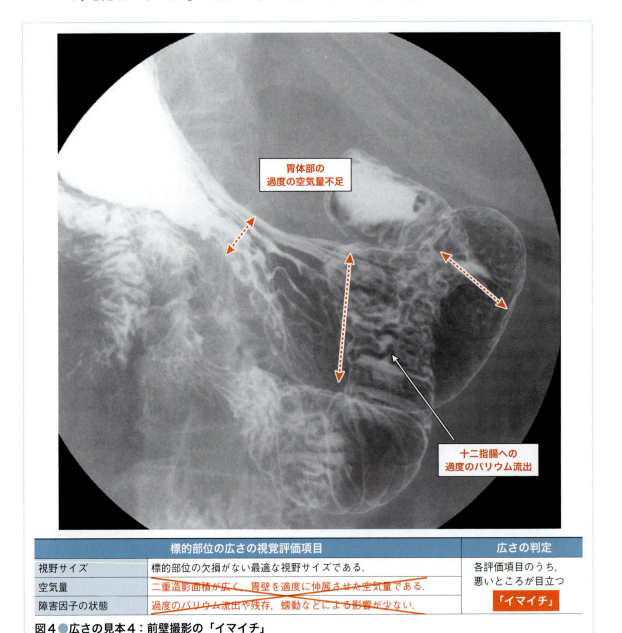

標的部位の広さの視覚評価項目		広さの判定
視野サイズ	標的部位の欠損がない最適な視野サイズである．	各評価項目のうち，悪いところが目立つ **「イマイチ」**
空気量	二重造影面積が広く，胃壁を適度に伸展させた空気量である．	
障害因子の状態	過度のバリウム流出や残存，蠕動などによる影響が少ない．	

図4●広さの見本4：前壁撮影の「イマイチ」

● 空気量不足の要因分析

　服用させた発泡剤量以外の空気量不足の主な要因は，検査中の頻回の体位変換に伴う十二指腸への流出やゲップなどです．また，検査後半になるほど空気量が減りやすく，前壁撮影や上部撮影では不十分な状態となる可能性があり，何らかの工夫が必要となります．

広さの見本5：前壁撮影の「イマイチ」の例

図5は検診X線画像で，前壁撮影の広さに関しては，一見してM領域に**過度のバリウム残存が目立ち**，二重造影面積が明らかに狭くなっています．このような状態も**広さは「イマイチ」**と判定され，ML領域・前壁に過度の盲点が生じているとみなされます．

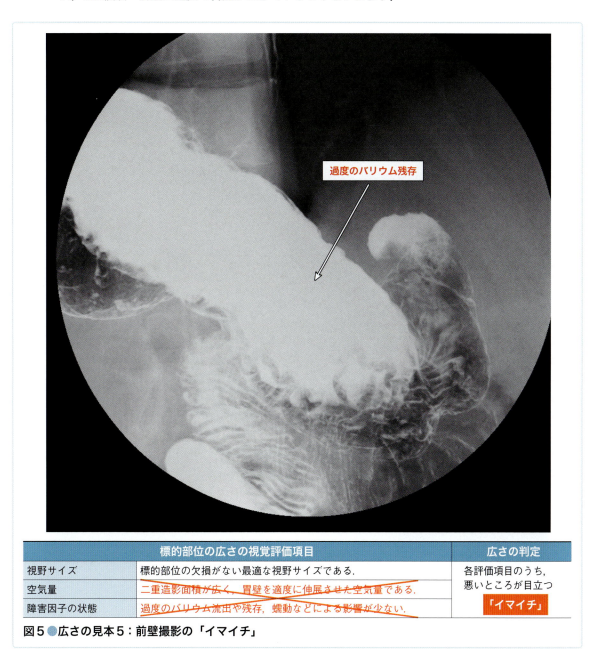

	標的部位の広さの視覚評価項目	広さの判定
視野サイズ	標的部位の欠損がない最適な視野サイズである．	各評価項目のうち，悪いところが目立つ **「イマイチ」**
空気量	二重造影面積が広く，胃壁を適度に伸展させた空気量である．	
障害因子の状態	過度のバリウム流出や残存，蠕動などによる影響が少ない．	

図5 ● 広さの見本5：前壁撮影の「イマイチ」

● バリウム残存の要因分析

特に腹臥位ではML領域・前壁の壁面が重力方向となりバリウムが多量に充填するため，前壁用フトンを適切に使用しないとバリウムが過度に残存しやすくなります．

広さの見本6：上部撮影の「いいね」の例

図6はUM領域・前壁を標的部位とした腹臥位第一斜位の精密X線画像です．広さの視覚評価項目の空気量（◁┅┅▷）などすべて適切な状態で，二重造影面積が広く描出されており，このような状態を**広さ**が**「いいね」**とし，UM領域の判定の目安とします．

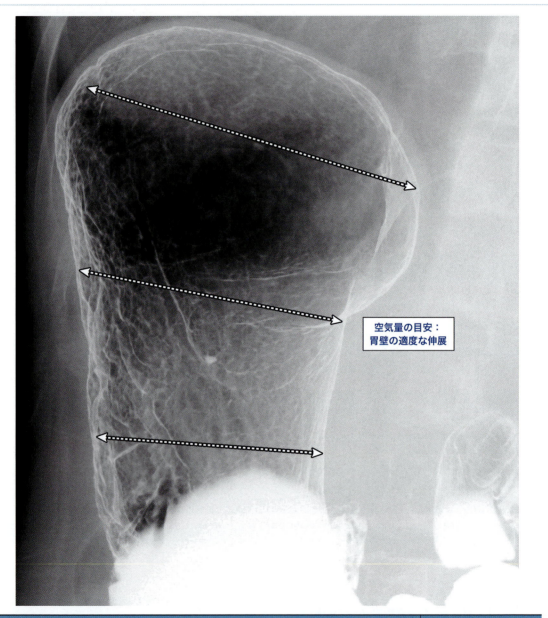

標的部位の広さの視覚評価項目		広さの判定
視野サイズ	標的部位の欠損がない最適な視野サイズである．	各評価項目がすべて，全体的にほぼ良い **「いいね」**
空気量	二重造影面積が広く，胃壁を適度に伸展させた空気量である．	
障害因子の状態	過度のバリウム流出や残存，蠕動などによる影響が少ない．	

図6●広さの見本6：上部撮影の「いいね」

広さの見本7：上部撮影の「イマイチ」の例

図7は検診Ｘ線画像で，広さに関して目立つのは見本6（図6）の「いいね」の例に比べて，UM領域全体の**空気量が明らかに少なく**（◀- - -▶），**過度のバリウム残存**が認められます．また，視野サイズがI.I.DRにもかかわらず12インチとなっています．このような状態は**広さが「イマイチ」**と判定され，UM領域に過度の盲点が生じているとみなされます．

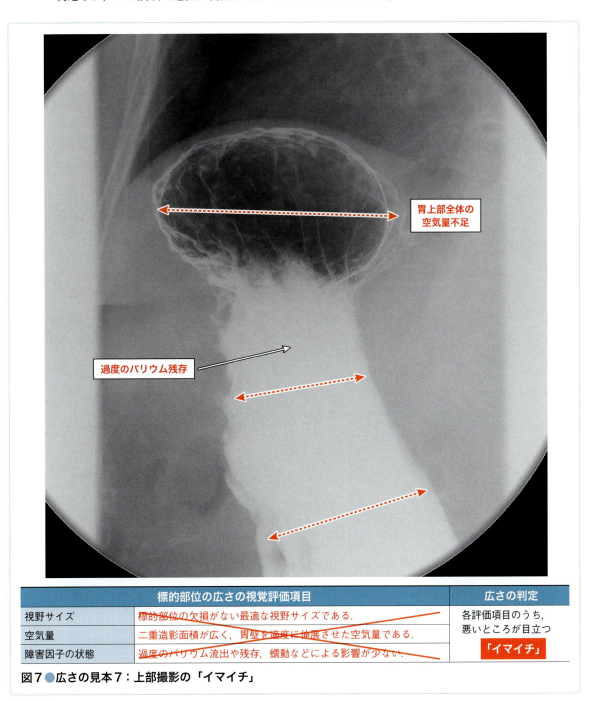

	標的部位の広さの視覚評価項目	広さの判定
視野サイズ	標的部位の欠損がない最適な視野サイズである．	各評価項目のうち，悪いところが目立つ **「イマイチ」**
空気量	二重造影面積が広く，胃壁を適度に伸展させた空気量である．	
障害因子の状態	過度のバリウム流出や残存，蠕動などによる影響が少ない．	

図7 ● 広さの見本7：上部撮影の「イマイチ」

> **Pitfall** UM領域の②広さの注意点：検査後半になるほど空気量が減少しやすい

3 広さを最適にするテクニック：Keeping

1）Keepingのポイント

"虎の巻" Step 3の段階では，標的部位の三角の①鮮明度と②広さの両立をめざします．

広さに関する障害因子の影響をできるだけ最小限にし，描出範囲をほぼ一定の状態に維持確保する撮影テクニックの総称を本書では，**"Keeping"**と呼称します．Keepingは，広さの障害因子によってそれぞれ対応する手技が異なります（表2）．

表2●広さの障害因子に対するKeepingの例

部位欠損など	視野サイズの調整
空気量不足	発泡剤の追加
バリウム残存	バリウム残存防止法
バリウム流出	バリウム流出防止法，任意撮影の追加

2）工夫1：視野サイズの調整

デジタル装置では，解像度の観点から食道以外は分割撮影せず，**"1画像1曝写"**を原則とします．視野サイズの調整はその目的によって異なりますが，基準体位では**二重造影部をすべて収めることがポイント**です．

装置別の視野サイズの違いは，FPDでは視野が四角で広いうえ解像度低下がないので，通常は**23 cm～34 cm**を選択します（図8A，B）．I.I.DRでは視野サイズが大きいほど解像度が低下することから**9インチを原則**（図8E）としますが，標的部位の欠損に注意します．いずれも追加撮影などで関心領域をより強調したい場合は，視野を小さくします（図8C，F）．胃全体や胃外情報などを広く収めたい場合は，逆に視野を大きくする工夫を行います（図8A，D）．

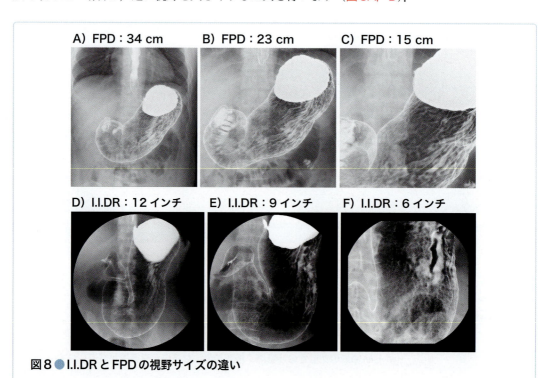

図8●I.I.DRとFPDの視野サイズの違い

3) 空気量不足に対する工夫：発泡剤の追加

　検査後半の上部撮影では，空気量不足になりがちです（見本7：図7）．

　右側臥位のX線画像（図9A）ではU領域全体の伸展が足らず空気量不足の状態です．このような場合は，迷わず**発泡剤を適量追加（2.5～5 g）**して，広さを「いいね」の状態にします（図9B）．

　この際，追加発泡剤を**バリウム20 mLで服用**させると，U領域の広さだけでなく鮮明度向上にも役立ち，一石二鳥の効果があります．

図9 ● 空気量不足の工夫：発泡剤の追加
※同一被検者

> memo　空気が減ったら，迷わず発泡剤を追加しよう

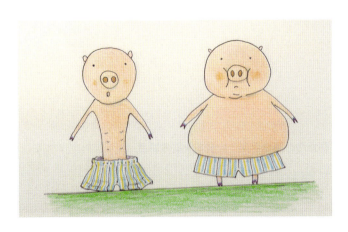

4）バリウム残存に対する工夫：バリウム残存防止法

　標的部位にバリウムが過度に残存すると二重造影部が狭くなり，標的部位の広さが「イマイチ」となる場合があります．**過度のバリウム残存**に対しては，**バリウム残存防止法**を実施します．

　バリウム残存防止法はすべての体位で行いますが，ここでは，**L領域後壁のバリウム残存**例の操作手順を図10に示します．寝台起倒と斜位操作による**重力を利用**し，L領域の残存バリウム（図10①〜③）をまずM領域へ移動させ（図10④〜⑥），さらにM領域からU領域へと移動させることができます（図10⑦〜⑫）．その際の注意点は，寝台起倒操作に手間取ると鮮明度が低下しやすいので，**できるだけ迅速に行う**ことです．

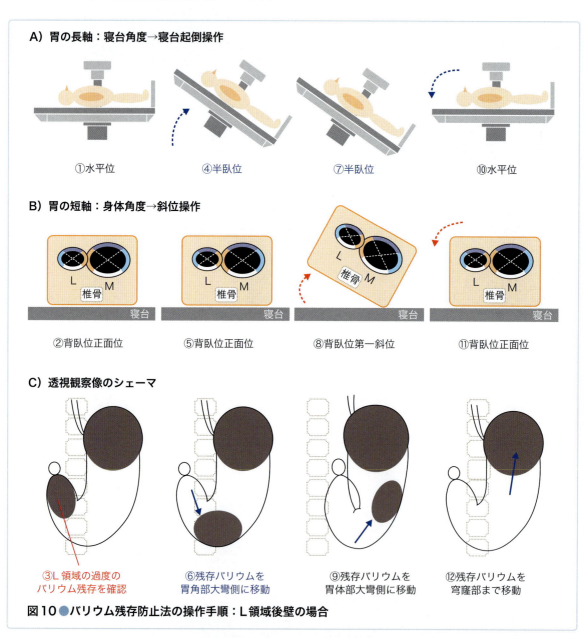

図10●バリウム残存防止法の操作手順：L領域後壁の場合

5）バリウム残存防止法の効果

バリウム残存防止法の実施前の背臥位正面位（図11A）では，L領域後壁に**バリウム残存**が認められます．バリウム残存防止法の実施後（図11B）では，バリウムが除去されL領域の標的部位の広さが「いいね」となっています．

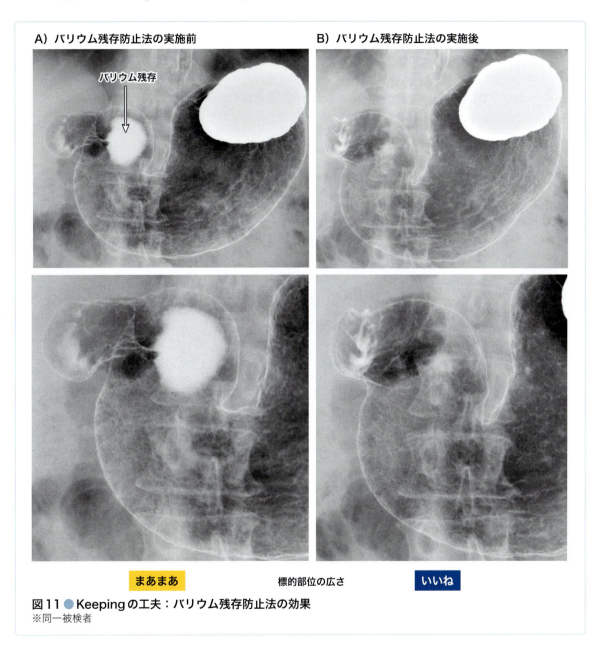

図11 ● Keepingの工夫：バリウム残存防止法の効果
※同一被検者

このKeeping操作は，第6章で述べる**追加撮影手技に通じる手技**です．追加撮影手技は，気になる異常像があった場合にバリウムを意図的に流したり溜めたりする必要があるわけですが，バリウムを正確にコントロールする基本的な操作手順がほぼ同じなのです．

6）バリウム流出後に対する工夫：任意撮影の追加

　また，十二指腸側にバリウムが過度に流出すると二重造影部が狭くなり，標的部位の広さが「イマイチ」となります．**バリウム流出**に対しては，流出してしまった後の対策と流出しないようにする対策の2つがあります．ここでは，前者を紹介します．

　バリウム流出後の場合，**標的部位の盲点を少なくするような任意撮影を追加**します．任意撮影のポイントは，**流出した十二指腸部と胃との位置関係を変える**ことです（図12）．

　背臥位第一斜位のX線画像（図12A）では，十二指腸へのバリウム流出がありL領域後壁に一部盲点が生じています．そこで，寝台起倒操作や呼吸などによって，**意図的に十二指腸流出部を下方へ動かしてL領域後壁の盲点部を見えるようにした状態**で曝写します（図12B）．これは，撮影のタイミングを検査後半にずらすことによっても可能です．

A）検査前半，水平位・背臥位第一斜位

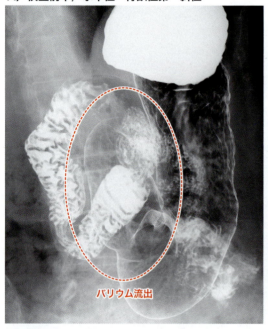

バリウム流出

L領域に盲点が生じている

B）検査後半，半臥位・背臥位第一斜位

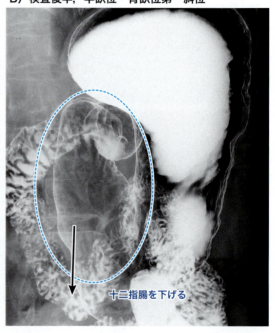

十二指腸を下げる

L領域の盲点の解消

図12 ● バリウム流出後の工夫：任意撮影の追加
※同一被検者

> **memo** 標的部位の広さは，ちょっとしたKeeping操作で向上する

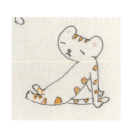
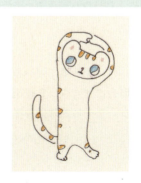

第4章 Step 3：標的部位の盲点の少ない撮影ができる

4 標的部位の三角：③角度

標的部位の三角の③角度とは，標的部位がある撮影体位によって最適な角度で表されているかに着眼したものです．

1 角度の視覚評価

1）角度の目標

標的部位の角度の目標は，**ある撮影体位の描出部位が標的部位として最適な角度になっており，角度に関する障害因子の影響が少ない状態**です．標的部位の角度が最適なほど盲点が少ない状態で，角度が悪いほどそれだけ盲点が生じる可能性が高くなります．

2）角度の評価項目

標的部位の角度に関する視覚評価項目を，表1のごとく設定しました．

表1 ● 標的部位の三角：③角度の視覚評価項目

身体の角度	標的部位を表すための最適な身体の角度となっている．
胃の角度	描出部位が標的部位として最適な胃の角度となっている．
障害因子の状態	過度の屈曲やねじれ・たわみ，重なりなどの影響が少ない．

上記の**身体の角度＝撮影体位，胃の角度＝描出部位**とみなすことができ，身体と胃の角度がいずれも最適なほど標的部位をより正確に表せることになります．これによって最低限の撮影枚数でも胃全体をほぼ網羅でき，胃内の盲点が少ない状態となります．そこで，最適な標的部位となる角度をあらかじめ設定しておく必要があります．一方，身体と胃の角度が悪いほど描出部位が標的部位と異なるため，それだけ胃内に盲点が生じやすくなります．

また，角度に関する障害因子とは，**過度の屈曲やねじれ・たわみ，重なり・つぶれ**などがあります．重要な点は，これらが②広さの障害因子と同様に，撮影過程における**ソフト因子や被検者因子の胃形などの違い**によって生じてしまうことです．

3）描出部位と標的部位の違い

撮影体位における**描出部位と標的部位は必ずしも同じではありません**．
描出部位は，「ある体位を撮影したら胃のある領域・壁側が描出された」という**結果的・受動的**なイメージの言葉です．これに対し**標的部位**は，「胃のある領域・壁側を描出するためにある体位を撮影する」といった**意図的・能動的**な違いがあるのです．これらに関しては，次の標的部位の角度の問題点の項で解説します．

> **Pitfall** 撮影体位の描出部位と標的部位は，必ずしも同じではない

2　角度の問題点

実際のX線検査では，Step 2の「型」である基準撮影法を行っても，標的部位の角度が「イマイチ」となる場合があります．どうして角度不良が起こってしまうのかを考えてみましょう．

1）胃の軸

第2章8の撮影体位の項で述べたように身体角度は**椎骨軸**で表されますが，これと同様に胃にも軸があり，**A）胃の長軸**と**B）胃の短軸**で表されます（図1）．

胃は袋状の伸縮する臓器であり，UML領域方向の軸が胃の長軸（図1A），壁側方向の回転軸が胃の短軸（図1B）となり，これらの軸がさまざまな動きをします．

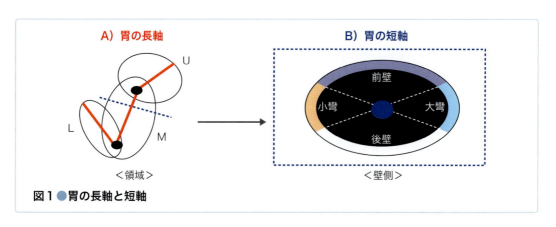

図1●胃の長軸と短軸

2）胃の軸の動き：ハンモック現象

解剖学的に胃の噴門部と十二指腸下行脚は腹腔内でほぼ固定されており，それ以外の部分は形状や位置・角度が大きく変化します．

そのため，胃X線検査の際に寝台や身体の向きなどを変えながら撮影を行うと，**胃は長軸方向（上下・左右・前後）と短軸方向（回転）**にそれぞれさまざまな動き方をするのです．本書では，これを"**胃のハンモック現象**"とよびます（図2）．

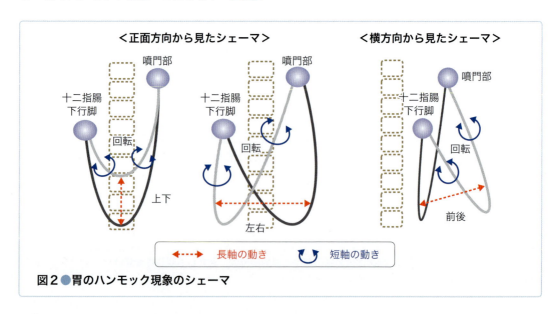

図2●胃のハンモック現象のシェーマ

● 胃壁の状態のイメージ

　胃の軸の状態によっては，二重造影上の胃壁に複雑な**ねじれ・たわみ・屈曲**などの変形が生じる場合があります（図3）．これらが過度に起こった場合，**胃壁が平面的にならずに歪んでしまうため**，標的部位が**つぶれたり**，**重なったりして正確に描出されず，異常像と紛らわしい偽陽性所見の要因**となります．これらが，前述した角度に関連する障害因子です．

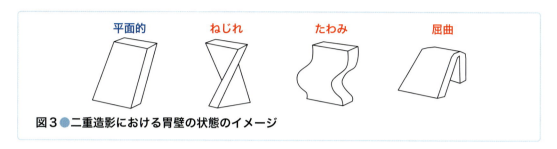

図3●二重造影における胃壁の状態のイメージ

● 二重造影法の撮影体位とその描出部位

　ここで，二重造影法で描出されている部位が胃のどの領域・壁側に相当するのかを考えてみましょう．二重造影法ではどのような撮影体位であれ，基本的に**重力方向の寝台側に最も近い胃壁面がその主な描出部位**となります．

　例えば背臥位正面位の場合（図4A），寝台側に最も近い胃壁面は後壁であることから，その主な描出部位はML領域・後壁となります．それに対し，腹臥位正面位（図4B）では壁側が裏返し状態となり，その主な描出部位はML領域・前壁となります．

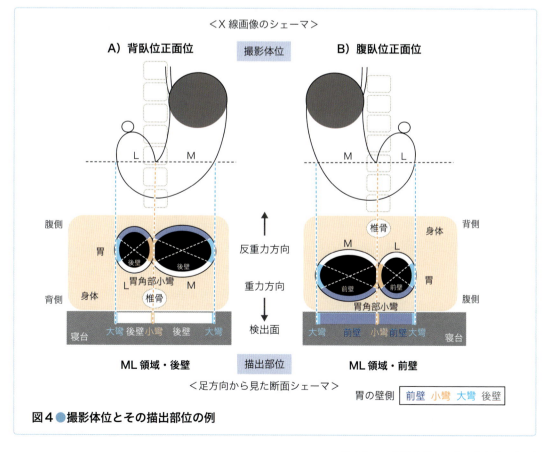

図4●撮影体位とその描出部位の例

3）身体と胃の動きの違い

　同一被検者において身体と胃が同じ動き方をする場合（図5A）は，撮影体位が変わるとその描出部位もほぼ同じように角度変化するため，描出部位＝標的部位となり問題ありません．

　ところが，**身体と胃とが異なる動きをする場合**（図5B）があります．特にML領域では**胃のハンモック現象**が起こりやすく，**身体の角度を変えても胃の角度が変わらない**ことがあるのです．この場合，**撮影体位間での描出部位がほとんど変化しない**ため，描出部位＝標的部位になりません．

　また，異なる被検者間でも，それぞれ**同じ撮影体位なのに描出部位が異なっている**場合があります．このように**身体と胃が異なる動きをする場合があることが，角度の問題**となります．

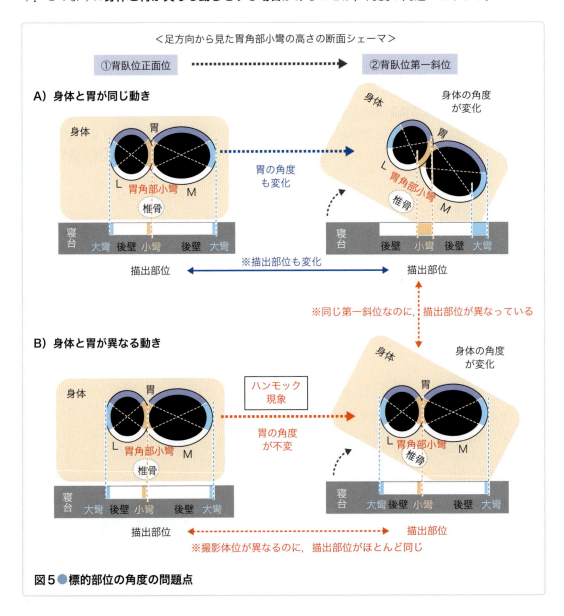

図5 ● 標的部位の角度の問題点

> **Pitfall** ＜標的部位の角度の問題点＞
> 身体と胃は，異なる動きをする場合がある

3 身体の角度と胃の角度のX線的な指標

　身体と胃の角度を最適な状態にするためには，それぞれの角度をより客観的に把握する必要があります．本書による視覚的なX線画像上の指標を示します（図6）．

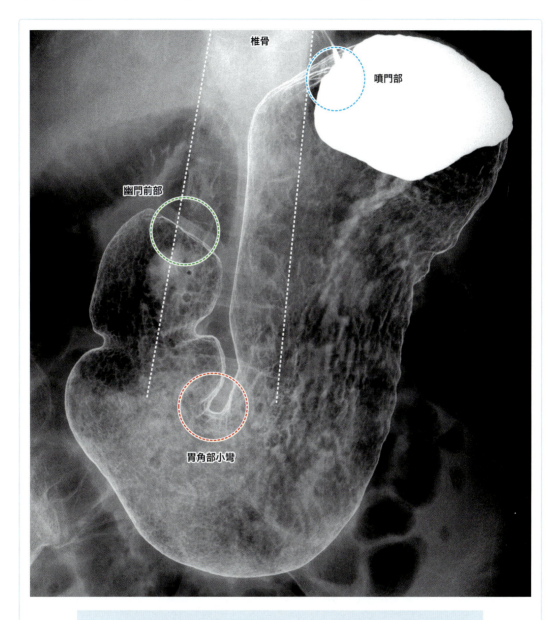

　①**身体の角度の指標**：椎骨と噴門部・幽門前部との位置と距離．
　②**胃の角度の指標**　：U領域　→U領域内の噴門部の位置．
　　　　　　　　　　　　ML領域→胃角部小彎の形状．

図6● X線的な身体の角度と胃の角度の指標
「これなら見逃さない！ 胃X線読影法 虎の巻」第3章2より引用

4 撮影体位とその描出部位の見方

X線画像上の客観的な指標をもとにした①**身体の角度＝撮影体位**と②**胃の角度＝描出部位**の見方について述べていきます．

①身体の角度＝撮影体位の見方

腹腔内にほぼ固定されている胃の**噴門部**と**十二指腸下行脚**は，**椎骨**とともに身体全体の動きをほぼ反映するため，身体の角度の指標となります．しかしながら，十二指腸下行脚は撮影時期によって造影されない場合があるため，便宜上**胃の幽門前部で代用**します．そこで，**椎骨と噴門部・幽門前部の位置と距離**（図7A～C）を見ることによって，すべての撮影体位の同定がほぼ可能です．

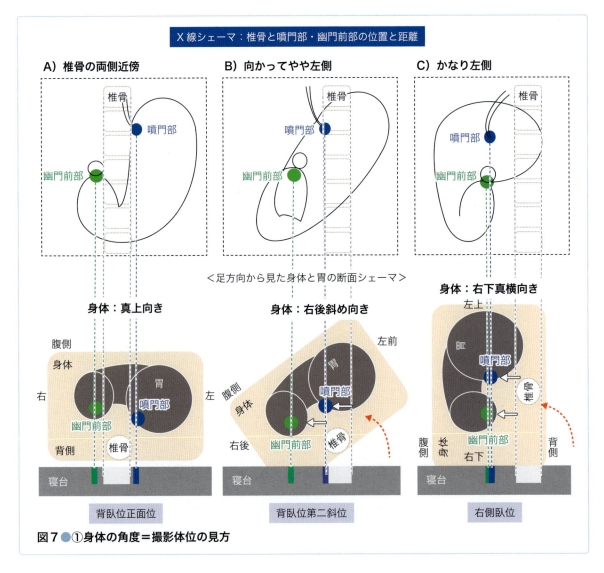

図7 ①身体の角度＝撮影体位の見方

例えば，X線シェーマの噴門部や幽門前部が**椎骨の向かって左側**にある場合（図7B），身体が右後斜め向きとなった**背臥位第二斜位**です．また，画像の右端付近に椎骨があり，噴門部が**椎骨から離れた左側**にある場合（図7C），右下真横向きの**右側臥位**で，椎骨との距離が長いほど身体の角度が強くなっていることを表しています．

②胃の角度＝描出部位の見方

①身体の角度＝撮影体位の見方がわかったら，それぞれの②胃の角度＝描出部位を見てみましょう．描出部位の見方は，**U領域とML領域とで異なります**．

●U領域の描出部位の見方

U領域の描出部位は，**U領域内における相対的な噴門部の位置**を見て判断します（図8D～F）．

例えば，X線シェーマの**噴門部がU領域の向かって左端**にある場合（図8D），その断面シェーマでは**噴門部を含めた小彎の壁面が寝台に対しほぼ接線**となっている状態です．この場合の描出部位は，左側の辺縁線が**小彎**，対側が**大彎**にほぼ相当し，描出される主な壁面が**後壁**となります．

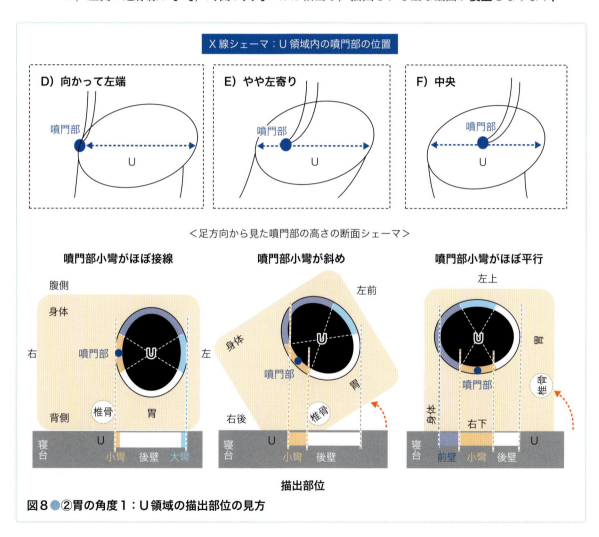

図8●②胃の角度1：U領域の描出部位の見方

このようにX線上の噴門部の位置が左右に移動すると，それだけ小彎や大彎の壁側面積が変化します．被検者や撮影者を問わず，U領域の標的部位の角度をある一定の状態にするためには，**噴門部の位置をどれくらいにしたらよいか**をある程度決めておく必要があります．

● ML領域の描出部位の見方

　ML領域は腹腔内に固定されていないため，U領域に比べて胃の角度が一定になりにくい傾向にあります．そこで，その描出部位はX線画像上の**胃角部小彎の形状**を見て判断します（図9）．

　X線シェーマの胃角部小彎が**円弧状**の場合（図9G），その撮影体位を問わず**胃角部小彎の壁面が寝台に対しほぼ接線**となっている状態です．この場合の描出部位は**両側の辺縁線がほぼ小彎・大彎**に相当し，描出されている粘膜面は**ほとんど後壁**となります．

　これに対して，胃角部小彎が**扇状**で幅が短い場合（図9H），胃角部小彎が**斜めに軽く傾いた状態**です．その描出部位は扇の幅の分だけ**L領域の左側面が後壁，右側面が小彎**となり，**M領域の左側面が後壁，右側面が大彎**となり，L領域とM領域の重なりがやや生じます．

　扇状で幅が長い場合（図9I），胃角部小彎がそれだけ**強く斜め**になった状態です．すなわち扇状の幅が長くなるほど胃の角度がついていることを表し，その分だけ小彎や大彎の壁側面積が広くなり，かつ領域同士の重なりも多くなります．

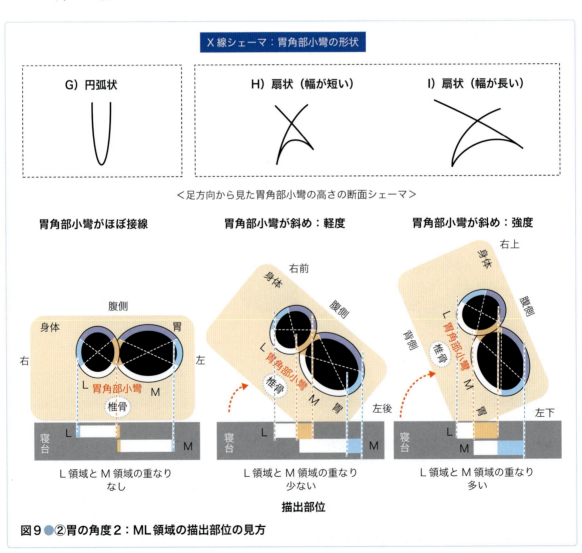

図9●②胃の角度2：ML領域の描出部位の見方

　特にML領域では，ハンモック現象に対応するために**身体の角度と胃の角度を同じ状態**にしながら標的部位の角度をほぼ一定にする必要があります．

4 ベストポジションとは？

被検者や撮影者を問わずに**標的部位を常にある一定の状態にする**ためには，**身体の角度と胃の角度が最適となった状態**をあらかじめ設定しておく必要があります．本書では，これを**ベストポジション（ベスポジ）**と定義し，3大領域別に以下のごとく設定しました．

①後壁撮影（ML領域・後壁）のベストポジション設定

検査前半の後壁撮影（ML領域・後壁）のベスポジ設定を示します（図10）．設定にあたっては胃角部小彎の**椎骨との位置関係**，**L領域内における左右比**を加えました．この左右比は基準体位の斜位角度の目安となり，胃の角度が過度にならないよう**約30〜45度**に設定しています．

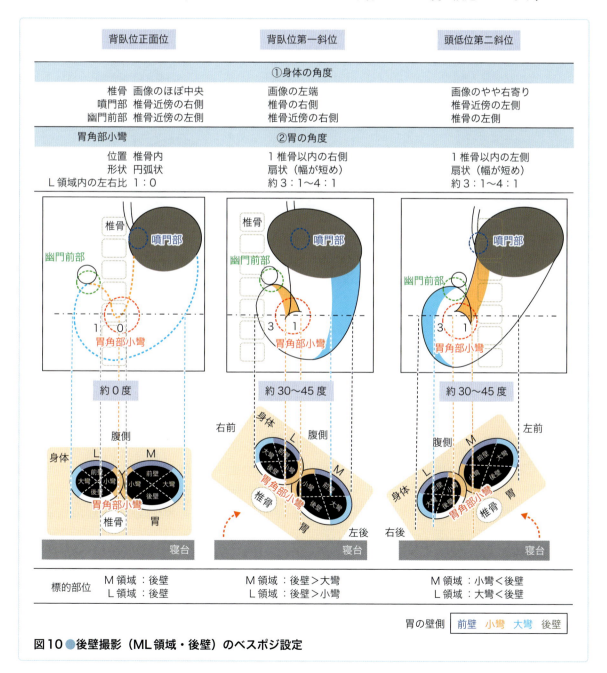

図10 ●後壁撮影（ML領域・後壁）のベスポジ設定

②前壁撮影（ML領域・前壁）のベスポジ設定

　検査中盤の前壁撮影（ML領域・前壁）のベスポジは，前述した後壁撮影のちょうど反対のような設定です（図11）．後壁撮影時と異なる点は，前壁用フトンを使用することです．

　これらのうち，基準撮影法で採用されている体位は腹臥位正面位と第二斜位ですが，病変部位によっては腹臥位第一斜位も任意体位として必要となる場合があります．

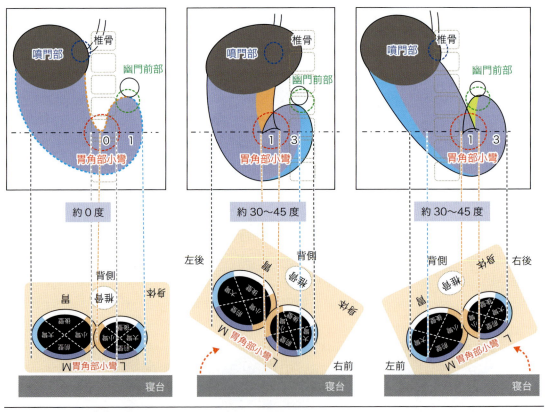

図11 ● 前壁撮影（ML領域・前壁）のベスポジ設定

③上部撮影(UM領域)のベスポジ設定1

検査後半の上部撮影(UM領域)のベスポジ設定1を示します(図12)．ML領域同様に撮影体位と標的部位の角度をほぼ一定にするため，噴門部の位置の目安として**U領域内における左右比**を設定しました．ML領域の左右比の設定と同じく，斜位の程度も胃の角度が**約30〜45度**になるようPositioningします．これらのうち，特に検査後半に行う背臥位第二斜位(振り分け)は，M領域後壁がターゲットです．

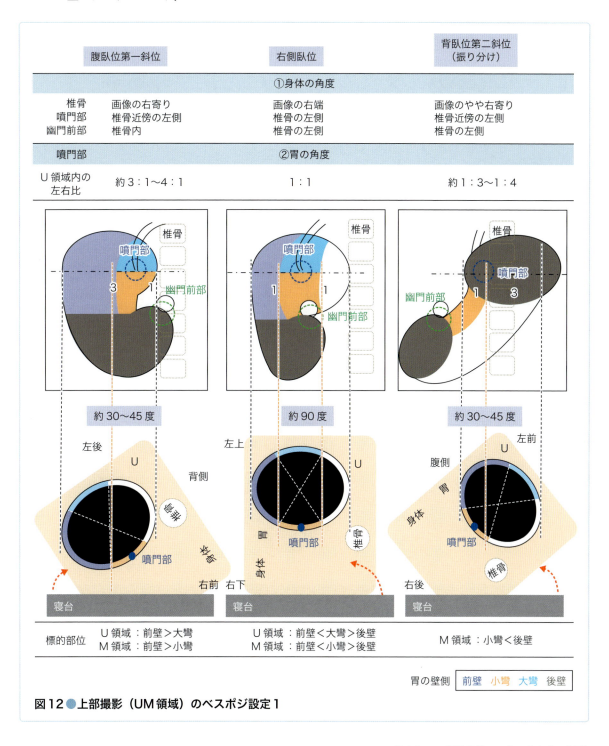

図12●上部撮影(UM領域)のベスポジ設定1

④上部撮影（UM領域）のベスポジ設定2

　胃上部撮影（UM領域）のベスポジ設定2を示します（図13）．これらのうち，基準撮影法で採用されている基準体位は半臥位第二斜位と立位第一斜位ですが，病変部位によっては立位正面位も任意体位として必要となる場合があります．また，立位第一斜位では噴門部の位置が寝台から最も遠ざかる対側となるため，斜位角度は約1：2～1：1ぐらいをPositioningの目安にします．

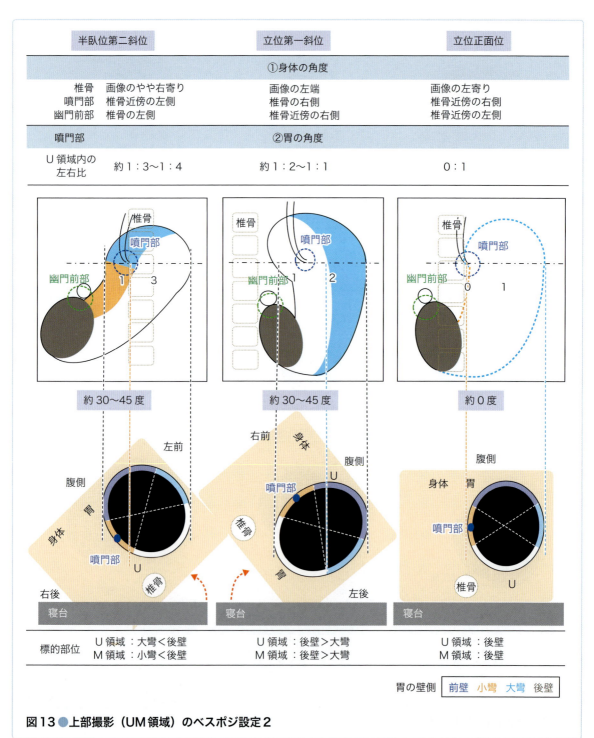

図13 ●上部撮影（UM領域）のベスポジ設定2

5 角度の判定見本

角度の見本1：背臥位正面位の「いいね」：ベストポジション

図14Aは背臥位正面位のベスポジ設定で，これにどれくらい近い状態かを目安にして標的部位の角度を判定します．背臥位正面位として撮影されたX線画像（図14B）では，①身体の角度は画像のほぼ中央に椎骨があり，椎骨の両側近傍に噴門部と幽門前部があるので最適な状態です．

また②胃の角度は，胃角部小彎が**椎骨内**にありかつ**円弧状**でほぼ接線となっており，評価項目がすべて良いことから標的部位の角度は「**いいね**」と判定されます．これを**背臥位正面位のベスポジの見本画像**とします．

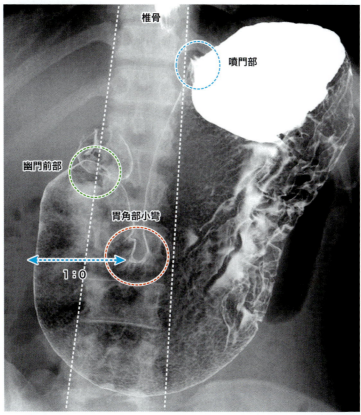

図14 ●角度の見本1：背臥位正面位

角度見本2：背臥位第一斜位の「いいね」：ベストポジション

図15Aは**背臥位第一斜位のベスポジ設定**です．X線画像（図15B）の①身体の角度は，噴門部が同定しにくいため下部食道の走行や幽門前部を参考にすると，向かって左端に椎骨がありその椎骨近傍の右側に幽門前部があるので適切な状態です．

また②胃の角度は，胃角部小彎が**扇状**となっており，その幅のL領域内における左右比が約3：1となっていることから，標的部位の角度判定は「**いいね**」と判定されます．これを**背臥位第一斜位のベスポジの見本画像**とします．

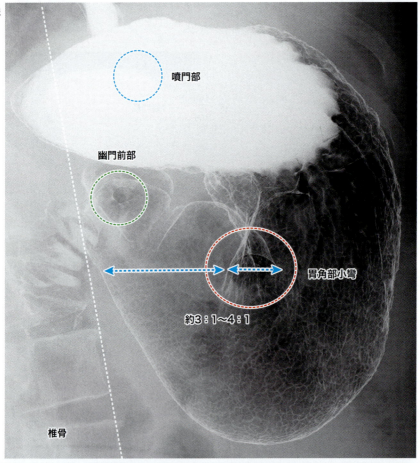

図15 ● 角度の見本2：背臥位第一斜位

角度見本３：背臥位第一斜位の「イマイチ」

背臥位第一斜位として撮影されたＸ線画像（図16B）では，見本２（図15）に比べると椎骨の位置がやや中央寄りで幽門前部が椎骨の右側にありません．しかし，噴門部や胃角部小彎はいずれも右側にあるので，①身体の角度は肩と腰がややねじれた軽度第一斜位となっています．

また，第一斜位にもかかわらず②胃の角度は，胃角部小彎の**形状が扇状ではなく円弧状**となっています．これはいわゆる"胃角正面位"ともよばれますが**ハンモック現象**を表しており，①**身体の角度**に対し②**胃の角度にズレ**が生じていることから，標的部位の角度は「**イマイチ**」と判定されます．

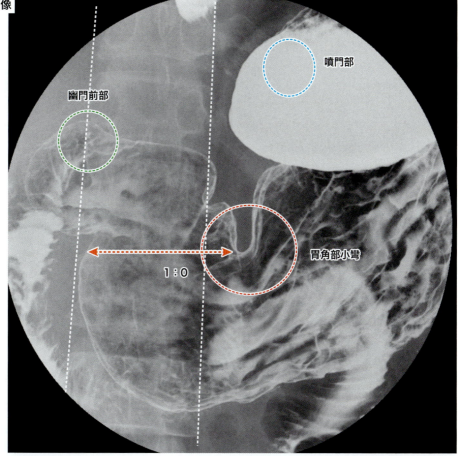

A) 背臥位第一斜位のベスポジ設定

①身体の角度
- 椎骨：~~画像の左端~~
- 噴門部：椎骨の右側
- 幽門前部：~~椎骨近傍の右側~~

②胃の角度
- 胃角部小彎の位置：椎骨の右側
- 胃角部小彎の形状：~~扇状~~
- Ｌ領域内の左右比：~~約３：１〜４：１~~

標的部位
- Ｍ領域：~~後壁＞大彎~~
- Ｌ領域：~~後壁＞小彎~~

標的部位の角度の視覚評価項目		角度の判定
身体の角度	~~標的部位を表すための最適な身体の角度となっている．~~	各評価項目のうち，悪いところが目立つ「**イマイチ**」
胃の角度	~~描出部位が標的部位として最適な胃の角度となっている．~~	
障害因子の状態	過度の屈曲やねじれ・たわみ，重なりなどの影響が少ない．	

図16 ● 角度の見本３：背臥位第一斜位

角度見本4：頭低位第二斜位の「いいね」：ベストポジション

図17Aは頭低位第二斜位のベスポジ設定です．X線画像（図17B）の①身体の角度は椎骨近傍の左側に噴門部，椎骨から離れた左側に幽門前部があることから，適切な状態です．

また②胃の角度は胃角部小彎が**扇状**となっており，その幅の**L領域内における左右比が約3：1**となっていることから，標的部位の角度は「**いいね**」と判定されます．これを**頭低位第二斜位のベスポジの見本画像**とします．

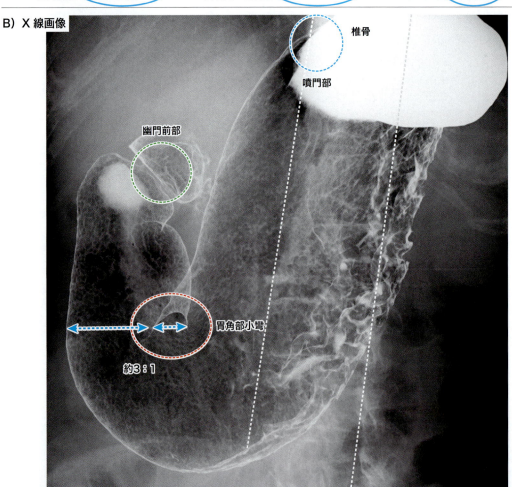

図17 ●角度見本4：頭低位第二斜位

角度見本5：頭低位第二斜位の「イマイチ」

同じ頭低位第二斜位として撮影されたX線画像（図18B）では，見本4（図17）と比べると①身体の角度は大差がありませんが，②胃の角度は，胃角部小彎の**形状が扇状ではなく円弧状**となっています．これも見本3（図16）同様に"胃角正面位"でハンモック現象によるズレが生じ，**描出部位が背臥位正面位とほとんど変わらない**ため，標的部位の角度は「**イマイチ**」と判定されます．

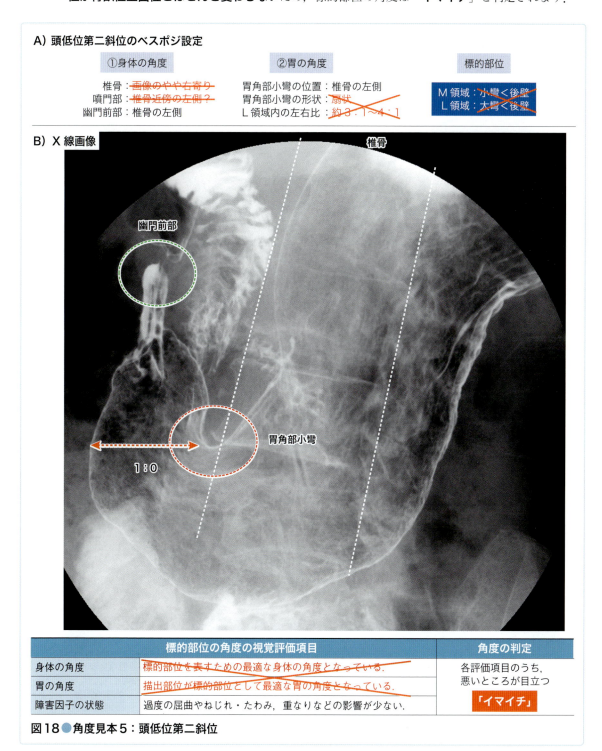

図18● 角度見本5：頭低位第二斜位

角度見本6：腹臥位正面位の「いいね」：ベストポジション

図19Aは腹臥位正面位のベスポジ設定です．X線画像（図19B）の①身体の角度は，椎骨の両側近傍に噴門部と幽門前部があるので最適な状態です．

また②胃の角度は，胃角部小彎が**椎骨内**にあり，かつ**円弧状**で接線となっていることから，標的部位の角度は「**いいね**」と判定されます．これを**腹臥位正面位のベスポジの見本画像**とします．

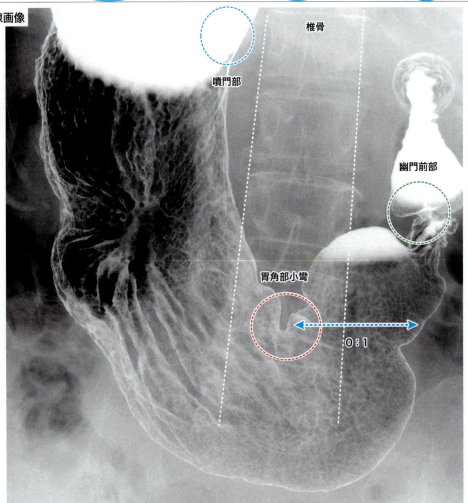

図19 ● 角度見本6：腹臥位正面位

角度見本7：腹臥位正面位の「イマイチ」

　腹臥位正面位として撮影されたX線画像（図20B）では，同体位の見本6（図19）に比べて噴門部が椎骨内に，幽門前部が椎骨から離れた右側にあるので，①身体の角度は被検者の**右腰が上がった状態**となっています．

　さらに②胃の角度も胃角部小彎が椎骨からかなり離れた右側にあり，かつ扇状の幅がかなり長く左右比が1：0となっています．また，胃のねじれや重なりが生じ描出部位が腹臥位正面位の標的部位とはかなり異なっており，**ML領域・前壁がほとんど描出されていません**ので，標的部位の角度は「**イマイチ**」と判定されます．

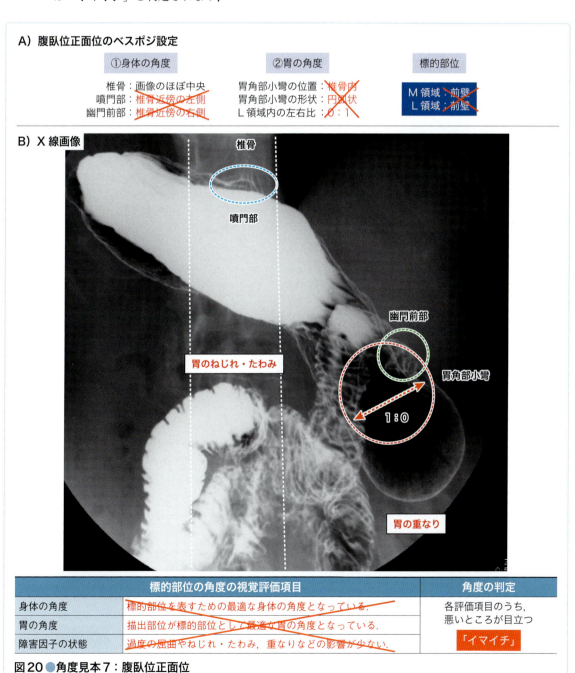

図20 ● 角度見本7：腹臥位正面位

角度見本8:腹臥位第一斜位の「いいね」:ベストポジション

図21Aは胃上部の腹臥位第一斜位のベスポジ設定です．X線画像(図21B)の①身体の角度は椎骨が画像の右端にあり，椎骨近傍の左側に噴門部があり適切な状態です．

さらに②胃の角度は，**U領域内における噴門部の位置の左右比が約3:1**となっていることから，標的部位の角度は「**いいね**」と判定されます．これを**腹臥位第一斜位のベスポジの見本画像**とします．

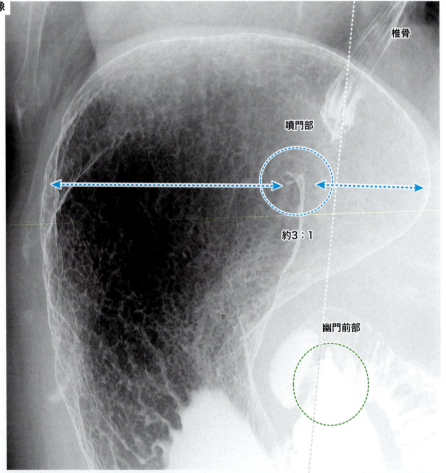

図21 ● 角度見本8:腹臥位第一斜位

角度見本9：腹臥位第一斜位の「イマイチ」

　腹臥位第一斜位として撮影されたX線画像（図22B）では，同体位の見本8（図21）に比べて噴門部と幽門前部の位置がいずれも椎骨の右側にあるので，①身体の角度が腹臥位第二斜位となっています．

　また②胃の角度も，**U領域内における噴門部の位置の左右比が１：０**となっていることから，標的部位の角度は**「イマイチ」**と判定されます．

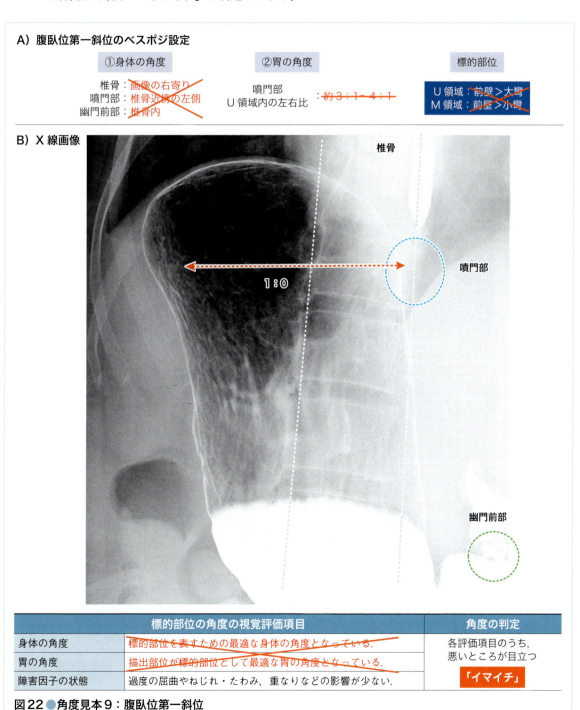

図22 ●角度見本９：腹臥位第一斜位

角度見本10：右側臥位の「いいね」：ベストポジション

図23Aは右側臥位のベスポジ設定です．X線画像（図23B）の①身体の角度は椎骨が画像の右端に，椎骨から離れた左側に噴門部があることから，適切な状態です．

さらに②胃の角度は，**U領域内における噴門部の位置の左右比が約1：1**となっていることから，その標的部位の角度は「**いいね**」と判定されます．これを**右側臥位のベスポジの見本画像**とします．

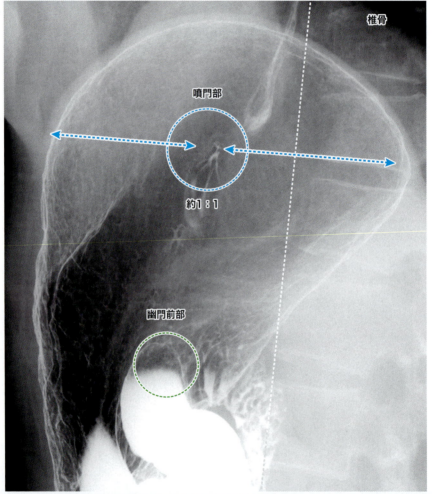

図23● 角度見本10：右側臥位

164　胃癌をしっかり表そう！　胃X線撮影法 虎の巻

角度見本11：右側臥位の「まあまあ」

右側臥位として撮影されたX線画像（図24B）では，同体位の見本10（図23）と比べて①身体の角度は大差がありません．

しかし，②胃の角度は**U領域内における噴門部の位置の左右比が約1：1**となっておらず，半臥位第二斜位の左右比に近い状態です．描出部位が右側臥位の標的部位とやや異なっていることから，標的部位の角度は「**まあまあ**」と判定されます．

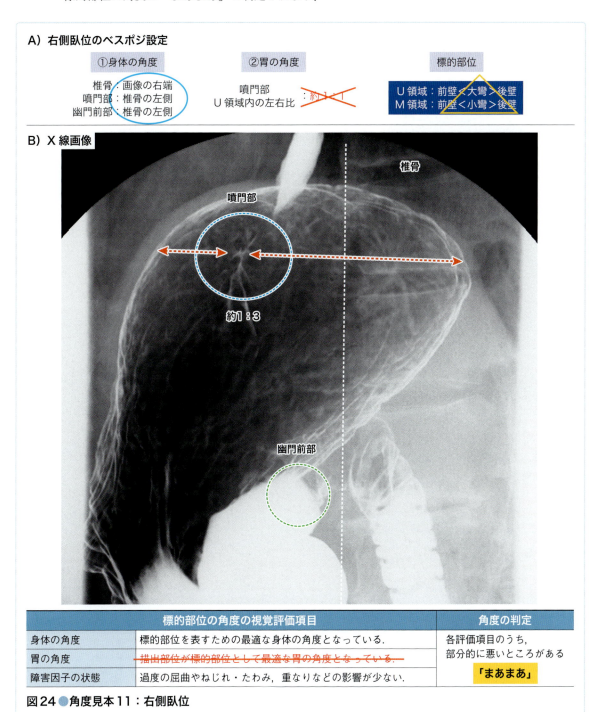

図24 ●角度見本11：右側臥位

角度見本12:背臥位第二斜位(振り分け)の「いいね」:ベストポジション

図25Aは背臥位第二斜位(振り分け)のベスポジ設定です.X線画像(図25B)の①身体の角度は,椎骨近傍の左側に噴門部があり,適切な状態です.

さらに②胃の角度は,**U領域内における噴門部の位置の左右比が約1:4**となっていることから,標的部位の角度は「**いいね**」と判定されます.これを**背臥位第二斜位(振り分け)のベスポジの見本画像**とします.

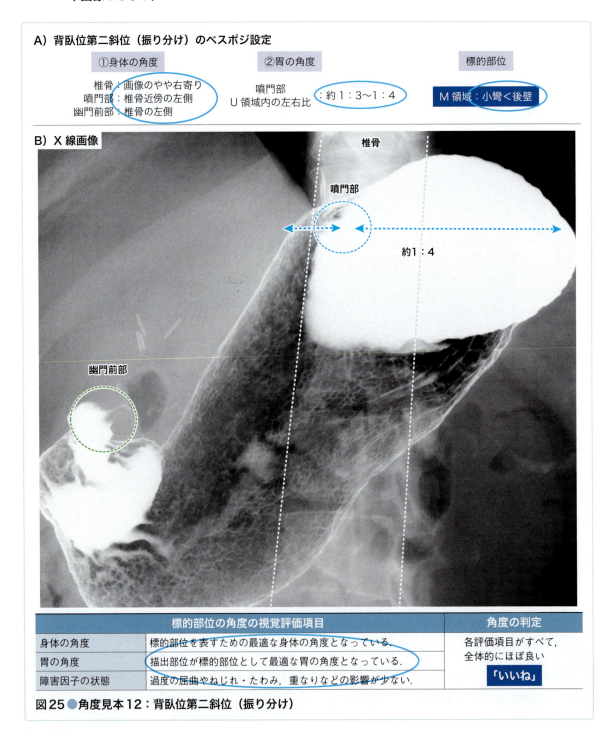

図25 ● 角度見本12:背臥位第二斜位(振り分け)

角度見本13：背臥位第二斜位（振り分け）の「イマイチ」

　背臥位第二斜位（振り分け）として撮影されたX線画像（図26B）では，同体位の見本12（図25）に比べて噴門部が椎骨近傍の右側にあることから，①身体の角度がほぼ背臥位正面位となっています．

　さらに，②胃の角度はU領域内における噴門部の位置の左右比が約0：1となっており，描出部位が背臥位正面位と大差ないことから，標的部位の角度は「**イマイチ**」と判定されます．

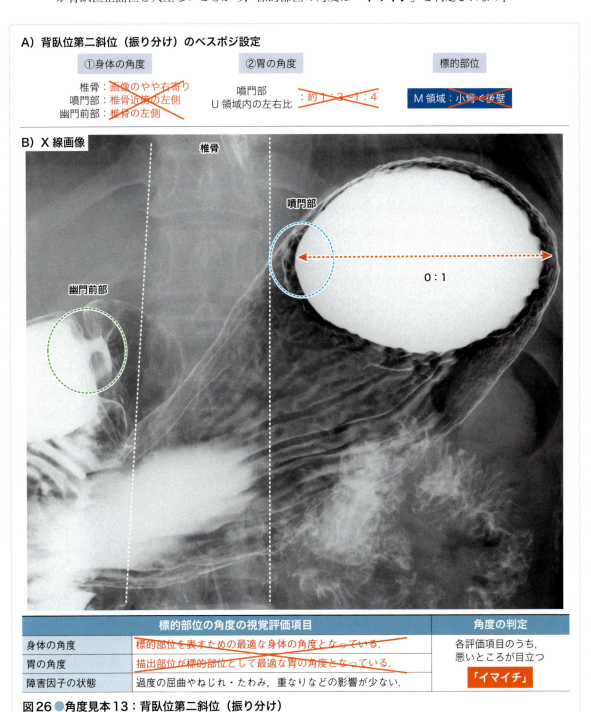

図26 ●角度見本13：背臥位第二斜位（振り分け）

角度見本14：立位第一斜位の「いいね」：ベストポジション

図27Aは立位第一斜位のベスポジ設定です．X線画像（図27B）の①身体の角度は，椎骨が画像の左端にあり，噴門部が椎骨から離れた右側にあることから，適切な状態です．

さらに②胃の角度は，**U領域内における噴門部の位置の左右比が約1：1**となっていることから，標的部位の角度は**「いいね」**と判定されます．これを**立位第一斜位のベスポジの見本画像**とします．

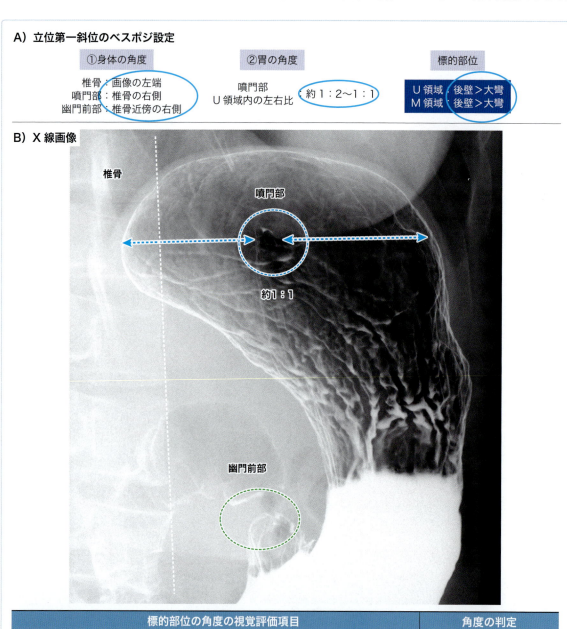

図27 ●角度見本14：立位第一斜位

角度見本15:立位第一斜位の「イマイチ」

　立位第一斜位として撮影されたX線画像（図28B）では，同体位の見本14（図27）に比べて幽門前部の位置がM領域内に隠れており，①**身体の角度がほぼ左側臥位に近い状態**です．

　さらに，②**胃の角度はU領域内における噴門部の位置の左右比が約2:1**であり，描出部位が立位第一斜位の標的部位と異なることから，標的部位の角度は「**イマイチ**」と判定されます．

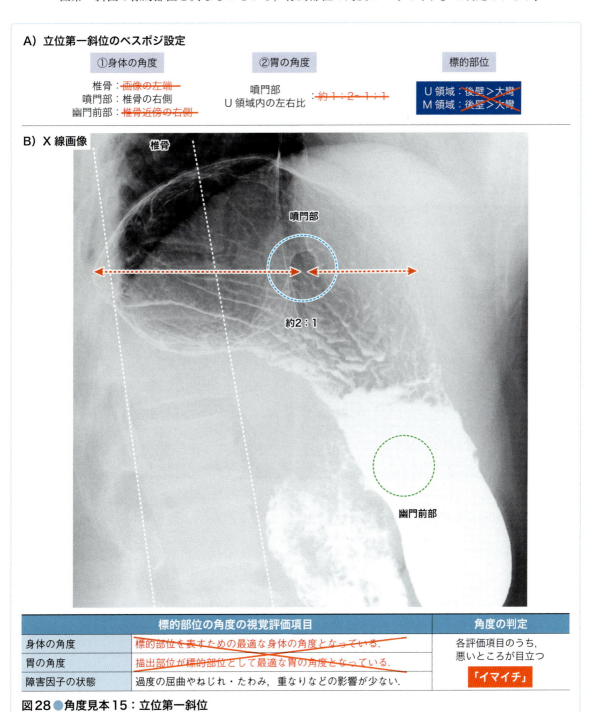

図28 ● 角度見本15：立位第一斜位

6 角度を最適にするテクニック：Positioning

標的部位の角度を最適な状態にする撮影テクニックを本書では，"**Positioning**"と呼称します．"虎の巻"Step 3では，**身体と胃の角度の違いや描出部位と標的部位の違いを理解すること**，そのうえで**できるだけベスポジで撮影できる技術修得**をめざします．

そのためにはさまざまなPositioningの工夫が必要となります．ここでは，比較的容易な工夫を紹介します．

1) Positioningの工夫1：呼吸性変動の利用

被検者の**呼吸性変動**によって，胃の位置・角度が大きく変化する場合があります．

同一被検者の水平位・背臥位正面位の例で，**呼気**で曝写した状態（図29A）では，胃角部の位置が画像の向かって左寄りにあります．一方，**吸気**で曝写した状態（図29B）では，胃角部の位置が画像の中央あたりに移動し，同じ胃でも胃の長軸角度が変化しています．

A）呼気で撮影

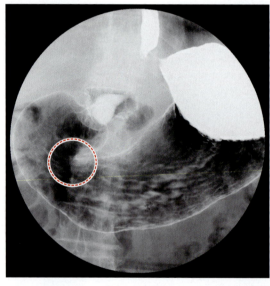

B）吸気で撮影

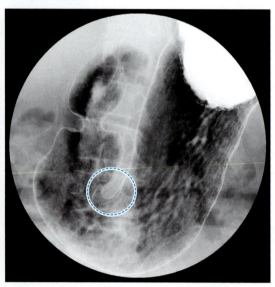

向かって左寄り　　　胃角部の位置　　　中央

図29 ● Positioningの工夫1：呼吸性変動の利用
※同一被検者

このように呼吸性変動が大きい被検者の場合，**逆にこの変動を利用して最適な角度になる呼吸のタイミングで曝写**します．ケースバイケースですが一般的な傾向として，下部撮影では吸気，上部撮影は呼気の方が角度良好となります．

> **memo** 標的部位の角度は，ちょっとした工夫で向上する

2) Positioningの工夫2：身体のねじれ防止

また，斜位や側臥位を撮影する際，被検者が無意識に身体をねじってしまうことがあります．このような場合，胃もねじれやすく角度不足になりやすいため，被検者に**身体のねじれ防止**を指示します．そのポイントは，**肩と腰が平行になるように声かけをする**ことです．

右側臥位の例で，被験者の肩と腰が1本線上になく身体がねじれている状態（図30A）では，角度が「まあまあ」です（図30C）．これに対し，肩と腰が1本線上にあり身体がねじれていない状態（図30B）では，胃もねじれず標的部位の角度がベスポジになっています（図30D）．

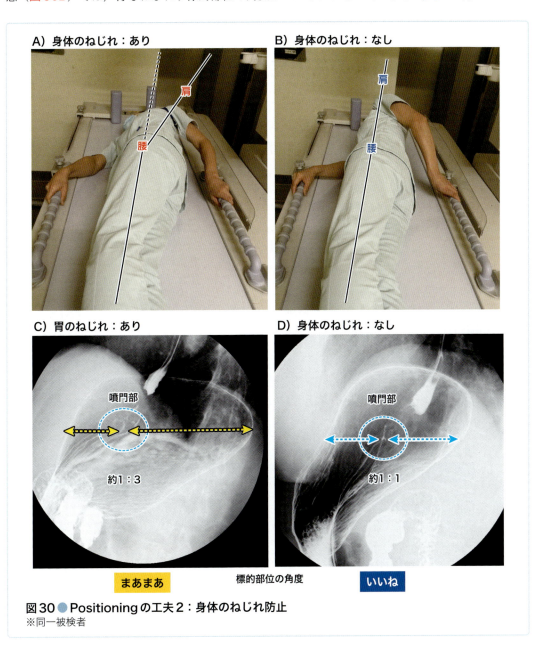

図30 ● Positioningの工夫2：身体のねじれ防止
※同一被検者

> **Pitfall** 身体がねじれると，胃もねじれる

第4章 Step 3：標的部位の盲点の少ない撮影ができる

5 胃がんX線検診発見例の検査精度分析

胃がんX線検診実施施設の画像精度や診断精度を分析することによってはじめて，撮影と読影上の問題点を明らかにすることができ，具体的にどのような対策を行えばよいかを導き出せます．そこで，実際に検診発見胃癌のX線画像の遡及的な見直し検討を行った結果を示します．

1 胃がんX線検診の胃癌発見成績

1) 検診2施設の胃癌発見成績の例

当関連施設において，2011年から2013年までの3年間に行われた胃がんX線検診の**胃癌発見成績**を表1に示します．

両施設とも基準撮影法を採用しており，胃癌発見率は日本消化器がん検診学会による同時期の全国集計（平成25年度消化器がん検診全国集計．日本消化器がん検診学会雑誌，54：77-112, 2016）と比べて良好な結果でした．特に施設1では要精検率が適正で，陽性反応的中率および早期癌率が高い傾向にありました．これに対して，施設2では要精検率が高めで陽性反応的中率が低い傾向にありました．

表1 ● 2施設の胃癌発見成績

対象	施設1	施設2
	任意型＞対策型	対策型＞任意型
受診者数	30,092	79,842
要精検率	7.9 %	12.1 %
要精検受診率	72.7 %	90.6 %
陽性反応的中率	2.09 %	1.14 %
胃癌発見数	50	130
胃癌発見率	0.17 %	0.16 %
早期癌率	80 %	68 %

2) 検診発見胃癌の内訳

また，追跡調査で得られた検診発見胃癌の詳細の内訳を表2に示します．被検者因子の項目のうち，施設間で差があったのは年齢と長径のみで，対策型主体の施設2では被検者年齢がやや高く病変が大きいという結果でした．

表2 ● 2施設の検診発見胃癌の内訳

被検者因子		施設1	施設2	P値
年齢	平均（最小-最大）	63.8歳（42-81）	68歳（42-84）	P＜0.05
性別	男：女	29：21	88：42	NS
部位	U/M/L	8/25/17	37/42/51	NS
組織型	分化型癌/未分化型癌/不明	25/20/5	74/56/0	NS
肉眼型	0型/1型/2型/3型/4型/5型	41/2/1/4/2/0	95/3/16/10/2/4	NS
長径	平均（最小-最大）	25.4 mm（4-100）	36.3 mm（5-100）	P＜0.05
深達度	M/SM/MP/SS〜	27/13/3/7	57/32/10/31	NS

NS：有意差なし

上記の数値上のデータによって，発見成績や発見胃癌の状況などは大まかに把握できます．しかし，これだけでは実際の画像精度や診断精度がどうであったかや，発見に至るまでのプロセスにどんな問題があったのか，どのような対策を行えばよいかはよくわからないままです．

2 胃がんX線検診発見例の画像精度の検討

そこで，本書で提案した画像精度指標の**病変描出度**や**標的部位の三角**について，検診発見胃癌を対象としたX線画像の遡及的な見直し検討を行い，詳細に分析しました．

1）病変描出度の分析

まず，両施設全体の検診発見胃癌180病変の描出度の分析結果を示します（図1）．描出度Aから描出度Dまでそれぞれほぼ均等に分布しており，基準撮影法による検診発見胃癌全体のX線的な描出能（描出度ABC）は**77％（139/180）**でした．

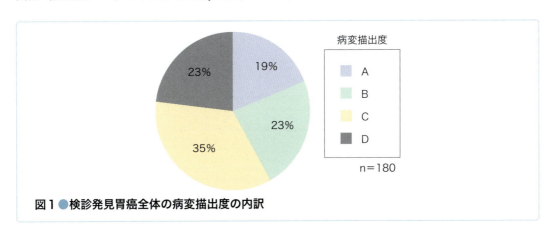

図1●検診発見胃癌全体の病変描出度の内訳

また，胃がんX線検診の診断精度を反映する指標の一つに**読影指摘部位**があります．そこで，病変描出度が読影指摘部位にどのような影響を及ぼしていたかの分析結果を示します（図2）．

描出度ABと良好なほど同部位指摘率が高くなり，描出度CDと不良なほど他部位指摘率が高くなっており，**病変描出度と読影指摘部位は相関関係にありました**．すなわち，病変描出度の良し悪しは，正確な部位診断精度に大きく影響していたことがわかります．

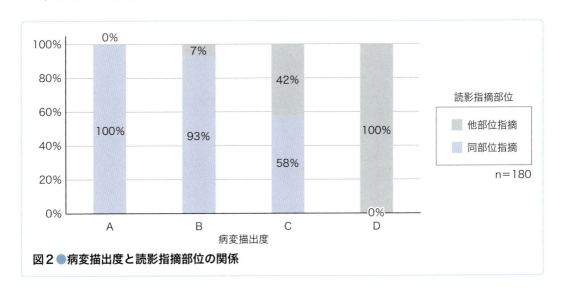

図2●病変描出度と読影指摘部位の関係

> memo　病変描出度の良し悪しは，部位診断精度を左右する

2）診断精度と病変描出度の施設間比較

次に，施設間で診断精度の違いがあったかを明らかにするため，読影指摘部位を比較検討しました（図3）．施設1では同部位指摘率が**84％（42/50）**と高かったのに対し，施設2では**51％（66/130）**と低率で，施設間に有意差が認められました．

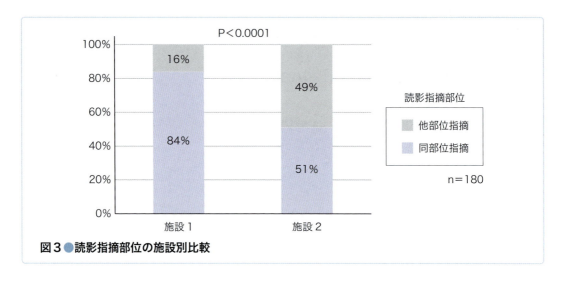

図3●読影指摘部位の施設別比較

上記の施設間の差の要因を明らかにするため，施設間の病変描出度を比較しました（図4）．その結果，施設1では描出度ABの良好群が**80％（40/50）**と高かったのに対し，施設2では**27％（35/130）**と有意に低率でした．

施設間の読影者の診断能や病変に大差がないとみなした場合，施設2の**同部位指摘が低率だったのは，胃癌の描出良好群が少なかったことが主な要因**と推定されました．同部位指摘率を向上させるためには，撮影技術によって病変描出度をできるだけ良好にする必要があるのです．

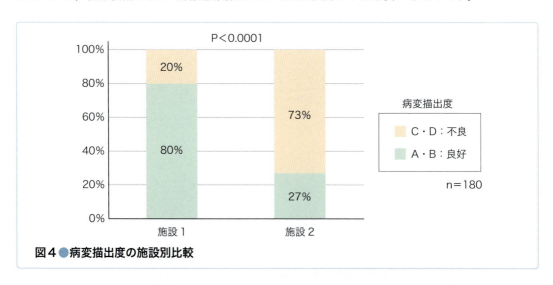

図4●病変描出度の施設別比較

> **memo** 同部位指摘率を向上させるためには，病変描出度をできるだけ良好にする必要がある

3）病変描出度と標的部位の三角の分析

さらに，発見胃癌180病変の描出度とその至適体位の標的部位の三角の分析結果を示します（図5）．

描出良好な病変ほど標的部位の三角の「いいね」が多く，描出不良な病変ほど「イマイチ」が多くなっており，**病変描出度と標的部位の三角は相関関係**にありました．病変描出度の良し悪しは，標的部位の三角の状態が大きく左右し，さらに標的部位の三角の状態は，撮影技師の撮影技術が影響します．

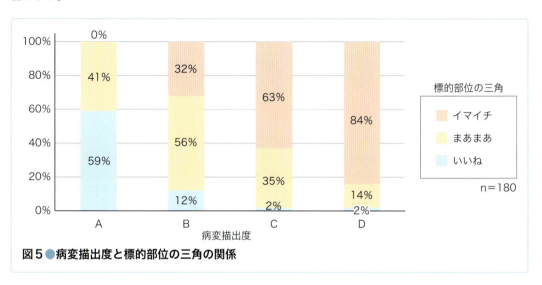

図5● 病変描出度と標的部位の三角の関係

施設間の撮影技術の違いを明らかにするため，標的部位の三角の比較結果を示します（図6）．施設1では標的部位の三角の「いいね」が多かったのに対し，施設2では「イマイチ」が多く，施設間に有意差が認められました．

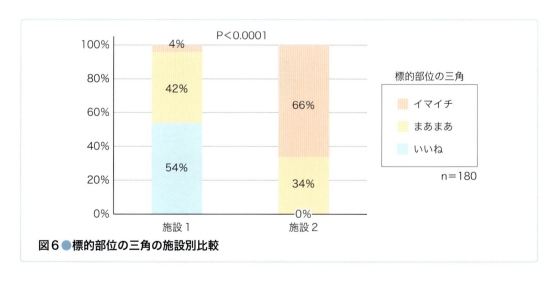

図6● 標的部位の三角の施設別比較

また，施設別に病変描出度と標的部位の三角の関係を分析しました（図7）．いずれの施設も，標的部位の三角が「イマイチ」ほど，胃癌の描出不良群が多い結果でした．施設間の違いは，施設1の標的部位の三角の「いいね」では，描出良好群が実に93％を占めていたのに対し，施設2では標的部位の三角の「いいね」自体が0％でした．

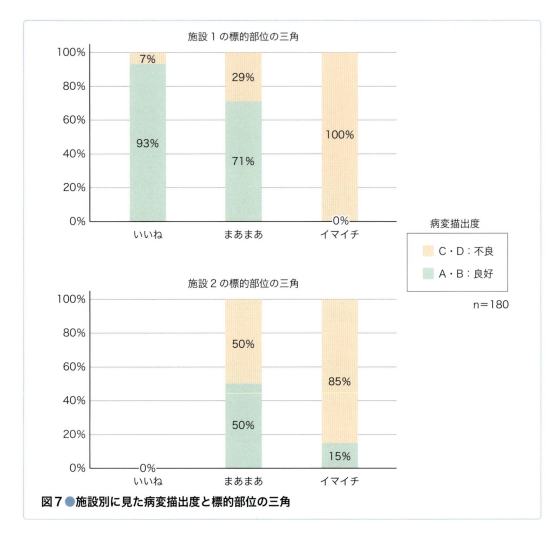

図7 ● 施設別に見た病変描出度と標的部位の三角

　本書で示した画像目標の胃癌をきっちり表すためには，撮影術者はどのような被検者であっても標的部位の三角をできるだけ「いいね」の状態にする撮影をめざす必要があることがデータでも裏付けされていました．

> **memo** 病変描出度を高めるためには，標的部位の三角をできるだけ「いいね」にする必要がある

4）標的部位の三角のイマイチの分析

　発見胃癌180病変のうち，至適体位の標的部位の三角のいずれかが「イマイチ」と判定されたのは88病変で，どの因子が「イマイチ」と判定されたのかを分析しました（図8）．「イマイチ」の内訳は，鮮明度49％（43/88）が最も多く，広さ28％（25/88），角度23％（20/88）の順でした．

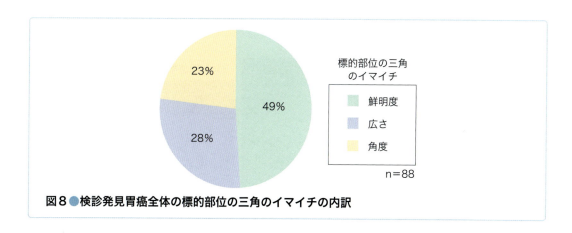

図8● 検診発見胃癌全体の標的部位の三角のイマイチの内訳

　また，標的部位の三角のいずれかが「イマイチ」と判定された88病変を，胃癌の進行期別に比較分析しました（図9）．

　進行胃癌では，標的部位の三角のうち鮮明度「イマイチ」が74％（20/27）を占めていました．一方，早期胃癌では，鮮明度38％（23/61），広さ31％（19/61），角度31％（19/61）と「イマイチ」がほぼ均等に認められました．すなわち，**肉眼的な凹凸変化が軽微な早期胃癌ほど，標的部位の三角の3因子すべての「イマイチ」に注意が必要**と思われました．

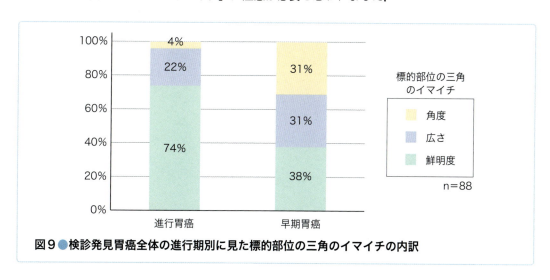

図9● 検診発見胃癌全体の進行期別に見た標的部位の三角のイマイチの内訳

> **Pitfall** 凹凸変化の軽微な早期胃癌ほど，標的部位の三角のすべての因子の「イマイチ」に注意が必要

3 胃がんX線検診発見例の見直し検討の実際

それでは，2施設の検診発見胃癌のX線画像の状態を実際に見てみましょう．

症例1（施設2）：任意型施設検診，60歳代男性

施設2の基準撮影4体位（I.I.DR）を示します（図10）．各体位の標的部位の三角は**「まあまあ」〜「イマイチ」**と判定されました．病変はどこにどの程度描出されていたのでしょうか？

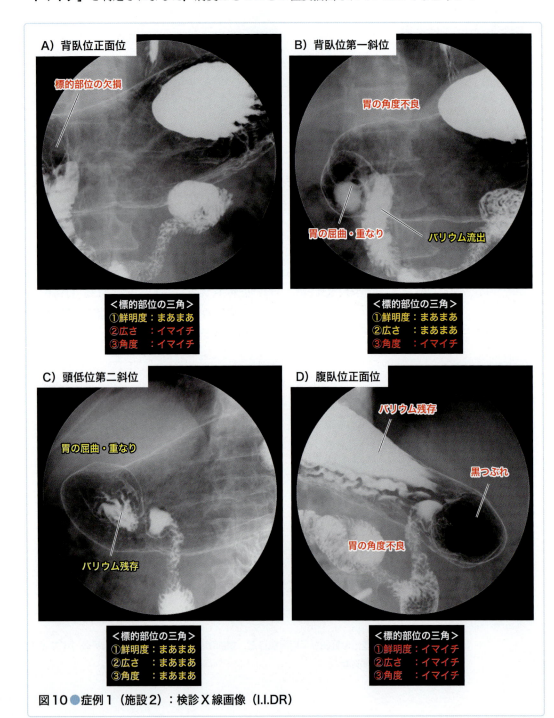

図10 ● 症例1（施設2）：検診X線画像（I.I.DR）

本例は検診読影で**他部位指摘**され，結果的に前庭部後壁の**2型進行胃癌**が発見されました（表3）．
切除標本画像が入手できませんでしたが，内視鏡（⇒）との遡及的な比較対比（図11E）によって，X線の**病変描出度C：不明瞭・曖昧**（◌⊂⊃）と判定されました（図11F）．

凹凸が顕著な形態にもかかわらず描出不良で他部位指摘発見となった要因は，4体位の**標的部位の三角が「イマイチ」**で，病変の存在部位に盲点が生じたためと推定されました．

表3 ● 症例1（施設2）の最終診断結果

最終診断	進行胃癌
胃癌の六角形	①前庭部後壁：萎縮著明の幽門腺粘膜，②2型，③tub2，④33 mm，⑤UL（＋），⑥pT2（MP），Stage I B

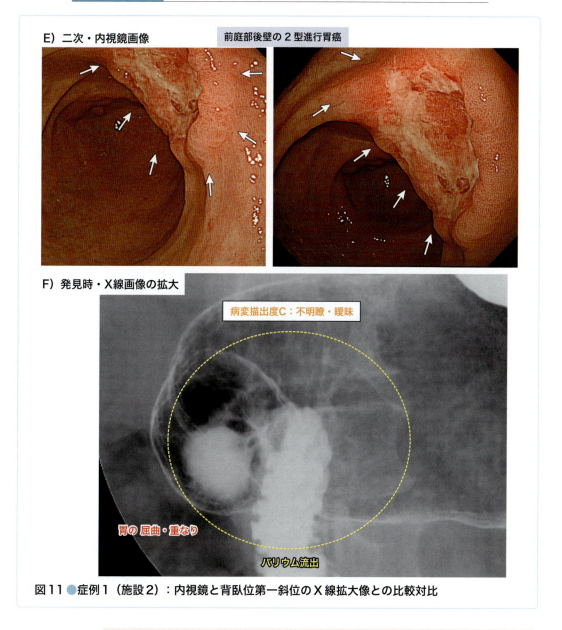

図11 ● 症例1（施設2）：内視鏡と背臥位第一斜位のX線拡大像との比較対比

Pitfall 標的部位の盲点は，他部位指摘や見逃しに直結する恐れあり

症例2（施設2）：対策型巡回検診，60歳代男性

施設2の基準撮影4体位（車間接）を示します（図12）．いずれの体位も一見して**アワアワ・ムラムラ・スカスカ**が目立ち，標的部位の①鮮明度が**「イマイチ」**と判定されました．病変はどこにどの程度描出されていたのでしょうか？

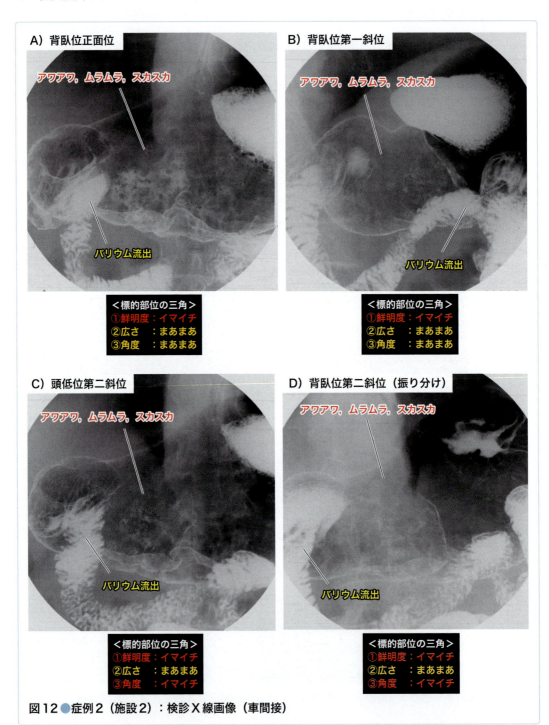

図12 ● 症例2（施設2）：検診X線画像（車間接）

検診読影で**胃体部の粘膜異常**を指摘され，体部後壁の**2型進行胃癌**が発見されました（表4）．
同様に内視鏡（➡）との遡及的な比較対比（図13E）によって，X線では**病変描出度C：不明瞭・曖昧**（▱）と判定されました（図13F）．

幸いにも同部位指摘発見されましたが，標的部位の①鮮明度が「**イマイチ**」の場合，凹凸が顕著な進行胃癌であっても病変描出度が不良となり，確実な指摘が難しくなります．

表4● 症例2（施設2）の最終診断結果

最終診断	進行胃癌
胃癌の六角形	①体中下部後壁：萎縮中等度の胃底腺粘膜，②2型，③por1，④78 mm，⑤UL（＋），⑥pT3（SS），Stage ⅡB

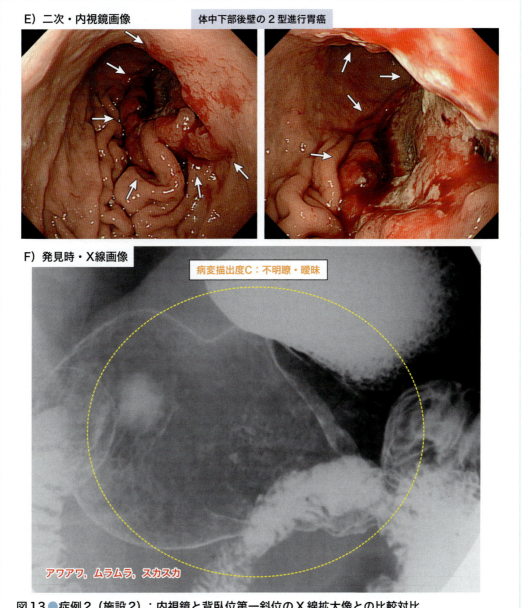

図13● 症例2（施設2）：内視鏡と背臥位第一斜位のX線拡大像との比較対比

症例3（施設2）：任意型施設検診，50歳代男性

施設2の基準撮影2体位（I.I.DR）を示します（図14）．特に腹臥位正面位（図14B）の**標的部位の三角はすべて「イマイチ」**と判定されました．病変はどこに描出されていたのでしょうか？

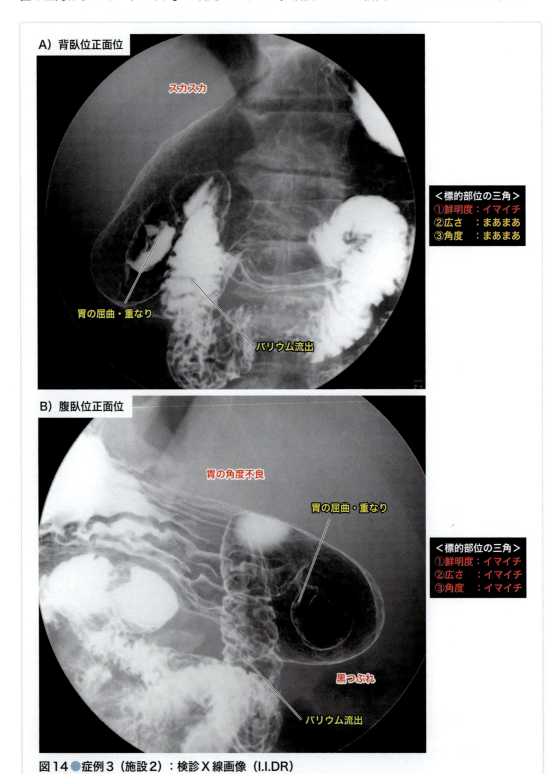

図14 ● 症例3（施設2）：検診X線画像（I.I.DR）

検診読影で**他部位指摘**され，結果的に体下部前壁の**0-Ⅱc型早期胃癌**が発見されました（表5）．内視鏡（⇨）との比較対比（図15C）により，X線では**病変描出度D：描出なし**（⃝）と判定されました（図15D）．描出不良となったのは，前壁フトン操作が不適切で標的部位の①角度が**「イマイチ」**となり，病変の存在部位である前壁領域が最適に表されなかったためでした．

表5●症例3（施設2）の最終診断結果

最終診断	早期胃癌（未分化型）
胃癌の六角形	①体下部前壁：萎縮軽度の胃底腺粘膜，②0-Ⅱc型，③sig，④36 mm，⑤UL-Ⅱs，⑥pT1a（M），StageⅠA

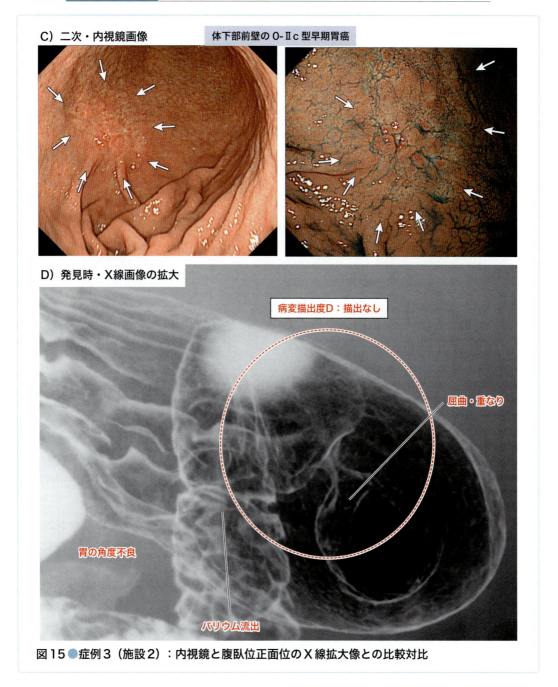

図15●症例3（施設2）：内視鏡と腹臥位正面位のX線拡大像との比較対比

症例4（施設2）：対策型巡回検診，70歳代男性

施設2の基準撮影2体位（I.I.DR）を示します（図16）．いずれの体位も標的部位の三角の**①鮮明度**や**②広さ**が**「イマイチ」**と判定されました．このような状態で，病変はどこにどの程度描出されていたのでしょうか？

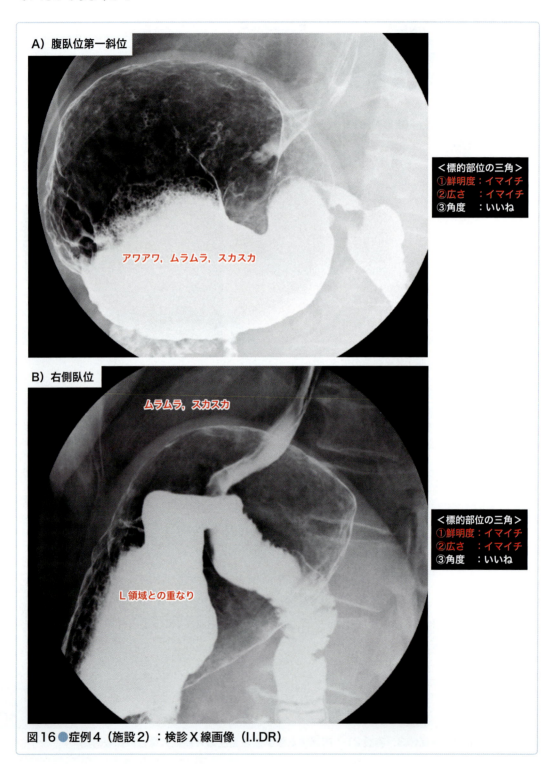

図16 ● 症例4（施設2）：検診X線画像（I.I.DR）

検診読影で**他部位指摘**され，結果的に噴門部小彎の**2型進行胃癌**が発見されました（表6）．内視鏡（⟹）との比較対比（図17C）により，X線では**病変描出度C：不明瞭・曖昧**（◎）と判定されました（図17D）．描出不良の要因は，標的部位の①鮮明度や②広さが**「イマイチ」**で，病変が存在したU領域に盲点が生じていたためと思われました．

表6●症例4（施設2）の最終診断結果

最終診断	進行胃癌
胃癌の六角形	①噴門部小彎：萎縮中等度の噴門腺粘膜，②2型，③tub2，④65 mm，⑤UL（＋），⑥pT3（SS），StageⅡB

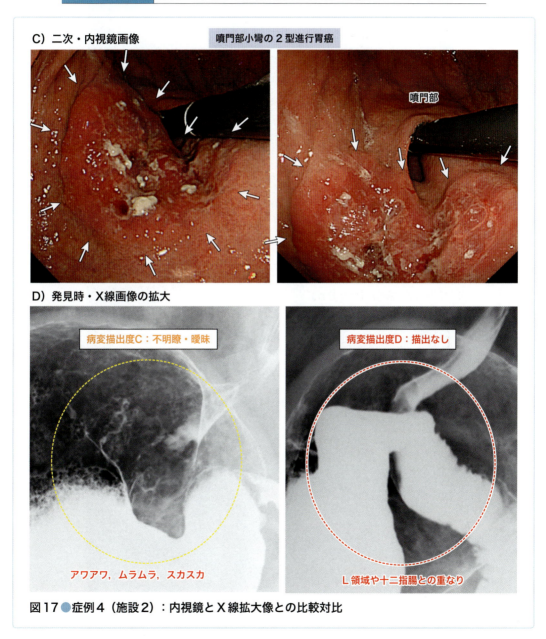

図17●症例4（施設2）：内視鏡とX線拡大像との比較対比

Pitfall 標的部位の三角の「イマイチ」は，病変描出不良を招く

症例5（施設1）：対策型施設検診，50歳代女性

最後に，施設1の基準撮影2体位（I.I.DR）を示します（図18）．いずれの体位も標的部位の三角が「いいね」〜「まあまあ」と判定されました．病変はどのように描出されていたのでしょうか？

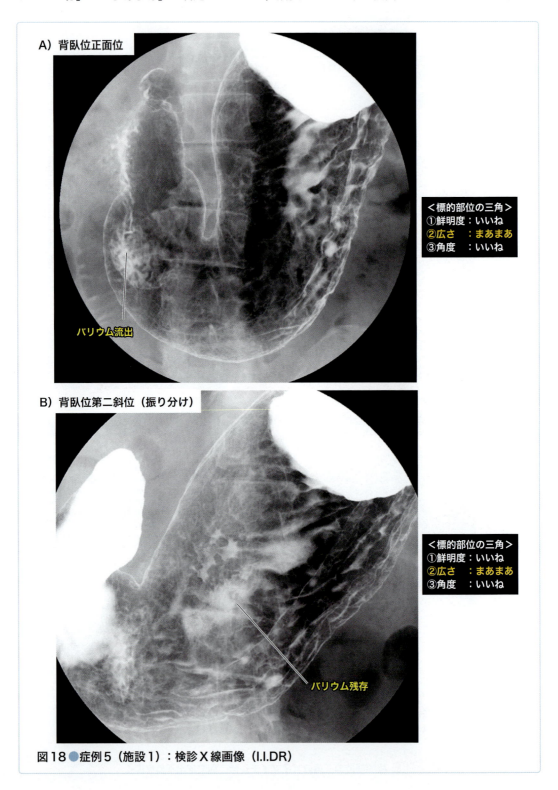

図18 ● 症例5（施設1）：検診X線画像（I.I.DR）

検診読影で体中部小彎後壁の **0-Ⅱc型早期胃癌** と診断され，**同部位指摘発見** されました（表7）．内視鏡（⟹）との比較対比（図19C）によって，X線では **病変描出度A：明瞭・繊細**（◯）と判定されました（図19D）．至適体位の **標的部位の三角** が **「いいね」** の場合ほど，凹凸変化の軽微な早期胃癌であってもより明瞭に描出することが可能となります．

表7● 症例5（施設1）の最終診断結果

最終診断	早期胃癌（未分化型）
胃癌の六角形	①体中部小彎：萎縮軽度の胃底腺粘膜，②0-Ⅱc型，③por≫tub1，④27 mm，⑤UL-Ⅱs，⑥pT1a（M），Stage ⅠA

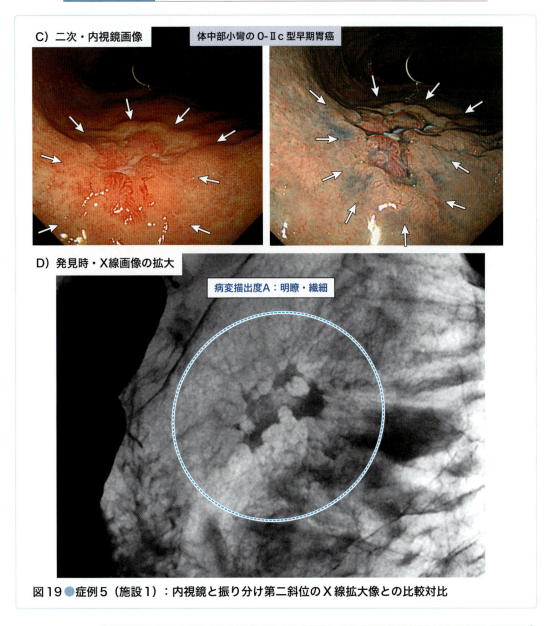

図19● 症例5（施設1）：内視鏡と振り分け第二斜位のX線拡大像との比較対比

> **memo** 被検者や撮影環境を問わず，標的部位の三角を「いいね」にするのが病変描出の鍵

筑後川

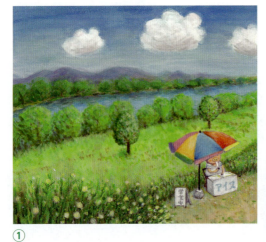

①

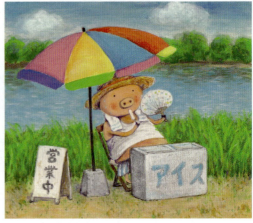

②

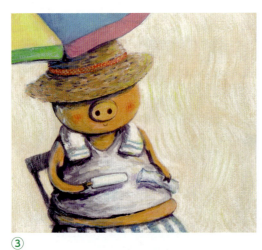

③

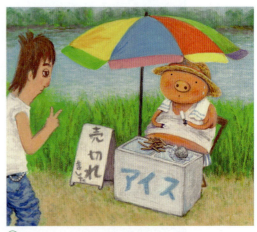

④

みどりの輪っか提供：4コマ絵本
www.midorinowakka.com

第5章

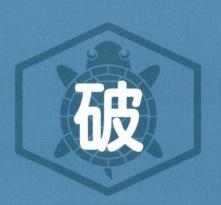

Step 4
胃形に応じた最適な応用撮影ができる

> Step 4では，胃X線撮影過程において大きな影響を及ぼす被検者因子の「胃形」をしっかりと把握し，撮影難易度が高い胃形に対してもさまざまな応用撮影を駆使しながら，「標的部位の三角」を常に最適な状態にできる高度な技術修得をめざします．

水町寿伸，中原慶太

1 胃形について ……………………………………………… 190
2 定形胃の統計学的分析 …………………………………… 204
3 胃形の判定をやってみよう ……………………………… 209
4 鉤状胃に対する応用撮影 ………………………………… 216
5 下垂胃に対する応用撮影 ………………………………… 233
6 横胃・瀑状屈曲型に対する応用撮影 …………………… 248

第5章 Step 4：胃形に応じた最適な応用撮影ができる

1 胃形について

> X線画像の撮影過程に大きな影響を及ぼす被検者因子に「胃形」があります．
> 「胃形」の違いによって撮影難易度が異なることから，検査初期や画像評価時に「胃形」を把握することが重要です．そうしたうえで，さまざまな「胃形」に応じた適切な応用撮影を実施します．

1 胃形の基本的な考え方

1）胃形とは？

　胃形とは，**ある一定の状態における胃全体の形状**を指します．特に胃X線検査において**胃形を見る大きな意義は，腹腔内における胃全体の状態を簡単に把握できる**ことにあります．

　ただし，第2章1で述べたように，腹腔内における胃全体の形状はさまざまな状況によって変化します．そのため，**胃形はある一定の条件下で判断する**必要があります．

　これまで胃X線検査における胃形は，従来法時代の**立位充盈像**を目安に大まかな印象で判断されてきました．しかし，近年の基準撮影法では，立位充盈像は必須体位となっていません．そこで基準撮影法に則した新しい胃形の考え方やより客観的な判定方法が必要です．

2）胃形の定義と判定画像

　そこで，X線検査における胃形を**「二重造影像における胃全体の形状」**と定義し，その**判定画像を「背臥位正面位」**としました（図1）．

　判定画像を「背臥位正面位」とした理由は，基準撮影法では最初に撮影される二重造影体位であり，撮影術者内および術者間格差の少ない最も安定した体位だからです．また，被検者内および被検者間でもほぼ一定の状態になりやすいため，**胃形の相対的比較が可能**となります．

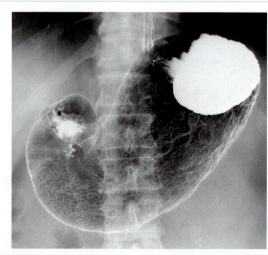

図1 ● X線的な胃形の定義と判定画像

3) 胃形分類の目的と意義

X線的な胃形はさまざまな形状のものがあるわけですが，表1に示したように撮影や読影精度向上に寄与することを目的とし，胃形をいくつかの類に分けることにしました．

表1 ● 胃形分類の目的と意義

目的	胃X線検査の撮影精度および読影精度向上に寄与する
意義	・誰もが共有できる ・腹腔内における胃全体の状態を大まかに把握できる ・大きな異常の有無や標的部位の盲点の生じやすさを把握できる ・撮影の難易度を把握でき，手技の工夫を講じることができる

4) 胃形分類のコンセプト

多様性のある胃形を把握する際，個々の判定者がもつ基準や記憶などに基づいて独自な判断を行うと，その結果は客観性や定量性に乏しく相対的比較が難しくなります．そこで，胃形分類作成のコンセプトを，より客観的な指標を用いて判定結果のバラツキを少なくし，誰もが理解・共有しやすくするように設定しました（表2）．

表2 ● 胃形分類作成のコンセプト

・胃形に関する名称や歴史をある程度踏まえて構築する
・NPO基準撮影法に適した胃の二重造影像で判定する
・客観的な胃形判定の指標や基準を設定する
・できるだけ簡便で実践的な方法で判定する

5) 胃形の種類

まず，胃形の種類を，①**定形胃**と②**非定形胃**に大別します（「これなら見逃さない！ 胃X線読影法 虎の巻」第3章3を参照）．

①**定形胃**
　正常範囲とみなされる胃形で，一定の形状を示し標準的に見られるものを「定形胃」と定義します．さらに，これをいくつかの種類に分類します（後述）．

②**非定形胃**
　前述の定形胃以外の胃を総称して「非定形胃」とします．正常範囲とみなされる定形胃を設定することによって，それら以外がすべて該当することになります．
　非定形胃の形状はきわめて多様であり，その要因もさまざまなものがあります．
　外科的手術後の**切除胃**をはじめ，**軸捻転胃**や先天的な**内臓逆位**などがあります．
　特に病的な場合が重要となりますが，これまで**嚢状胃**，**砂時計胃**，**B型胃**などと呼称された変形胃では主に消化性潰瘍に起因するものが多く，**幽門狭窄胃**，**鉄アレイ状胃**，**鉛管状胃**，**leather bottle状胃**とされた変形胃では，主に癌に起因するものがあります．

2 定形胃の基本分類：UML領域

1）定形胃の胃形分類の概要

一般的に多く見られる定形胃の胃形分類として，**A）基本分類**と**B）亜分類**を行います（表3）．

A）基本分類とは，まず**胃全体のUML領域の状態を大まかに分類したもの**です．B）亜分類とは基本分類された胃に対して，さらに**局所的にL領域やU領域を細かく見て抽出したもの**です．以降にこれらの詳細について述べていきます．

表3● 定形胃の胃形分類の概要

A）基本分類	UML領域の状態を全体的に大きく見たもの ①鉤状胃，②下垂胃，③横胃
B）亜分類	L領域やU領域の状態を局所的に細かく見たもの ④屈曲型，⑤瀑状型，⑥瀑状屈曲型

2）胃の"骨格"

なぜ，胃形を前述のように分類したのかを考えてみましょう．

胃のUML領域を**人間の"骨格"**に例えてみると，図2の胃X線画像上バリウムが多く溜まっているU領域あたりが人間の「**頭部**」に相当し，二重造影となっているM領域あたりが「**体幹部**」，前庭部のL領域が「**足部**」に相当します．また，それぞれの骨格間には**"関節"**のようなものがあるとみなすことができます．その可動状況の違いによって腹腔内における胃の全体的な形状が異なってくるのです．

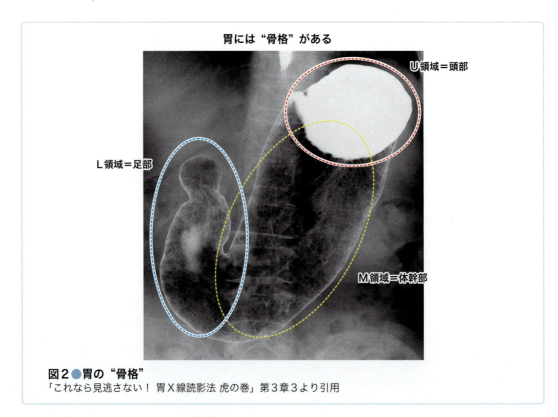

図2● 胃の"骨格"
「これなら見逃さない！胃X線読影法 虎の巻」第3章3より引用

3）胃の"骨格"の違いから見た定形胃の種類

　胃の"骨格"の違いについて被検者を右側から見た身体と胃の長軸のシェーマで，図3Aを胃の長軸の傾き具合の標準とした場合，図3Bは胃全体が縦方向に長く平べったくなっており，胃全体が収まっている腹厚（身体の奥行き）は図3Aよりも薄い状態です．これに対し図3Cは胃全体が腹側方向にせり上がっており，身体の奥行きはかなり厚い状態となっています．

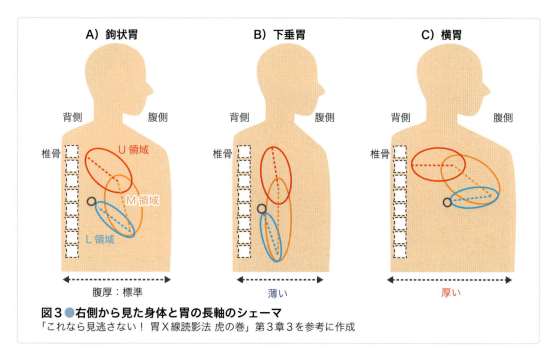

図3●右側から見た身体と胃の長軸のシェーマ
「これなら見逃さない！ 胃X線読影法 虎の巻」第3章3を参考に作成

　このような胃の"骨格"の大まかな違いに注目し，基本的な胃全体の形状として，図3Aを**鉤状胃**，図3Bを**下垂胃**，図3Cを**横胃**の3つに分類しました．これらの名称は，これまで一般的に使用されてきたものに対応させたわけですが，前述したように二重造影法での明確な判定基準がありませんでした．

4）定型胃の基本分類のX線的な指標と判定基準

　そこで，骨格の違いによる定形胃の基本分類を行うための**X線的な①身体と②胃の指標**を表4に示します（「これなら見逃さない！ 胃X線読影法 虎の巻」第3章3参照）．

表4●定形胃の基本分類のX線的な指標

①身体の指標	②胃の指標
椎骨線：椎骨の長軸線 骨盤線：骨盤上縁の水平線	M-line：胃体部小彎側の辺縁線 胃角部小彎

これらの指標を用いて，定形胃を3つの胃形に基本分類します（図4，表5）．

①鈎状胃

M-lineの角度　：45度未満，かつ
胃角部小彎の高さ：骨盤線より上方

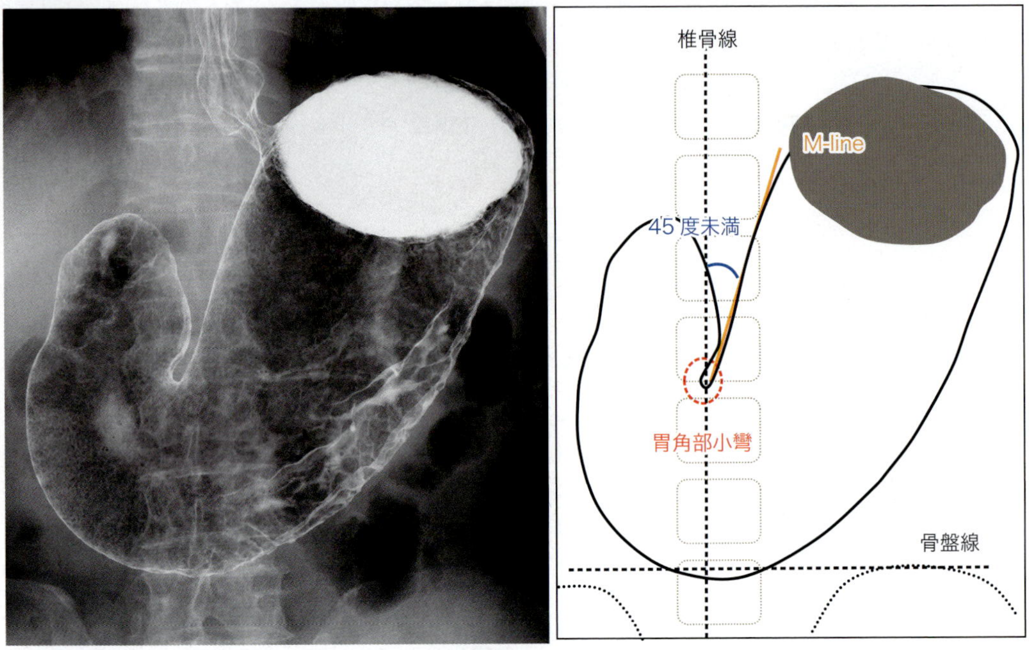

椎骨線
M-line
45度未満
胃角部小彎
骨盤線

②下垂胃

胃角部小彎の高さ：骨盤線より下方

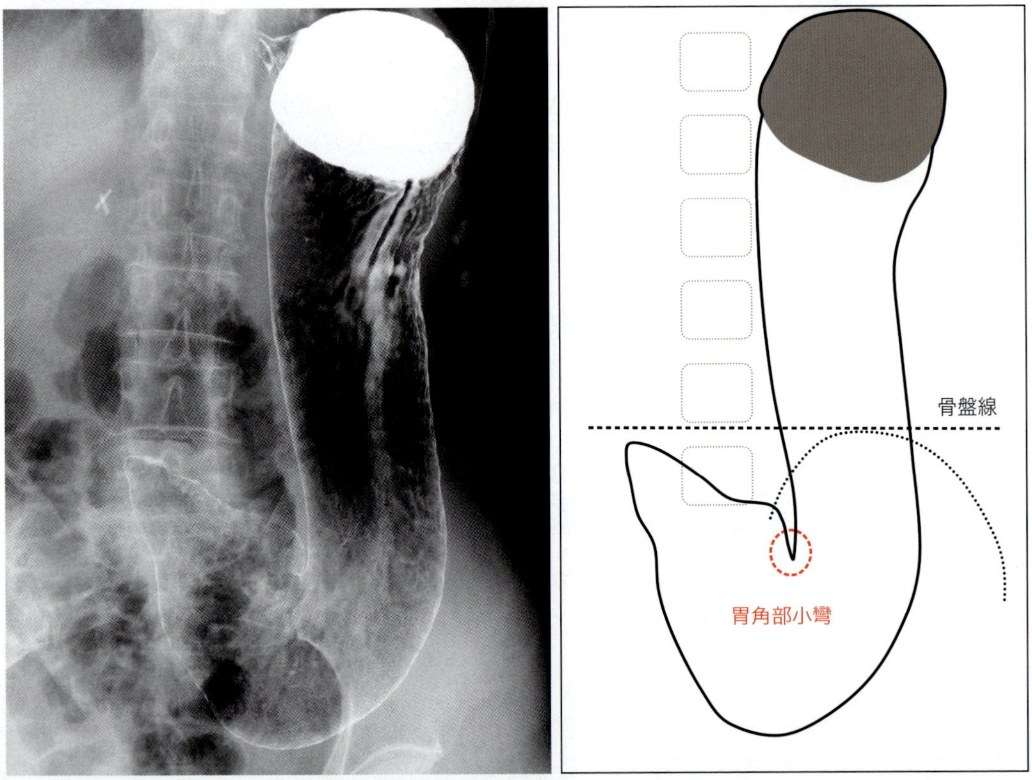

骨盤線
胃角部小彎

図4-a ● 定形胃の基本分類：X線的判定基準の例1

③横胃

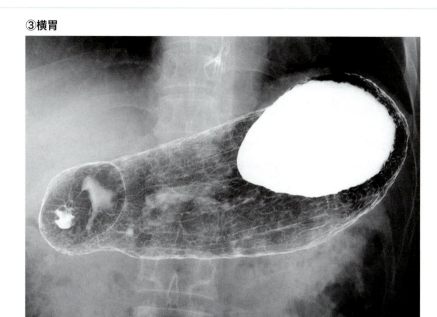

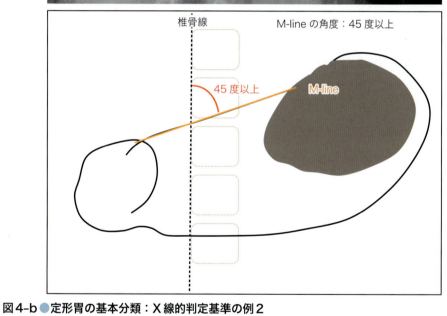

図4-b ● 定形胃の基本分類：X線的判定基準の例2

表5 ● 定形胃の基本分類のX線的判定基準

①鉤状胃	M-lineの角度 胃角部小彎の高さ	椎骨線より45度未満かつ， 骨盤線より上方に位置
②下垂胃	胃角部小彎の高さ	骨盤線より下方に位置
③横胃	M-lineの角度	椎骨線より45度以上

> memo　定形胃をまずは3つに分類してみよう

3 定形胃の亜分類：L領域

次に，基本分類した胃形に対し局所的な「**亜分類**」を行います．まず，L領域を見てみましょう．

1）L領域の特徴と問題点1

胃の骨格の「足部」に相当するL領域の特徴の一つは，**基本分類の違いによってL領域の見え方が異なる**ことです（図5）．

図5Aは鉤状胃や下垂胃の場合で，検出面に対する**L領域の長軸が平行気味**（----）になっており，接線同士の間隔が長い状態です（◆▶）．このような場合，図5BのL領域（⊂⊃）は**長く広く見えます**．これに対し図5Cは横胃の場合で，**L領域の長軸が垂直気味**（----）になっており，接線同士の間隔が短い状態です（◆▶）．この場合，図5DのようにL領域（⊂⊃）は**短く狭く見えます**．

このようにX線検出面に対するL領域の長軸の傾きは基本分類に左右されやすく，その違いによってL領域の見え方は基本的に2つに大別されます．

＜右側から見た胃の長軸シェーマ＞ ＜背臥位正面位：二重造影像＞

A）L領域の長軸：検出面に平行気味

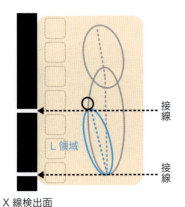

B）L領域の見え方：長く広い

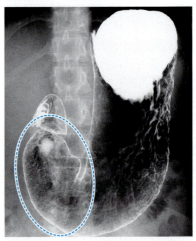

C）L領域の長軸：検出面に垂直気味

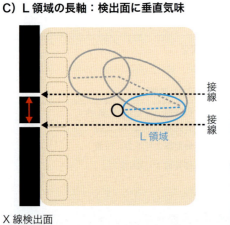

D）L領域の見え方：短く狭い

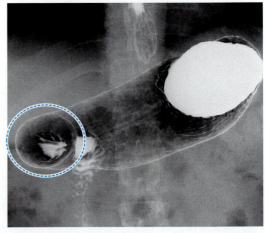

図5 ● X線的なL領域の見え方の違い

2）L領域の特徴と問題点2

L領域の2つめの特徴は，**過度の屈曲を生じる**場合があることです．

L領域を解剖学的に細かく見ると幽門前部に存在する輪状ひだや固有筋層の走行の違いがあることから，**大なり小なりの屈曲**が生じます．すなわち，"足部"に相当するL領域には，さらに**"膝"や"足首"**もあるとみなすことができ，L領域の長軸はあらゆる方向に折れ曲がるのです．

基本分類を問わずL領域に過度の屈曲がある場合，バリウムが屈曲部に残存しやすかったりL領域同士が重なったりして標的部位に盲点を生じやすくなることから，**局所的な亜分類ではL領域の屈曲の程度を把握することがポイント**となります．

図6Aは，L領域における膝や足首の屈曲がほとんどない状態で，十二指腸球部は頭側向きとなっています．これに対し，図6BはL領域の膝や足首あたりに明らかな屈曲があり，十二指腸球部は足側向きとなっています．この場合，**L領域内部に複数の接点**（●）が存在しており，標的部位の盲点が生じやすい状態となっています．

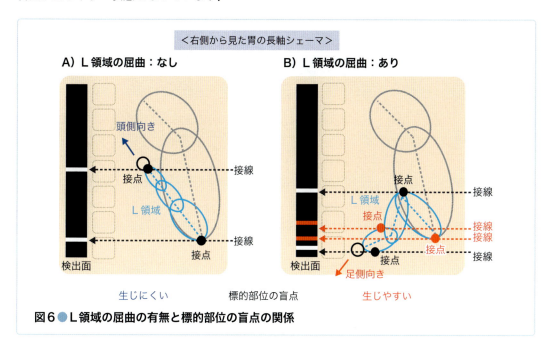

図6 ● L領域の屈曲の有無と標的部位の盲点の関係

3）L領域亜分類：屈曲型のX線的判定基準

このようなことから，L領域亜分類としてL領域の屈曲が著明な場合を**④屈曲型**と定義しました．その指標として，**幽門部から胃角部までのL領域をとり囲む辺縁線を「L-line」と定義**し，L-lineの角度や重なりによるX線的な判定基準を表6に示します．

表6 ● L領域亜分類：屈曲型のX線的判定基準

④屈曲型	1. L-lineの角度 2. L-lineの重なり	最も急な部分が90度未満，または L-lineが交差し半円線と連続

判定基準1または2のいずれかが相当するものを**④屈曲型**とし，基本分類の違いによってその頻度が異なります．なお，L領域は他領域に比べてバリウムの流出や残存，胃の蠕動運動などの影響を受けやすく，亜分類判定が不能の場合があります．

4) 屈曲型の判定基準1：L-lineの角度

　屈曲型の判定では2つの見方があり，**L領域が長く広く見える場合**（図7）では比較的わかりやすい**L-lineの角度**を見ます．図7AではL-lineの走行が大彎側で変わってはいますが，その角度は約90度以上（――）でわずかな折れ曲がりとみなします．この場合は盲点が生じにくいので特に抽出する必要はありません．これに対し，図7BではL-lineの走行が大彎側で急に変わっており，その角度が**約90度未満**（――）となっています．後者の場合をL領域亜分類の④**屈曲型**と判定します．

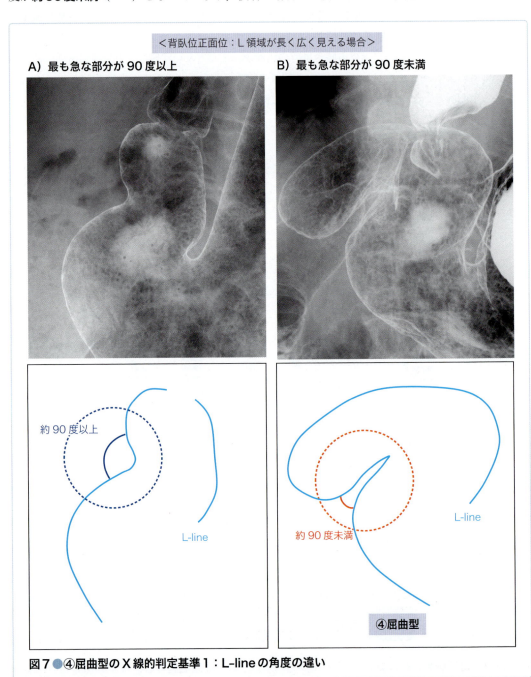

図7 ● ④屈曲型のX線的判定基準1：L-lineの角度の違い

5）屈曲型の判定基準2：L-lineの重なり

　もう一つの見方は**L領域が短く狭く見える場合**（図8）で，L-lineの角度自体がわかりづらいため**L-lineの重なり**の状態を見る必要があります．

　図8Cを細かく見ると幽門部（──）がL領域の内側に位置しています．また，L-line（──）が複数認められますが，L-line同士の明らかな交差はありません．この場合は，L領域の折れ曲がりが少なくL領域全体が寝台に対し垂直気味となっているだけとみなし抽出する必要はありません．

　これに対し，図8Dでは**L-lineが明らかに交差しており，さらにL-lineと連続する半円線**（──）が認められます．この半円線は，管腔の一部が過度に屈曲しその部分が接線となった際に認められる特異的な所見で，**L領域同士が過度に重なって見えた状態**を現しています．そこで，このような場合も④屈曲型と判定し，2つの指標を用いてL領域を亜分類します．

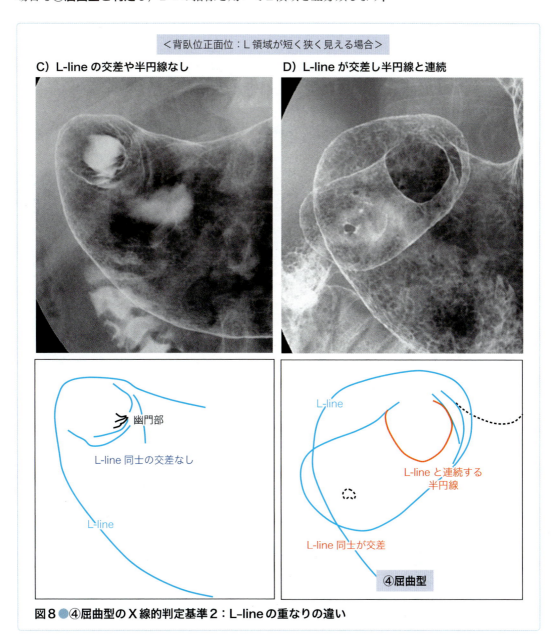

図8 ●④屈曲型のX線的判定基準2：L-lineの重なりの違い

4 定形胃の亜分類：U領域

1) U領域の特徴と問題点

最後に，U領域を亜分類してみましょう．胃の骨格の「頭部」であるU領域は，**さまざまな程度で背屈する**のが特徴です．U領域が過度に背屈すると，バリウムがU領域に残存したりM領域と重なったりして標的部位に盲点を生じやすくなることから，**局所的な亜分類ではU領域背屈の程度を把握することがポイント**になります．

2) X線的なU領域背屈の見方

図9Aは，**U領域背屈がわずかで後壁側に接線が生じていません**．図9Bのバリウム充填部下縁は，ぼんやりと不明瞭に描出されています（➡）．一方，図9CはU領域が明らかに背屈しており，後壁側に接線が生じています．図9Dのバリウム充填部下縁は，くっきりとした明瞭な線（―）として描出されています．

このようなX線画像における**U領域のバリウム充填部下縁の明瞭な辺縁線を「U-line」と定義**します．U-lineありは，U領域が大なり小なり接線領域となっていることを意味しています．

＜右側から見た胃の長軸シェーマ＞　　＜背臥位正面位のU領域拡大像＞

A) U領域の背屈：軽度

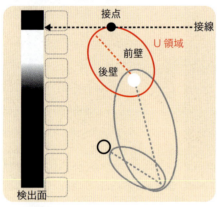

B) バリウム充填部下縁：不明瞭

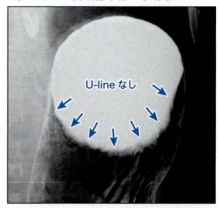

C) U領域の背屈：中等度以上

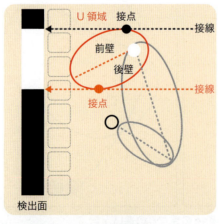

D) バリウム充填部下縁：明瞭な線

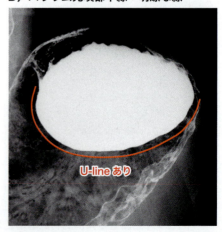

図9 ● X線的なU領域後屈の見方

3）U領域背屈の程度の違い

図10のシェーマは，いずれもU領域の後壁側に接点a，bを生じていますが，U領域背屈の程度が異なっています．図10Eは背屈が中等度で，図10Fは著明な状態です．

椎骨やU領域の長さを目安に比較してみると，図10EはU領域後壁側の接点aの位置が**第一腰椎（L1）あたりの高さ**にあります．また，**U領域の長さ**，すなわち**後壁側と前壁側の接線同士の間隔**（⟷）は3椎骨未満と短い状態です．

これに対し図10Fは，後壁側の接点bの位置が**第二腰椎（L2）の高さ**にあります．また，**U領域の長さは3椎骨以上**と長くなっています（⟷）．この状態は**接線領域が増えてM領域との重なりが多くなっている**点で，標的部位に盲点を生じやすいことがわかります．

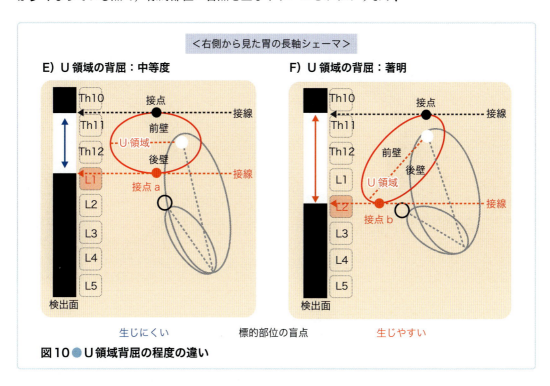

図10 ● U領域背屈の程度の違い

4）U領域亜分類：瀑状型のＸ線的判定基準

このようなことから，U領域亜分類としてU領域の背屈が著明な場合を⑤**瀑状型**と定義しました．U-lineの位置やU領域の長さを指標とし，以下のごとく判定します（表7）．

表7 ● U領域亜分類：瀑状型のＸ線的判定基準

⑤瀑状型	1. U-lineの位置	U-line最下縁がL1下縁より下方，または
	2. U領域の長さ	U-line最下縁と胃最上縁までが3椎骨以上

判定基準1または2のいずれかが相当するものを⑤**瀑状型**と判定します．症例によってはＸ線画像で胃最上部が欠像していたり，L1自体がわかりづらかったりすることがあるため，亜分類の判定が不能の場合があります．

5）瀑状型の判定基準1：U-lineの位置

瀑状型の判定では2つの見方があります．一つは**U-lineの位置**で，まず背臥位正面位でU-lineの有無を確認します．U-lineを認める場合は背屈の程度として，**U-line最下縁と椎骨（L1下縁）との相対的な位置関係**を見ます．

図11の画像はいずれもU-line（―――）が認められますが，図11AではU-line最下縁（●）が椎骨のL1下縁（----）よりも上方に位置しています．

これに対し図11Bは，L1下縁より下方に位置していることから，U領域に過度の背屈が生じているとみなされ，この場合を⑤**瀑状型**と判定します．

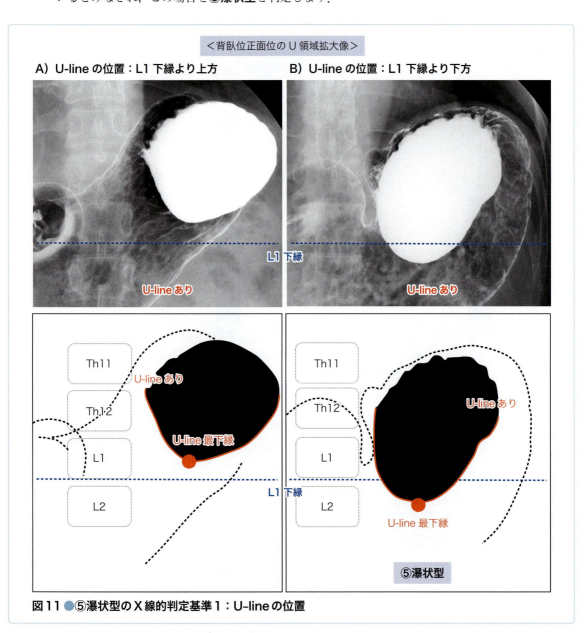

図11 ●⑤瀑状型のX線的判定基準1：U-lineの位置

6）瀑状型の判定基準2：U領域の長さ

　もう一つの見方は**U領域の長さ**です．特に椎骨自体がL1かどうかわかりづらい場合などでは，**U領域の胃最上縁からU-line最下縁までの長短**を見ます．

　図12Cは，U領域の長さが3椎骨未満と短い状態です（--▶）．これは背屈が中等度の状態で撮影への影響はそれほどありません．これに対し図12Dでは，U領域の長さが3椎骨以上と長く（--▶）なっておりU領域背屈が著明とみなされ，この場合も⑤**瀑状型**と判定します．

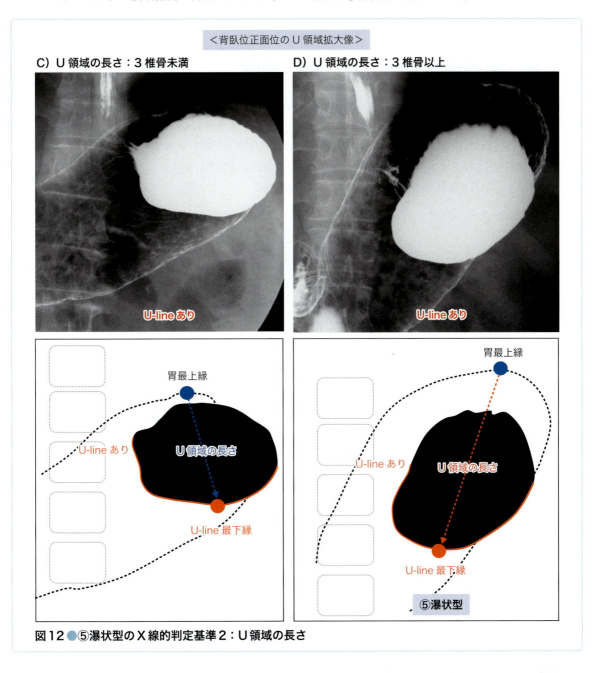

図12 ●⑤瀑状型のX線的判定基準2：U領域の長さ

　以上述べてきたように，定形胃の亜分類としてL領域では④屈曲型か否か，U領域では⑤瀑状型か否かを判定しますが，**両者が混在する場合は，⑥瀑状屈曲型**とします．これらにいずれも該当しない場合は，あえて表現する必要はありません．

第5章 Step 4：胃形に応じた最適な応用撮影ができる

2 定形胃の統計学的分析

前項で述べた定形胃の基本分類と亜分類の判定方法に基づいた実際の胃がんX線検診調査結果を見てみましょう．

1 定形胃の基本分類と亜分類の頻度

1）基本分類による3つの胃形の頻度と男女差

関連施設の2018年度胃がんX線検診被検者のうち，非定形胃を除いた定形胃200例（男性100例，女性100例）を無作為抽出し対象としました．対象の年齢中央値（幅）は58歳（40－79）でした．基本分類による3つの胃形の頻度は，①鉤状胃が126例（63％）と最も多く，③横胃53例（26％），②下垂胃21例（11％）の順でした（図1）．

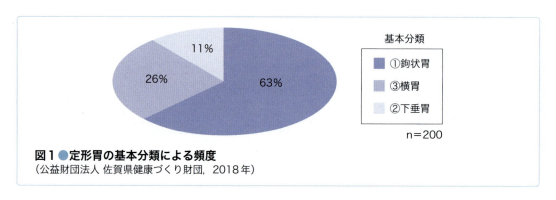

図1●定形胃の基本分類による頻度
（公益財団法人 佐賀県健康づくり財団，2018年）

また，年齢別の差はありませんでしたが，性別では①**鉤状胃と②下垂胃はいずれも女性が多く**，逆に③**横胃は男性がほとんど**でした（図2）．

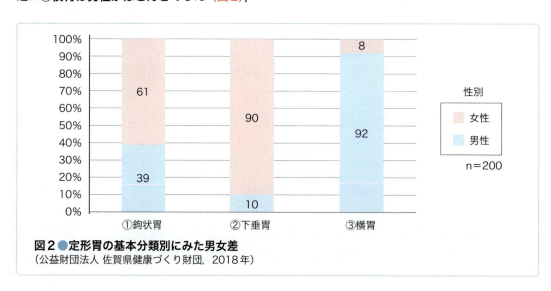

図2●定形胃の基本分類別にみた男女差
（公益財団法人 佐賀県健康づくり財団，2018年）

2）基本分類と体型との関係

次に，基本分類と体型との関係を検討しました．対象の体型因子は，BMI中央値（幅）21.2（13.0－31.2），腹囲中央値（幅）82.0（59.0－104.5）でした．基本分類別（図3）では，**①鉤状胃や②下垂胃では標準〜痩せ型体型**が多く，**③横胃では肥満型体型**の傾向にありました．

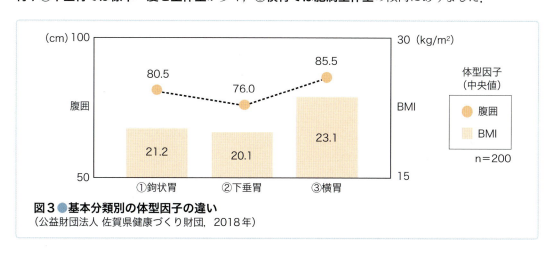

図3●基本分類別の体型因子の違い
（公益財団法人 佐賀県健康づくり財団，2018年）

以上の結果から，検査前に被検者体型を確認し，標準から痩せ型・女性であれば①鉤状胃や②下垂胃を，肥満体型・男性であれば③横胃をあらかじめ想定し，検査に臨むことができます．

3）基本分類と標的部位の三角の関係

基準8体位の標的部位の三角の総合判定を表1のごとく設定し，基本分類別に分析しました（図4）．

表1●基準8体位の標的部位の三角の総合判定基準

ほぼ適切	標的部位の三角の「イマイチ」が1つもない
一部不適切	標的部位の三角の「イマイチ」が1つある
不適切	標的部位の三角の「イマイチ」が2つ以上ある

標的部位の三角の総合判定結果は，①鉤状胃＜②下垂胃＜③横胃の順で不適切が多くなっていました．すなわち，①鉤状胃に比べて②下垂胃や③横胃は，撮影難易度が高いと思われました．

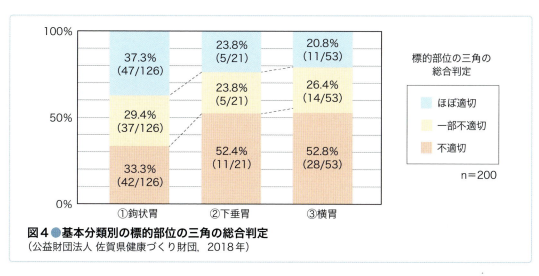

図4●基本分類別の標的部位の三角の総合判定
（公益財団法人 佐賀県健康づくり財団，2018年）

4）基本分類別に見た標的部位の三角の「イマイチ」の違い

　また，標的部位の三角が「イマイチ」と判定された基準体位を対象（n＝380）とし，「イマイチ」の内訳を基本分類別に比較しました（図5）．「イマイチ」の内訳は胃形を問わず**鮮明度**の割合が多く，最も注意が必要です．また，①鉤状胃に比べて②下垂胃は**広さ**が多く，③横胃では**角度**が多い傾向にあり，胃形別に注意点がやや異なっていました．

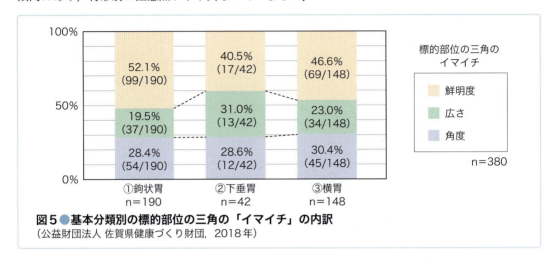

図5●基本分類別の標的部位の三角の「イマイチ」の内訳
（公益財団法人 佐賀県健康づくり財団，2018年）

5）基本分類別に見た亜分類の頻度

　さらに，亜分類（④屈曲型，⑤瀑状型，⑥瀑状屈曲型）を検討しました．基本分類全体に対する**亜分類の該当率は31.0％（62/200）**でした．

　基本分類別の比較（図6）では，③横胃は亜分類の**該当率67.9％（36/53）**と最も高く，亜分類の**④屈曲型41.5％（22/53）**，**⑤瀑状型1.9％（1/53）**，**⑥瀑状屈曲型24.5％（13/53）**で，局所的な盲点に注意する必要があります．

　また，①鉤状胃では亜分類の該当率**18.3％（23/126）**で，④屈曲型が多く認められました．②下垂胃では該当率**14.3％（3/21）**ですべて④屈曲型でした．①鉤状胃や②下垂胃であっても，亜分類の該当例があり少なからず注意が必要です．

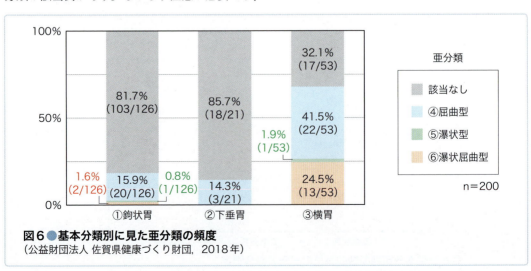

図6●基本分類別に見た亜分類の頻度
（公益財団法人 佐賀県健康づくり財団，2018年）

2 定形胃別の特徴

1）定形胃別の特徴のまとめ

以上，述べてきた定形胃の基本分類と亜分類別の特徴をまとめます．

A）基本分類：UML領域の状態を全体的に大きく見たもの

①鈎状胃の特徴
- J型の形状の胃で，腹厚の標準的な体型・女性に多く見られます．
- 撮影が最も容易であり，すべての胃の基準となる胃形に相当します．
- X線的な接線領域が少ないため標的部位の盲点が生じにくく，撮影および読影の支障が少ない胃形です．

②下垂胃の特徴
- 縦長の形状の胃で，腹厚の薄い痩せ型体型・女性に多く見られます．
- 胃が基本的にねじれたり折れ曲がりやすく，バリウムや空気が十二指腸側に流出しやすいことから，鈎状胃よりも撮影が難しい場合があります．
- 過度の流出により，胃内の描出範囲の点で標的部位の盲点が生じやすく，撮影と読影に支障をきたす場合があり注意が必要な胃形です．

③横胃の特徴
- 横長の形状の胃で，腹厚の厚い肥満型体型・男性に多く見られます．
- X線的な接線領域が全体的に多いうえ，亜分類の局所的な屈曲型や瀑状型を合併しやすく標的部位に過度の盲点が生じやすいことから，撮影と読影に支障をきたす場合があり，注意が必要な胃形です．

B）亜分類：L領域やU領域の状態を局所的に細かく見たもの

④屈曲型の特徴
- L領域が局所的に著明に折れ曲がっている状態で，横胃や鈎状胃に見られます．
- 折れ曲がっている部分では，バリウム残存に注意する必要があります．
- L領域同士や十二指腸との重なり具合によっては，障害因子となる可能性があります．

⑤瀑状型の特徴
- U領域が局所的に著明に背屈した状態で，U領域全体が最も接線方向になっており，U領域とM領域が重なりやすく過度の盲点を生じる場合があります．
- 鈎状胃でも，脾湾曲部付近の大腸ガスや糞便の影響でこの形状になる場合があります．
- 横胃に最も合併し，撮影難易度レベルがさらに高くなります．

⑥瀑状屈曲型の特徴
- ④屈曲型と⑤瀑状型を両方合併した状態で，特に横胃に多く見られます．
- 横胃に合併した場合，撮影の難易度レベルが最も高く画像精度良好な撮影を行うには高度な撮影技術を要します．

2）定形胃の撮影難易度レベルの設定

このような定形胃の基本分類と亜分類の特徴から，本書ではこれらに基づく**撮影難易度レベル**を設定しました（表2）．撮影難易度の目安を"**標的部位の盲点の生じやすさ**"とし，**5段階レベル**としました．レベル1から5に上がるほど盲点が生じやすく難易度が高い胃形とみなします．

まず，基本分類のレベル設定からはじまり，最も盲点が生じにくく撮影が容易な**①鉤状胃をレベル1**，胃の屈曲やねじれによって盲点が生じやすい**②下垂胃をレベル2**，胃全体の接線領域が最も多く盲点が生じやすい**③横胃をレベル3**と設定しました．

さらに，亜分類が該当した場合を想定し，**④屈曲型**または**⑤瀑状型では難易度レベルが1段階ずつ上がり**，両方を伴う**⑥瀑状屈曲型では2段階**上がります．

表2● 定形胃の基本分類と亜分類に基づく撮影難易度レベルの設定

撮影難易度レベル		B) 亜分類		
			④屈曲型，⑤瀑状型	⑥瀑状屈曲型
A) 基本分類	①鉤状胃	レベル1	レベル2	レベル3
	②下垂胃	レベル2	レベル3	レベル4
	③横　胃	レベル3	レベル4	レベル5

例えば，基本分類が③横胃で亜分類が該当しない場合はレベル3のままですが，④屈曲型か⑤瀑状型のいずれかが該当した場合は，レベル4となります．また，⑥瀑状屈曲型が該当した場合はレベル5とし，難易度が最も高い胃形とみなします．難易度レベルが高い胃形ほど画像精度不良となりやすいことから，より高度な撮影技術が必要となります．

3）撮影難易度レベルと標的部位の三角の分析

最後に，無作為抽出した胃がんX線検診800例の撮影難易度レベルと標的部位の三角の分析結果を示します（図7）．難易度レベルが高くなるほど，**標的部位の三角のまあまあ〜イマイチ率**が高くなっていました．標的部位の三角をすべて「いいね」にするためには，撮影難易度レベルに応じたさまざまな撮影の工夫が必要となります．

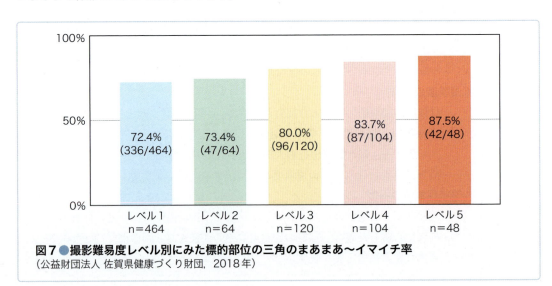

図7● 撮影難易度レベル別にみた標的部位の三角のまあまあ〜イマイチ率
（公益財団法人 佐賀県健康づくり財団，2018年）

第5章 Step 4：胃形に応じた最適な応用撮影ができる

3 胃形の判定をやってみよう

それでは，X線画像を見ながら定形胃の胃形分類を行ってみましょう．ここでは，すべて背臥位正面位のX線画像を提示します．

Case 1　Q：この胃形は何でしょう？　撮影難易度レベルは？

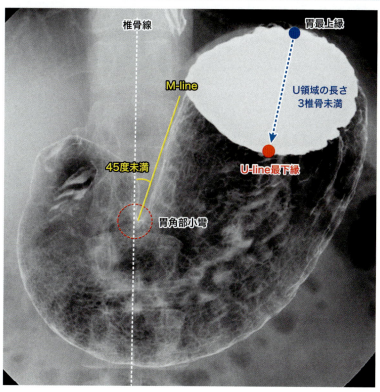

図1 Case 1のX線画像：背臥位正面位

A）基本分類

胃角部小彎（⭕）の位置は骨盤線より明らかに上方に位置し，**椎骨線**（白点線）に対する**M-line**（──）の角度は45度未満であることから，①**鈎状胃**と判定します．

B）亜分類

L領域は長く広く見え，L-lineの角度を見ると急な折れ曲がりはなく④屈曲型には該当しません．また，U領域はU-lineがありますが，U領域の長さが3椎骨未満で⑤瀑状型には該当しないことから，最終的な胃形判定は**鈎状胃**で，**撮影難易度レベル1**相当です．

Ans.：鈎状胃（撮影難易度レベル1）

Case 2　Q：この胃形は何でしょう？ 撮影難易度レベルは？

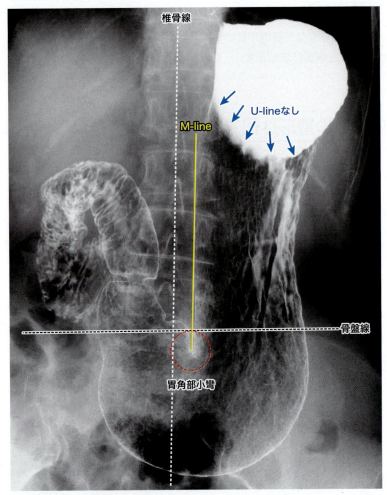

図2 ● Case 2のX線画像：背臥位正面位

A）基本分類

　Case 1と比べて胃全体の形状は**縦長**に見えます．異なる点は胃角部小彎の位置で，それが**骨盤線**（----）より下方に位置していることから，②**下垂胃**と判定します．

B）亜分類

　L領域は，L-lineの急な折れ曲がりや交差を認めず，④屈曲型には該当しません．
　また，U領域の**バリウム充填部下縁はぼんやりと不明瞭**（→）な状態になっており，U-lineが認められないことからU領域背屈がないとみなされます．

　以上から，最終的な胃形判定は**下垂胃**で，**撮影難易度レベル2**相当です．①鉤状胃よりも十二指腸へのバリウム流出や胃の屈曲・ねじれに注意する必要があります．

Ans.：下垂胃（撮影難易度レベル2）

Case 3　Q：この胃形は何でしょう？ 撮影難易度レベルは？

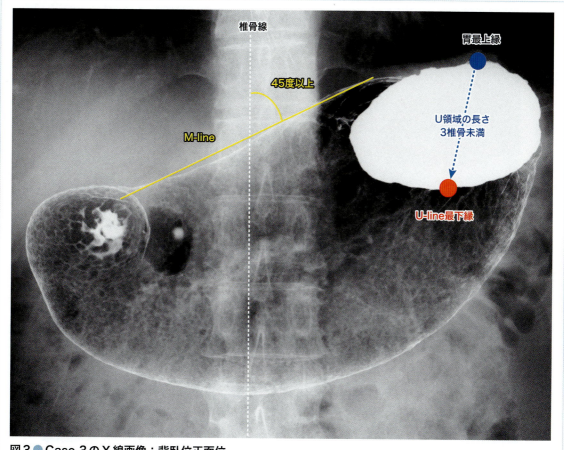

図3● Case 3のX線画像：背臥位正面位

A）基本分類

　Case 1と比べて胃全体の形状は**横長**に見えます．異なる点はM-lineの角度で，45度以上あることから③**横胃**と判定します．

B）亜分類

　L領域は短く狭く見えることからL-lineの重なりを見てみると，L-lineの交差や半円線を認めないことから④屈曲型には該当しません．また，U領域にはU-lineがありますが，U領域の長さが3椎骨未満であることから⑤瀑状型には該当しません．

　以上から，最終的な胃形判定は**横胃**で，**撮影難易度レベル3**相当となります．①鉤状胃や②下垂胃よりもX線的な接線領域が多い点に注意する必要があります．

> **Ans.：横胃（撮影難易度レベル3）**

> memo ▶ 検査初期に，胃形を把握できるようになろう

第5章　3. 胃形の判定をやってみよう　211

Case 4　Q：この胃形は何でしょう？　撮影難易度レベルは？

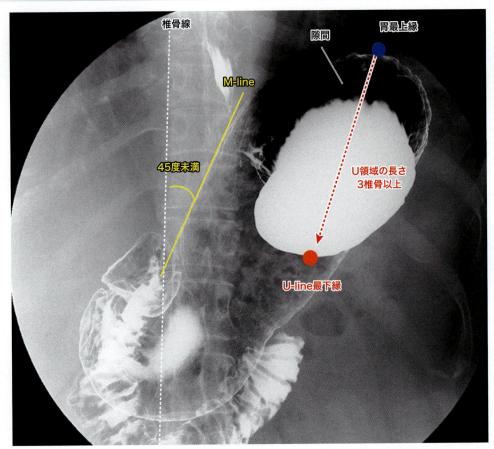

図4● Case 4のX線画像：背臥位正面位

A）基本分類
胃全体の形状は，M-lineの角度が45度未満であることから①**鉤状胃**と判定します．

B）亜分類
L領域の状態は十二指腸へのバリウム流出があり判定しづらいですが，明らかなL-lineの重なりは認められません．

一方，U領域にはU-lineがあり，胃最上縁からU-line最下縁までの**U領域の長さ**が3椎骨以上と長いことから，⑤**瀑状型**と判定します．このように瀑状型では，**バリウムがU領域全体に完全に充填せず，胃最上縁近傍に隙間がある**ことが参考所見となります．

以上から，最終的な胃形判定は**鉤状胃・瀑状型**と表現されます．基本分類が鉤状胃であっても，このような例では1レベル上がった**撮影難易度レベル2**相当となり，特に上部撮影の工夫が必要となります．

Ans.：鉤状胃・瀑状型（撮影難易度レベル2）

Case 5　Q：この胃形は何でしょう？ 撮影難易度レベルは？

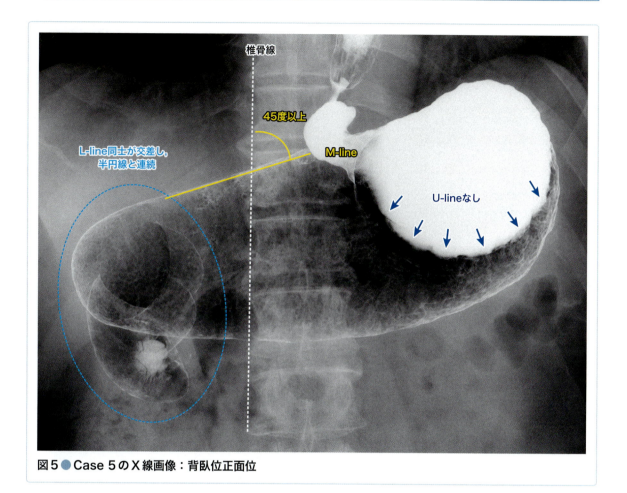

図5 ● Case 5のX線画像：背臥位正面位

A）基本分類

　一見して胃全体の形状は**横長**に見え，M-lineの角度が45度以上あり，③**横胃**と判定します．

B）亜分類

　L領域の状態は，幽門部が明らかに足側向きになっており，**L-lineの重なり**を見るとL-line同士が交差していることから④**屈曲型**と判定します．

　また，U領域の**バリウム充填部下縁はぼんやりと不明瞭**（──▶）であることから，⑤瀑状型には該当しません．瀑状型のCase 4と比べて，胃最上縁近傍に隙間はありません．

　以上から，最終的な胃形判定は**横胃・屈曲型**と表現され，通常の横胃よりも1レベル上がった**撮影難易度レベル4**相当となります．同じ横胃であっても，このような例ではL領域に過度な盲点を生じやすく，撮影の工夫が必要となります．

Ans.：横胃・屈曲型（撮影難易度レベル4）

Case 6　Q：この胃形は何でしょう？ 撮影難易度レベルは？

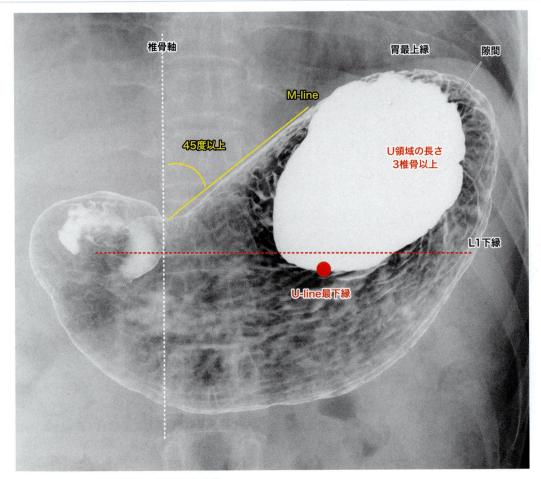

図6 ● Case 6のX線画像：背臥位正面位

A）基本分類

　胃全体の形状はやや**横長**に見え，M-lineの角度が45度以上あることから，③**横胃**と判定します．

B）亜分類

　L領域は短く狭く見えることから**L-lineの重なり**を見ると，L-line同士の交差や半円線ははっきりせず，④屈曲型とは判定できません．

　しかし，U領域にはU-lineが認められ，**U-line最下縁（●）の位置**がL1下縁（----）よりも下方にあり，⑤**瀑状型**と判定します．この例では，**胃最上縁近傍に隙間**が認められます．

　以上から，最終的な胃形判定は**横胃・瀑状型**と表現され，通常の横胃よりも1レベル上がった**撮影難易度レベル4**相当となります．同じ横胃であっても，このような例ではU領域に過度な盲点を生じやすく，撮影の工夫が必要となります．

> **Ans.：横胃・瀑状型（撮影難易度レベル4）**

Case 7　Q：この胃形は何でしょう？ 撮影難易度レベルは？

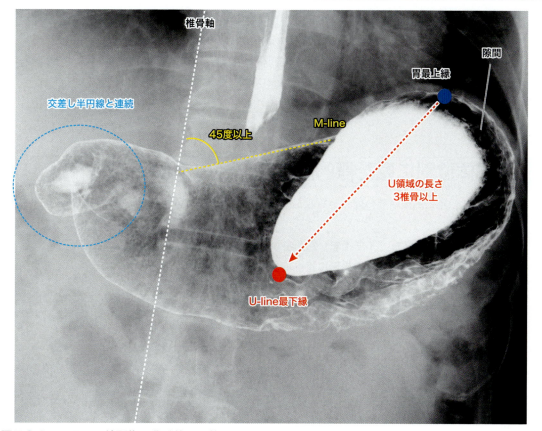

図7 ● Case 7のX線画像：背臥位正面位

A）基本分類

　胃全体の形状は一見して**横長**に見え，M-lineの角度が45度以上あり③**横胃**と判定します．

B）亜分類

　L領域の状態は，**L-lineの重なり**を見るとL-line同士が交差し半円線と連続していることから，④**屈曲型**と判定します．

　さらにU領域は，胃最上縁からU-line最下縁までのU領域の長さが3椎骨以上と長いことから，⑤**瀑状型**と判定します．この例も，**胃最上縁近傍に隙間**が認められます．

　以上から，最終的な胃形判定は**横胃・瀑状屈曲型**と表現され，通常の横胃よりも2レベル上がった**撮影難易度レベル5**相当となります．定形胃のうち最も標的部位の盲点が生じやすく，良好な画像精度を得るには高度な技術を要します．

> **Ans.：横胃・瀑状屈曲型（撮影難易度レベル5）**

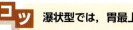 瀑状型では，胃最上縁近傍に二重造影部の隙間がある

第5章 Step 4：胃形に応じた最適な応用撮影ができる

4 鉤状胃に対する応用撮影

胃形や撮影難易度レベルが把握できたら，いよいよ応用撮影の実践です．
撮影難易度を3大領域別に眺めた場合，特に標的部位の三角が「イマイチ」になりやすいのが前壁撮影です．前壁撮影の手技修得にあたっては，撮りやすい鉤状胃を対象としてトレーニングしていくのが早道です．

1 基準体位別に見た標的部位の三角の比較

基準体位別に画像精度の違いがあるかを明らかにするため，標的部位の三角の**「イマイチ」の数**を分析しました（図1）．

8体位のうち，最も「イマイチ」数が多かった体位は**「腹臥位正面位」**で，標的部位の3大領域のうち**前壁撮影は，他領域の撮影に比べて撮影難易度が高い**と思われました．

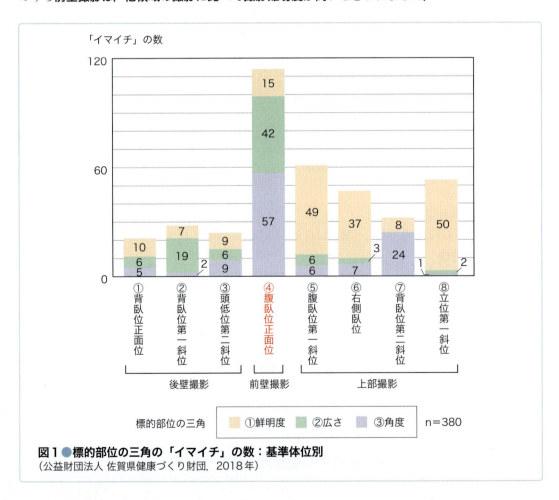

図1● 標的部位の三角の「イマイチ」の数：基準体位別
（公益財団法人 佐賀県健康づくり財団，2018年）

2 前壁撮影の特徴と問題点

1）理想的な前壁撮影とは

　胃のML領域・前壁を最適に描出した理想的な前壁撮影画像のイメージは，**後壁撮影を裏返したような状態の画像**です（図2）.

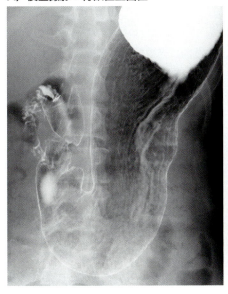
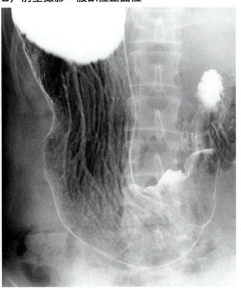

図2●理想的な前壁撮影とは

2）前壁撮影の問題点

　ところが，前述したように撮影難易度の高い前壁撮影は，標的部位の三角の①鮮明度，②広さ，③角度のすべてが「イマイチ」となりやすいことが問題点です（図3）.

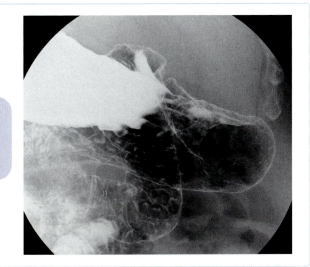

図3●前壁撮影の「イマイチ」例

3) 前壁撮影の特徴

なぜ，前壁撮影は標的部位の三角がすべて「イマイチ」になりやすいのでしょうか？背臥位正面位と腹臥位正面位の撮影状態の違いを見てみましょう．

● 背臥位正面位と腹臥位正面位の撮影状態の違い

水平位における**後壁撮影時の背臥位正面位**（図4A）では胃の長軸の向きが**反重力方向に凸**であることから，重力方向のU領域・後壁にバリウムが溜まりML領域に空気が移動しやすく，必然的に**二重造影像**になりやすい状態です（図4C）．

これに対し，**前壁撮影時の腹臥位正面位**（図4B）では胃の長軸の向きが**重力方向に凸**であることから，バリウムはML領域・前壁に溜まり，必然的に**充盈像の状態**になります（図4D）．そのため，ML領域・前壁を二重造影で描出するには，寝台を頭低位にしてML領域のバリウムを強制的にU領域方向へ移動させる必要があり，後壁撮影に比べて難易度が高くなります．

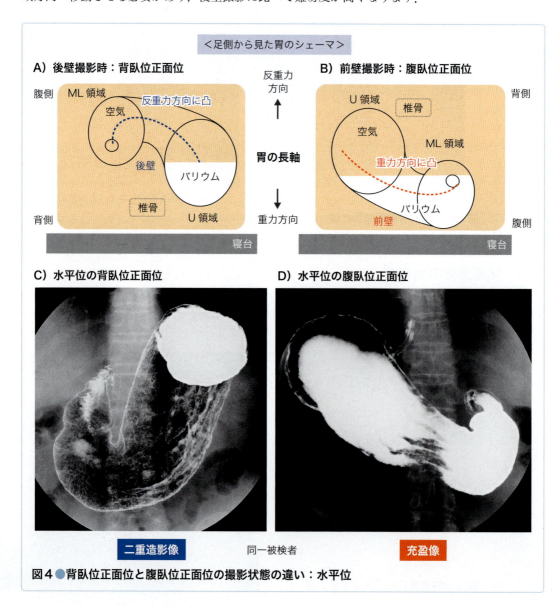

図4 ● 背臥位正面位と腹臥位正面位の撮影状態の違い：水平位

● **胃形別に見た前壁撮影の難易度**

さらに前壁撮影は，**被検者因子の胃形別にも難易度の差**があります．

定形胃のうち鉤状胃や下垂胃（図5A）は，**胃の長軸が寝台に対しほぼ平行に近い形状**のため，寝台角度を水平位から頭低位にするとML領域に溜まっているバリウムがU領域へ，かつU領域の空気がML領域へ移動しやすく二重造影像になりやすい状態です．

これに対し横胃（図5B）は，**胃の長軸が寝台に対し垂直気味の形状**のため，頭低位にしても**バリウムと空気の移動交換しにくく二重造影になりにくい状態**です．すなわち，前壁撮影は横胃ほど難しくなります．

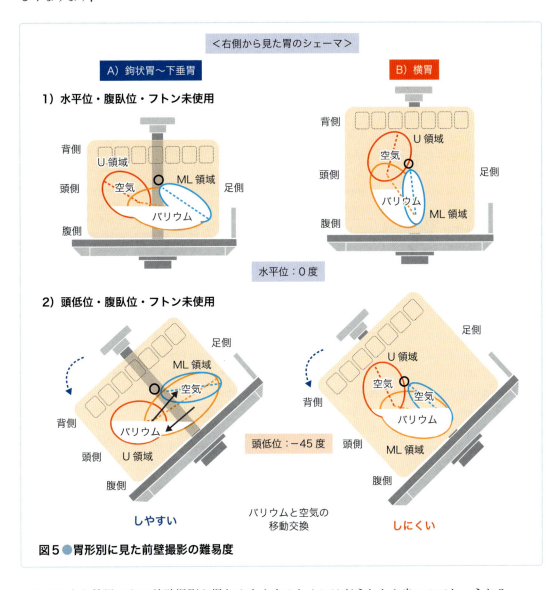

図5 ● 胃形別に見た前壁撮影の難易度

このような特徴のある前壁撮影を撮りやすくするためにはどうしたら良いのでしょうか？

それは，**前壁撮影用フトンを使用すること**です．第3章1で述べたように前壁撮影用フトンを適切に使用すると，標的部位の三角をすべて「いいね」の状態にすることができます．逆に，**フトンを使用しないと良好な前壁撮影は不可能**といっても過言ではありません．

3 前壁撮影におけるフトン使用の意義

前壁撮影用フトンを使用する最大の利点は，**胃壁の圧迫効果が得られること**です．胃壁の圧迫効果が標的部位の三角にどのような影響を及ぼすのかを考えてみましょう．

1) 胃の短軸から見た胃壁圧迫効果

胃の短軸方向から眺めたイメージを図6，7に示します．二重造影時の胃壁の断面形状は，通常ほぼ**円柱状**とみなされます（図6A）．前壁撮影用フトンを使用した場合，胃壁圧迫効果によって標的部位の前壁面をより**平板状**にすることができます（図6B）．平板状になるほど**接線気味の領域が少なくなり**，かつ前壁面に圧迫操作が加わることによって**洗浄能が高まりやすくなること**から，標的部位の①鮮明度や②広さを「いいね」にすることができます．

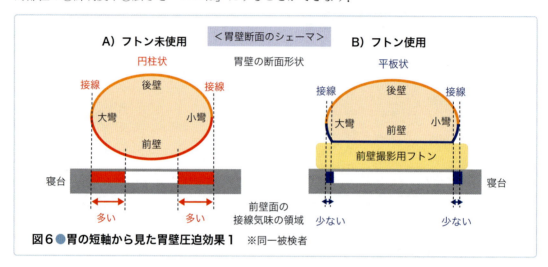

図6 ● 胃の短軸から見た胃壁圧迫効果1 ※同一被検者

また，前壁面が寝台に対し斜めになっている場合（図7C）でも，前壁撮影用フトンを使用した場合，胃壁圧迫効果によって胃の短軸の角度を変化させ，**前壁面と寝台をほぼ平行**にすることができます（図7D）．すなわち，フトンを用いることによって胃の短軸の角度を任意調整しやすくし，標的部位の②広さや③角度を「いいね」にすることができます．

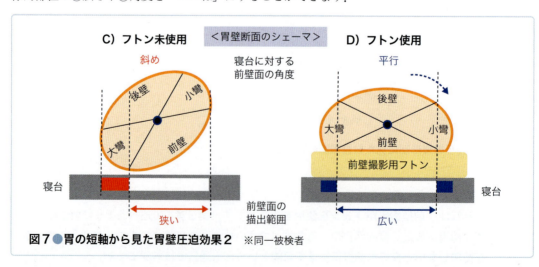

図7 ● 胃の短軸から見た胃壁圧迫効果2 ※同一被検者

2）胃の長軸から見た胃壁圧迫効果

次に，胃の長軸方向からも眺めてみます．通常の腹臥位（図8E）では，ML領域がバリウムの重みで背臥位時よりも腹壁側へ傾きやすく，胃の長軸が寝台に対して斜めとなり**ML領域とU領域の高低差がある状態**です．このまま頭低位にしても，バリウムと空気の移動交換が容易でないため，前壁面の広さが狭くなる傾向にあります．

これに対しフトンを適切に使用した場合（図8F），胃の短軸同様に長軸も寝台に対して平行気味になります．**平行になるほどML領域とU領域の高低差が少なくなり**，バリウムと空気の移動交換が容易になることから，標的部位の②広さや③角度を「いいね」にすることができます．

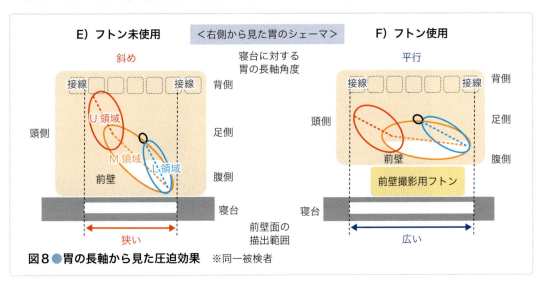

図8 胃の長軸から見た圧迫効果　※同一被検者

このような前壁撮影用フトンによる胃壁の圧迫効果は，前壁撮影前の**腹臥位充盈像の状態で把握できます**．フトン未使用の腹臥位充盈像（図9G）で，M-lineが斜めになっているほど，胃角部小彎の位置が頭側方向に高いほど前述した状態（図6A，図7C，図8E）です．一方，フトンによる適切な胃壁圧迫効果が得られると（図9H），**M-lineの角度が椎骨線とほぼ平行**に近くなり，**胃角部小彎の位置がより足側方向に下がった状態**（図6B，図7D，図8F）になります．

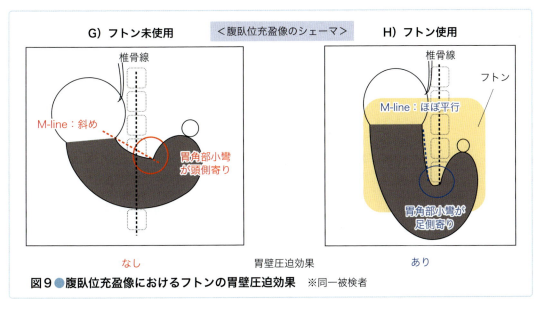

図9 腹臥位充盈像におけるフトンの胃壁圧迫効果　※同一被検者

3）前壁撮影用フトンの使用方法のポイント

前壁撮影では**フトンが不可欠**なものだとわかりました．次に，どのような材質のフトンを選択したら良いのか，それを具体的にどのように使用すればよいのかを考えてみましょう．

● 前壁撮影用フトンの材質

前壁撮影用フトンの材質のポイントは，基本的に読影に支障がないように**X線画像上に写らないもの**で，**適度な胃壁の圧迫効果があること**の2点です．注意点は，フトンを被検者のお腹に敷くので，場合によっては痛みが生じることがあり，**硬すぎない柔らかすぎない材質がベスト**です．

実際に使用されている材質には，綿花やシーツ，クッション，バスタオルなどさまざまな種類（図10）があるようですが，各施設や個人の技術に適したより良い材質を選択しましょう．

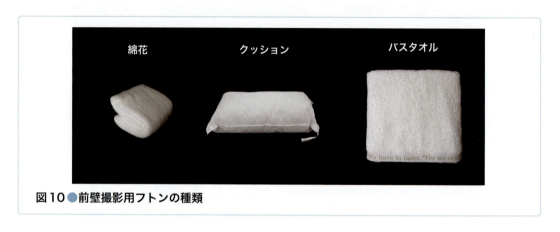

図10●前壁撮影用フトンの種類

● フトンの三角

前壁撮影用フトンの使用方法のポイントは，**フトンの①厚さ，②大きさ，③位置**の3つです．これを本書では，「**フトンの三角**」と呼称します（図11）．

一般的にフトンの①厚さが厚いほど硬めで胃壁の圧迫力が強くなり，フトンの②大きさが大きいほど圧迫範囲が広く押さえやすくなり，フトンを敷く③位置が適切なほど圧迫効果がより得られやすくなります．

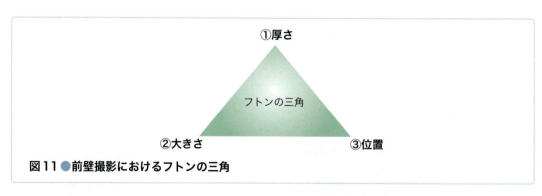

図11●前壁撮影におけるフトンの三角

これら3つのうちいずれかが悪いと，せっかくフトンを使用しても適切な胃壁圧迫効果が得られません．**「フトンの三角」をすべてバランス良く最適な状態で使用する**必要があります．

しかしながら，どんなフトンをどのように使えば良いかはこれまで十分に確立されていませんでした．また，フトンを何種類も準備し被検者ごとに使い分けするのは煩雑です．

4 バスタオルのり巻き法による前壁撮影

1) バスタオルのり巻き法による前壁撮影の主な特徴

そこで，筆者らは前壁撮影における「**バスタオルのり巻き法**」を考案しました．バスタオルのり巻き法とは，前壁撮影用フトンとしてバスタオルを使用し，さまざまな胃形に対してバスタオルの形状調整を逐次行うことができる有用な手技です．その主な特徴を表1に示します．

表1● バスタオルのり巻き法による前壁撮影の主な特徴

- 市販のバスタオルを使用するため，入手しやすく種類が豊富
- 素材が基本的に柔らかめで，痛みを生じる可能性も低い
- 胃形に合わせて，フトンの厚さや大きさなどの形状調整が簡便にできる
- 胃形に合わせたフトンをあらかじめ数種類作製しておく必要がない

水町寿伸，他：バスタオルのり巻き法による前壁撮影の検討．日本消化器がん検診学会雑誌 47：43-54，2009より引用

2) バスタオルのり巻き法の調整方法

被検者の体型や胃形に「フトンの三角」を対応させたバスタオル調整方法を図12に示します．市販のバスタオルを縦横に1回ずつ折り畳んだものを基本形とし，その折り畳み回数を多くのり巻き状にするほど，その形状を厚く，小さく，硬めにすることができます．

鉤状胃では，バスタオルを**三つ折り～四つ折り**（図12B，C）とし，痩せ型や下垂胃の場合は，より**薄めで大きめ**（図12A）に調整します．肥満体型や横胃の場合は，より**厚めでのり巻き状**（図12D）に調整すると，それぞれ最適な胃壁の圧迫効果が得られやすくなります．

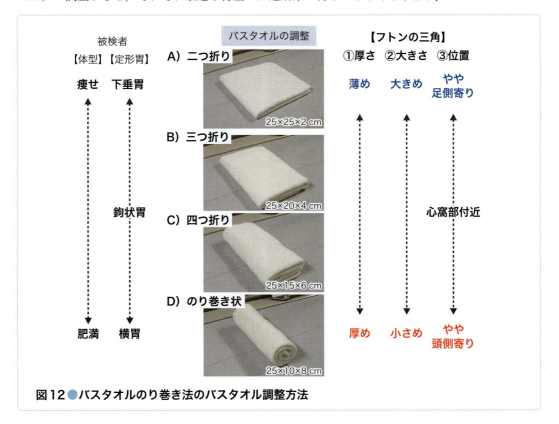

図12● バスタオルのり巻き法のバスタオル調整方法

3）バスタオルのり巻き法による前壁撮影の基本的な手順

難易度の高い前壁撮影をマスターするためには，まずは鉤状胃に対してきちんと撮影できるようになることが早道です．そこで，**鉤状胃**を主な対象としたバスタオルのり巻き法による前壁撮影の基本的な手順について解説していきます（表2）．

表2 ● バスタオルのり巻き法による前壁撮影の基本的な手順

①背臥位正面位と腹臥位正面位で，M-lineの角度を把握する
②腹臥位正面位で，U領域の空気量を確認する
③バスタオルを調整し，心窩部あたりに挿入する
④バスタオル挿入後，その胃壁圧迫効果を確認する
⑤肩当てを装着し，手摺りの握り方を確認する
⑥寝台を逆傾斜し，できるだけ迅速に撮影する
⑦腹臥位正面位から，腹臥位第二斜位の順で撮影する

手順①：M-lineの角度の把握

まず，背臥位正面位と腹臥位正面位の**M-lineの角度を把握**しておきます．背臥位正面位における胃形は鉤状胃で，M-lineの角度は**約15度**ぐらいです（図13A）．前壁撮影前に水平位の腹臥位正面位にすると，充盈像となったM-lineの角度は**約30度**になっています（図13B）．

このようにM-lineの角度は腹臥位時の方がハンモック現象によって斜めに傾く傾向にあり，横になっているほど前壁撮影が難しくなります．そこでM-lineが横になっているほど厚めのフトンを選択し，最低でも背臥位時のM-lineの角度に近づける胃壁圧迫効果を得る必要があります．

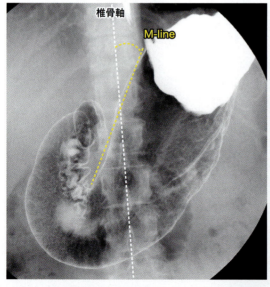
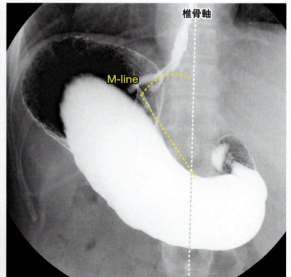

図13 ● 前壁撮影の手順①：M-lineの角度の把握　※同一被検者

手順②：U領域の空気量の確認

また，腹臥位正面位にした際，**U領域の空気量を確認**します（図14）．

図14CのU領域の伸展状態が，良好な前壁撮影を行うために必要な空気量の目安です（◄--►）．しかし，前半の後壁撮影やゲップなどで空気量が減った場合，図14Dの伸展状態（◄-►）になりバリウムと空気の移動交換が難しくなるため，すみやかに**発泡剤を必要量追加**します．

C) U領域の空気量が適切

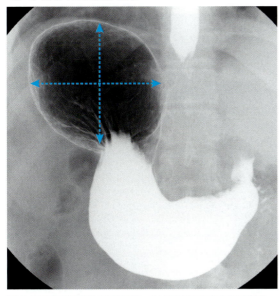

D) U領域の空気量が少ない

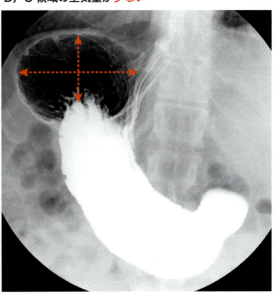

図14 ●前壁撮影の手順②：U領域の空気量の確認　※同一被検者

手順③：バスタオルの調整と挿入

手順①のM-lineの角度を目安にしてバスタオルを**三つ～四つ折りにすばやく調整**し，水平位（図15E）の状態で被検者に軽く腕立て伏せをしてもらい，**心窩部あたり**に挿入します（図15F）．

E) 水平位：バスタオル挿入前

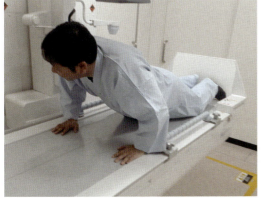

軽く腕立てをしてもらい，空間をつくってもらう

F) 水平位：バスタオルの挿入時

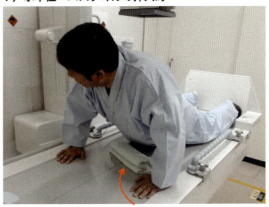

心窩部を目安に，調整したバスタオルを敷く

図15 ●前壁撮影の手順③：バスタオルの調整と挿入

手順④胃壁圧迫効果の確認

バスタオル挿入後，透視モニター上の**腹臥位充盈像で胃壁圧迫効果を確認**します．効果の目安は，少なくとも**背臥位時のM-lineの角度よりも縦**になるようにします（図16）．

挿入前（図16G）ではM-lineの角度が約30度ぐらいですが，挿入後（図16H）はM-lineが**椎骨軸にほぼ平行に近い状態**になっています．また，胃角部小彎の位置もより足側に移動しています．

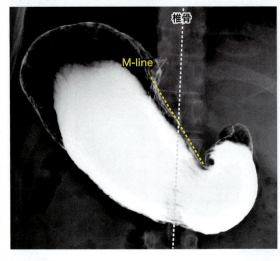
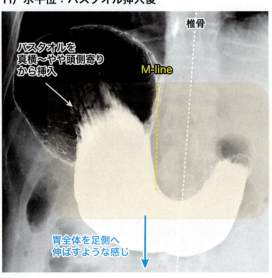

図16 ● 前壁撮影の手順④：胃壁の圧迫効果の確認　※同一被検者

バスタオル挿入からその圧迫効果を得るまでの一連のコツは，胃形を問わず**真横〜やや頭側寄りから挿入**し，挿入後にバスタオルで**胃全体をやや足側へ伸ばすような感じにする**ことです．

この技術修得にあたっては，バスタオルのみによる胃壁圧迫効果が十分かを確認するため，**水平位で挿入するトレーニングが推奨**されます．水平位で図16Hの状態となっていることが，胃壁圧迫効果が十分に得られており，フトンの三角がすべて適切となっていることを客観的に表しています．何はさておき，このような状態にすることが**前壁撮影のキモ**です．

> **コツ**　前壁撮影用フトン使用のキモ：
> 水平位の腹臥位充盈像で胃壁の圧迫効果を確認しよう

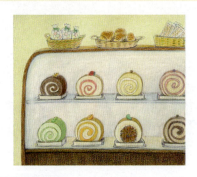

● **あるある例：胃壁圧迫効果が得られていない場合**

　胃壁圧迫効果がうまく得られていない例を図17に示します．

　いずれもバスタオル挿入後の例ですが，図17IはM-lineの角度と胃角部小彎の位置が変化していません．一般的には，フトンの三角のうち厚さが足らずに薄すぎる場合が多いようです．また，図17Jは胃体部大彎側が頭側へ押し上げられています．これは，フトンの挿入位置が下すぎる場合に起こりやすい現象です．

　これらは結果的にいずれも**適切な胃壁圧迫効果が得られていないため，前壁撮影用フトンを使用していないのと同じ状態**です．そのため，このまま頭低位にしても適切な二重造影が得られません．そこで，このような場合は焦らずに前述した図16Hの状態になるように，被検者に声かけしながら**逐次バスタオルを調整・挿入し直す**必要があります．

I) M-lineの角度と胃角部小彎の位置が変化なし

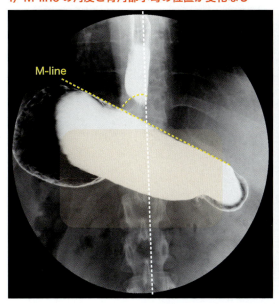

J) 胃体部大彎側が押し上げられている

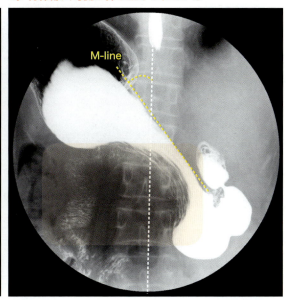

①厚さが薄すぎる　　フトンの三角　　③位置が下すぎる

図17 ●バスタオルによる胃壁圧迫効果不良例

> **memo** 最適な胃壁圧迫効果を得るために，逐次フトンの三角を調整しよう

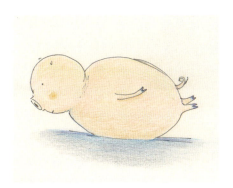
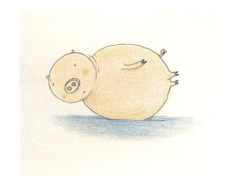

第5章　4．鉤状胃に対する応用撮影　227

● 胃壁の圧迫効果をより発揮させるコツ

また，フトンの三角が適切にもかかわらず，十分な胃壁圧迫効果が得られない場合もあります．それらの多くは，**被検者の腹筋の緊張**に起因します．

バスタオル挿入後に被検者の顎や肩が上がったり身体を仰け反ったようになると腹筋に余計な力が入り（図18K），胃壁圧迫効果が不十分となる傾向にあります（図18L）．

このような場合，被検者をできるだけ**リラックスさせるような声かけ**をしっかり行います．お腹を柔らかく脱力させるよう指示しながら，頬や肩を寝台にできるだけつけさせ，**バスタオルと腹壁をできるだけ密着させる**ようにします（図18M）．そうすると同じバスタオルを挿入した状態でも，胃壁圧迫効果をしっかり得ることができます（図18N）．

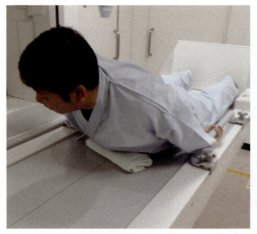
K）腹筋の緊張あり
頬や肩が上がった状態

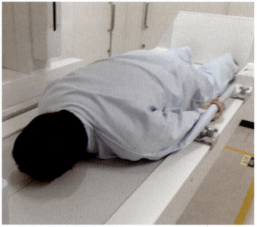
M）腹筋の緊張なし
頬や肩を寝台へできるだけつけさせる

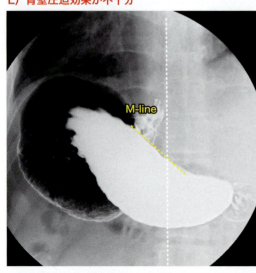
L）胃壁圧迫効果が不十分

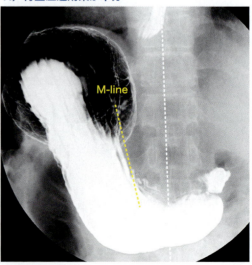
N）胃壁圧迫効果が十分

図18 ● 胃壁の圧迫効果をより発揮させるコツ　※同一被検者，同一フトン

 前壁撮影では，とにかくお腹の力を抜かせよう

手順⑤：肩当て装着と手摺り確認

　頭低位で撮影する前壁撮影では，**被検者の寝台落下リスクを最小限にする**必要があります．そこで，被検者にこれから逆傾斜し頭低位になっていく撮影を行うことを声かけし，安全対策として**落下防止肩当て**（図19O）を必ず装着し，**手摺りを逆手**（図19P）でしっかり握らせます．

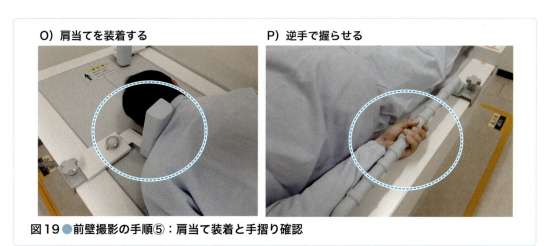

図19● 前壁撮影の手順⑤：肩当て装着と手摺り確認

手順⑥ 寝台の逆傾斜と迅速な撮影

　バスタオルによる胃壁圧迫効果が得られた状態のまま，寝台を逆傾斜していきます（図20Q）．ポイントは，**被検者の右腰を極力上げない状態で頭低位にする**ことです．そうすると逆傾斜になるにつれてU領域の空気がML領域へ自然に移動していき，標的部位の三角がすべて良好な二重造影状態となります（図20R）．また，バリウムが前壁側をきっちり通過することによって，透視モニターで**波が引いていくようなバリウムの流れ**を観察することができ，異常像を認識しやすくなります．

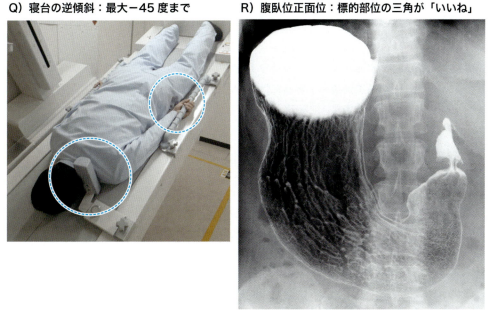

図20● 前壁撮影の手順⑥：寝台逆傾斜と迅速な撮影

手順⑦：腹臥位正面位から腹臥位第二斜位の順で撮影

　基準撮影法2では，腹臥位正面位と腹臥位第二斜位の2体位が基準体位となっています．この際のポイントは**撮影順序**で，必ず腹臥位正面位を撮影した後に腹臥位第二斜位を撮影します．**逆の場合は，2体位とも標的部位の三角が「イマイチ」となる可能性**が高くなります．

　その理由は，バスタオルによる胃壁圧迫効果は腹臥位正面位で最も得られやすいこと（図21S），第二斜位にし右腰が上がれば上がるほど良好だった圧迫効果が解除されやすくなるためです（図21T）．

　いったん解除された場合，元に戻りにくいためバスタオルを敷き直す手間が生じます．また，第二斜位にするほど十二指腸の位置が高くなり空気もバリウムも十二指腸側へ流出しやすく，その後の撮影に必要な胃内の空気量が確保しにくくなる傾向があります．

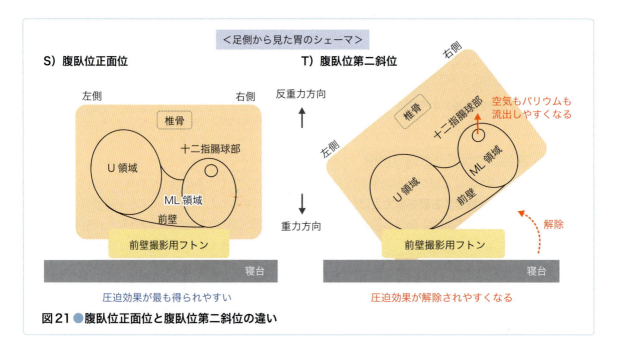

図21 ● 腹臥位正面位と腹臥位第二斜位の違い

　そこで，バスタオル挿入後，胃壁の圧迫効果がしっかり得られた状態のまま腹臥位正面位を最初に撮影し，その**圧迫効果をできるだけ維持させる感じ**で右腰を上げすぎない程度の軽度第二斜位で撮影すると，比較的容易に2体位とも良好な前壁撮影が実施可能となります．

> **memo** 前壁撮影は，正面位から
> 〜適切な胃壁圧迫効果をKeepするために，撮影順序に気をつけよう

4）前壁撮影のMake upの工夫：腹臥位・左右交互変換法

　前壁撮影においても，被検者の胃液や粘液が多い場合などでは，ベタベタ，アワアワ，ムラムラになりやすいためMake upのひと工夫が必要となります．

　前壁撮影のMake upには，逆傾斜前の**腹臥位・左右交互変換法**が有用です（図22）．腹臥位でフトン挿入した後に左右交互変換すると**ゆりかごのような動きのMake up操作が可能**となり，バリウムを胃内にまんべんなくかつダイナミックに動かすことができ洗浄効果を高めることができます．この際，フトンの位置が大きくずれないように注意します．

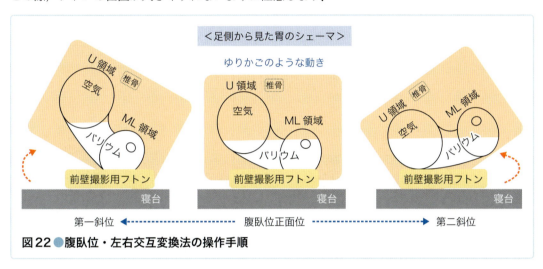

図22 ● 腹臥位・左右交互変換法の操作手順

　図23Aでは，標的部位に残泡やムラムラがありますが，腹臥位・左右交互変換法実施後（図23B）は鮮明度が「いいね」となっています．

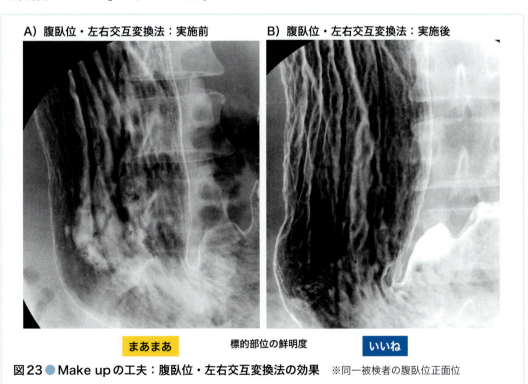

図23 ● Make upの工夫：腹臥位・左右交互変換法の効果　　※同一被検者の腹臥位正面位

5）鉤状胃に対する前壁撮影用フトン使用の有用性

　最後に，関連施設における胃がんX線検診例のうち**「鉤状胃」の腹臥位正面位**のみを対象とし，前壁撮影フトン使用の有無別に標的部位の三角を比較検討した結果を示します（図24）．

　前壁撮影フトンの未使用群（図24A）では，標的部位の三角の3因子のいずれも「いいね」が少なかったのに対して，前壁撮影フトンの使用群（図24B）では，標的部位の三角のすべてがほとんど「いいね」となっており，**フトン使用の効果は歴然**です．

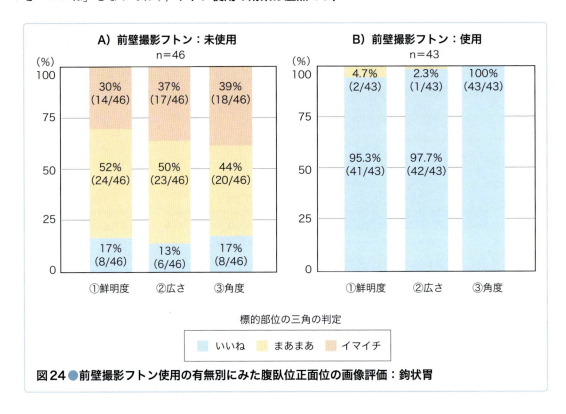

図24 ● 前壁撮影フトン使用の有無別にみた腹臥位正面位の画像評価：鉤状胃

　このような前壁撮影フトンの使用方法は「横胃」ほど難しくなるため，まずは**難易度の低い「鉤状胃」**でしっかり胃壁の圧迫効果を得られるようになることが，前壁撮影克服の早道です．

> **memo** 前壁撮影の克服は，鉤状胃から

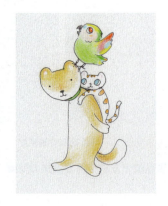

第5章 Step 4：胃形に応じた最適な応用撮影ができる

5 下垂胃に対する応用撮影

定形胃のうち，下垂胃（撮影難易度レベル2）は鉤状胃に比べて**長く・平べったく・コシがない**ことから，撮影中に局所的な**屈曲・ねじれ・たわみ・重なり**などを生じやすい傾向があり，さまざまな工夫が必要となります．

1 下垂胃撮影の問題点

1）標的部位の三角から見た問題点

下垂胃の撮影例を図1に示します．胃が**あちこちで屈曲**しており，**局所的なねじれ・たわみ**が生じています．目立つのは**過度のバリウム流出と空気量不足**で，屈曲部に**バリウムが残存**しており，ML領域の標的部位の三角の②広さや③角度が「**イマイチ**」となっています．下垂胃撮影では，このような標的部位の盲点が生じやすいことが問題となります．

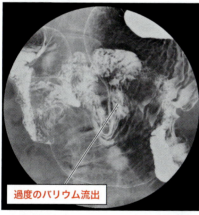
A）背臥位正面位

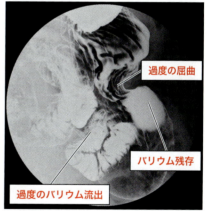
B）背臥位第一斜位

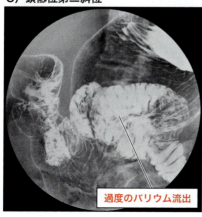
C）頭低位第二斜位

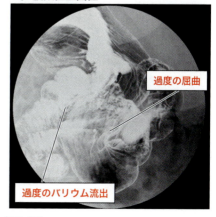
D）腹臥位正面位

図1●下垂胃の基準撮影像：標的部位の三角が「イマイチ」

2）下垂胃がバリウム流出しやすい理由

腹臥位におけるL領域と十二指腸球部の位置関係を図2に示します．鉤状胃（図2A）に比べて下垂胃（図2B）は，L領域が寝台に平行気味になっており，**十二指腸球部の高さがより低く**重力方向に近い位置にあります．そのため，下垂胃ではL領域に充填したバリウムが十二指腸方向へ移動・流出しやすくなります．

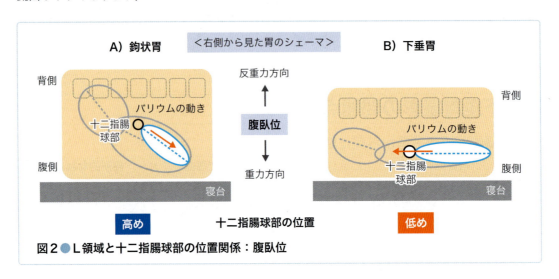

図2 ● L領域と十二指腸球部の位置関係：腹臥位

3）下垂胃がバリウム残存しやすい理由

また，背臥位におけるU領域とM領域の位置関係を図3に示します．鉤状胃（図3C）ではM領域がU領域に比べて高い位置にあるため，背臥位ではバリウムがほとんどU領域に溜まります．これに対し，下垂胃（図3D）では**U領域とM領域との高低差が少ない**ことから，バリウムがU領域からM領域方向に移動しM領域に残存しやすくなります．

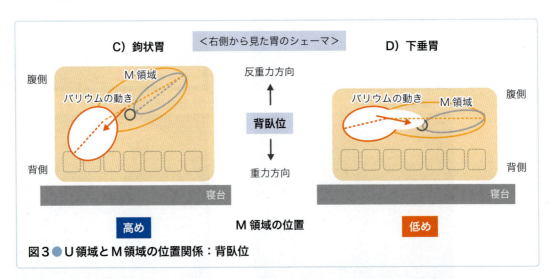

図3 ● U領域とM領域の位置関係：背臥位

> **Pitfall** 下垂胃撮影では，過度のバリウム流出やバリウム残存，胃の屈曲に注意

2 下垂胃撮影の三角

このような下垂胃に対する応用撮影技術のポイントは，**なるべく屈曲しないようにする**ことで，①寝台起倒，②弱い斜位，③フトンの3つの操作を駆使します．本書では，これらの応用テクニックを**「下垂胃撮影の三角」**と呼称します（図4）．

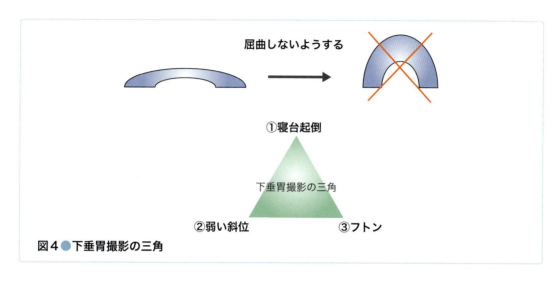

図4 ● 下垂胃撮影の三角

①**寝台起倒**：通常の体位変換やPositioningなどの際，水平位を基本として行います．そうすると，下垂胃はコシがないことから局所的な屈曲が生じやすいため，寝台起倒を利用して胃の長軸をできるだけ伸ばすような操作を加える必要があります．

②**弱い斜位**：同様に鉤状胃と同じような斜位角度で撮影を行うと，縦長形状の下垂胃では局所的にねじれたり折れ曲がったりしやすいため，通常よりも弱めの斜位角度にし，なるべくねじれないような操作を行います．

③**フトン**：下垂胃に生じた屈曲やねじれに対して，前壁撮影用フトンを利用するとその圧迫効果で軽く伸ばすような操作を行います．

このような下垂胃撮影の三角の操作を駆使したさまざまな工夫について，3大領域別に詳細を述べていきます．

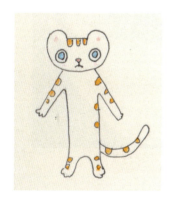
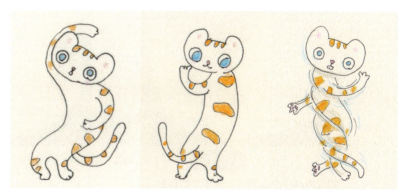

3 下垂胃に対する後壁撮影の工夫

下垂胃の検査前半の後壁撮影（ML領域・後壁）では，特に体位変換時の**過度のバリウム流出対策**が必要です．標的部位の広さに関するKeeping技術として，**バリウム流出防止法**を駆使する必要があります．

1）バリウム流出しやすいかどうかの目安

どのような胃形であれバリウム流出しやすいかどうかの目安として，①**幽門輪の閉鎖状態**と，②**十二指腸球部のバリウム充填状態**の2つがあります（図5）．

①**幽門輪の閉鎖状態**：幽門輪が閉じている状態（図5A）では，その近傍にバリウムが多量に移動してもほとんど十二指腸側へは流出しません．一方，幽門輪が類円形状に開いている状態（図5B）では，バリウムが容易に十二指腸側へ流出します．

②**十二指腸球部のバリウム充填状態**：十二指腸球部にバリウムが充填していない状態（図5C）では，基本的にバリウム流出しません．一方，球部にバリウムが充填している状態（図5D）では，身体角度が変化すると充填したバリウムが容易に肛門側へ流出します．モニターでこの①②の状態を確認し，特に図5B，Dの場合にバリウム流出防止法を実施します．

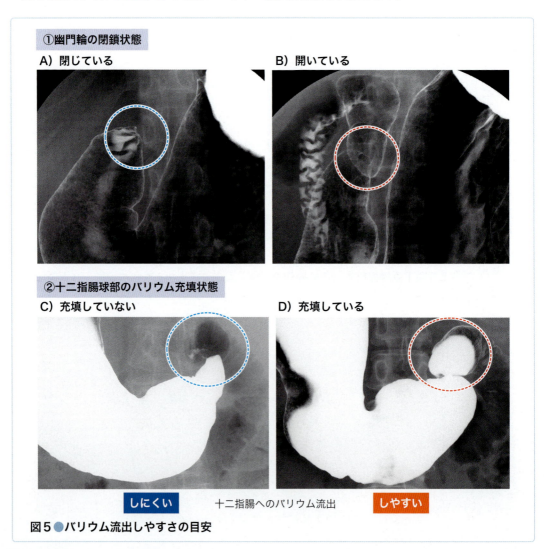

図5 ● バリウム流出しやすさの目安

また，バリウム流出しやすいタイミングには，**1）バリウム服用時**と**2）体位変換時**があることから，それぞれに対応した**バリウム流出防止法①・②**を実施します．

2) バリウム服用時の工夫：バリウム流出防止法①

基準撮影法では，検査初期の食道撮影時にバリウムを全量服用させます．この際，前述した図5B, Dの状態やL領域が短い場合などでは，服用したバリウムが胃内に溜まらずにそのまま十二指腸側へダラダラと流出してしまう場合があります．これでは，体位変換前に胃内にバリウムが150 mL分ないため，洗浄不足となり鮮明度が「イマイチ」となってしまいます．

そこで，バリウム服用時の工夫として**バリウム流出防止法①**を実施します．そのポイントは，**服用バリウムをできるだけM領域大彎に溜める**ようにすることで，検査初期の過度のバリウム流出を防止することができます（表1，図6）．

表1 ● バリウム流出防止法①のポイント

①発泡剤服用時	透視モニターで胃の状態を大まかに確認する
②身体角度と寝台角度	半立位（80〜60度）・第一斜位にしてバリウム服用開始
③バリウム服用開始時	十二指腸球部へのバリウム充填に注意する
④バリウム服用スピード	ゆっくりめに服用させる

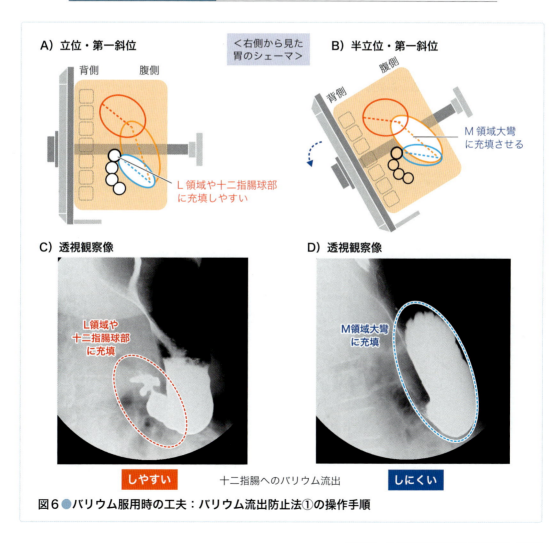

図6 ● バリウム服用時の工夫：バリウム流出防止法①の操作手順

3）体位変換時の工夫：バリウム流出防止法②

次に，**体位変換時の工夫としてバリウム流出防止法②**の操作手順を図7に示します．十二指腸球部に充填したバリウムを寝台起倒と斜位操作によって逐次胃側に戻す有用な手技で，**特に下垂胃に対しては必須なKeeping操作**といっても過言ではありません．

注意点は，寝台角度を立てるため胃上部の鮮明度が低下しやすくなること，空気が十二指腸側へ抜けやすくなることです．したがって，できるだけ迅速に行うのがポイントです．いったん，この手技に習熟すると，**すべての胃形に対して臨機応変に実施**することができます．

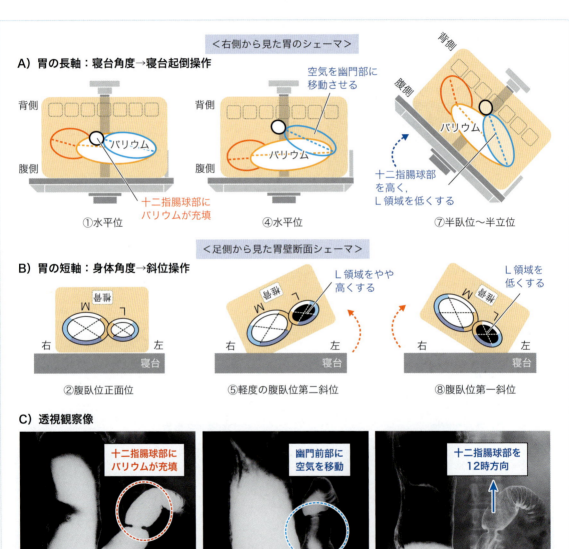

図7 ●体位変換時の工夫：バリウム流出防止法②の操作手順

● **下垂胃におけるバリウム流出防止法の効果**

下垂胃の後壁撮影時で，バリウム流出防止法の実施別に見た図8を示します．

バリウム流出防止法を実施しなかった例（図8A）では，十二指腸側への過度のバリウム流出を認め，標的部位の広さが「イマイチ」でL領域後壁はほとんど盲点となっています．これに対し，バリウム流出防止法の実施例（図8B）では，バリウム流出がほとんどなく，標的部位の広さが「いいね」となっています．

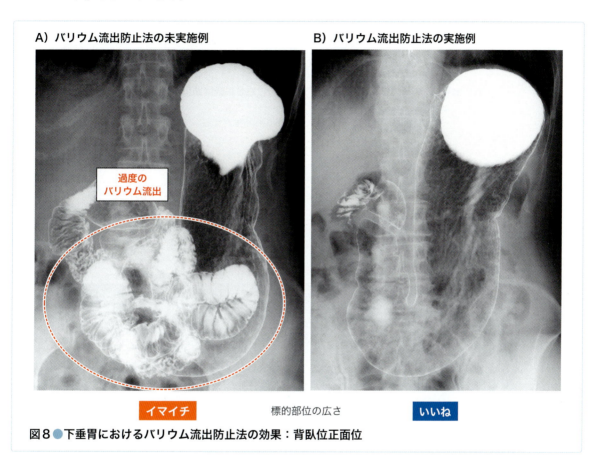

図8● 下垂胃におけるバリウム流出防止法の効果：背臥位正面位

バリウム流出防止法の難易度はそれほど高くないので，"虎の巻" Step 2で「型」の基本技術を修得した以降のStep 3の段階では，積極的に修得したい応用撮影手技の一つであり，すべての胃形に対して実施します．

> **memo** バリウムが十二指腸球部に充填したら，流出防止法で逐次胃に戻そう！

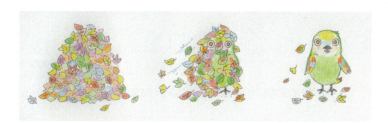

4）M領域のバリウム残存に対する工夫：バリウム残存防止法

　下垂胃はM領域にバリウム残存しやすいため，**バリウム残存防止法**を適時実施します．ここでは，M領域・後壁のバリウム残存防止法の操作手順を図9に示します．ポイントは，**下垂胃撮影の三角の①寝台起倒操作**で寝台角度を微調整するだけです．

　下垂胃における背臥位正面位の例で，M領域の残存バリウムに対しては寝台角度を**軽度頭低位**にします（図9B）．軽度頭低位にするだけで，残存バリウムをU領域へ移動させることができ，標的部位の広さが「いいね」となります（図9D）．

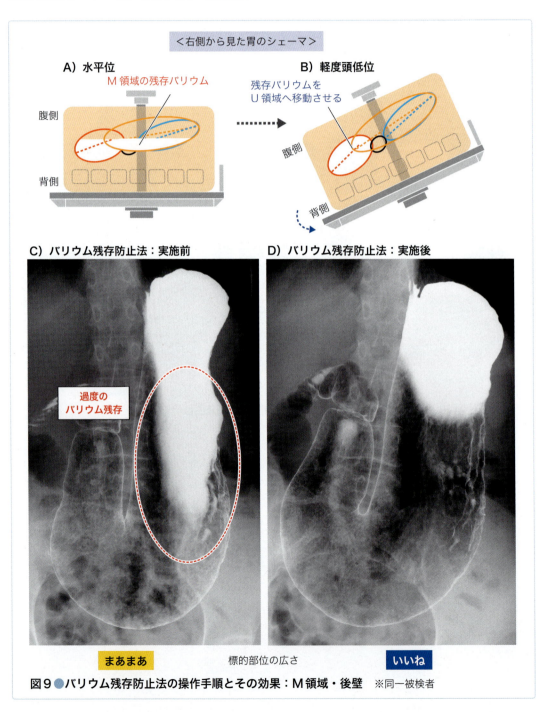

図9 ● バリウム残存防止法の操作手順とその効果：M領域・後壁　※同一被検者

5) M領域の屈曲に対する工夫：屈曲緩和法

　さらに下垂胃はコシがないため，斜位にするとM領域などに屈曲やねじれが生じやすく，標的部位の角度や広さが「イマイチ」となりやすい傾向にあります．

　そこで，下垂胃撮影の三角によって屈曲部をできるだけやわらげるような操作を行います．**M領域・屈曲緩和法**の操作手順を図10に示します．いったん**半臥位から半立位にする**ことでバリウムが重力方向のML領域へ移動し，**その重みで胃全体を足側に伸ばす**ことができます．さらに弱めの斜位角度にすることで，ねじれや折れ曲がりを生じにくくします．

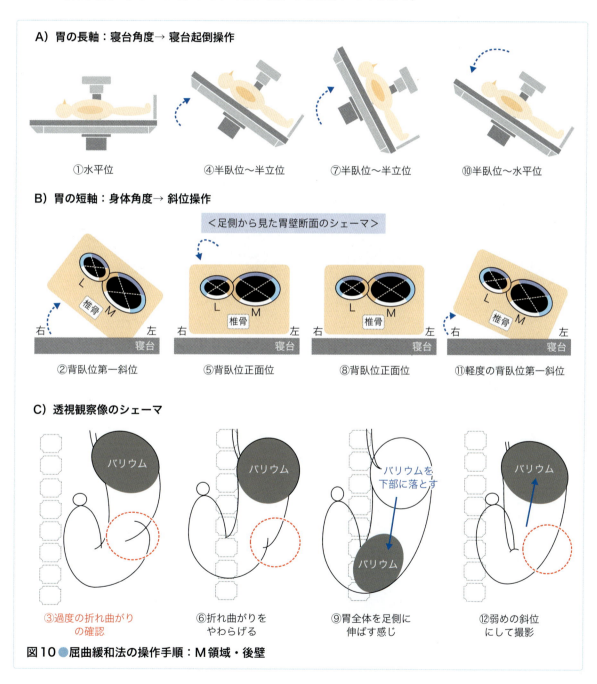

図10 ●屈曲緩和法の操作手順：M領域・後壁

● 下垂胃のM領域・屈曲緩和法の効果1

　下垂胃の背臥位正面位で，体中部大彎に**局所的な走行異常像**（→）が認められます（図11A）．この像だけでは，生理的な湾入か病的な異常像かの判断に迷いますが，同一被検者に対するM領域・屈曲緩和法実施後（図11B）は，走行異常像が消失しています．このように屈曲緩和法を駆使すると，病的な異常像か紛らわしい偽陽性所見を少なくすることができます．

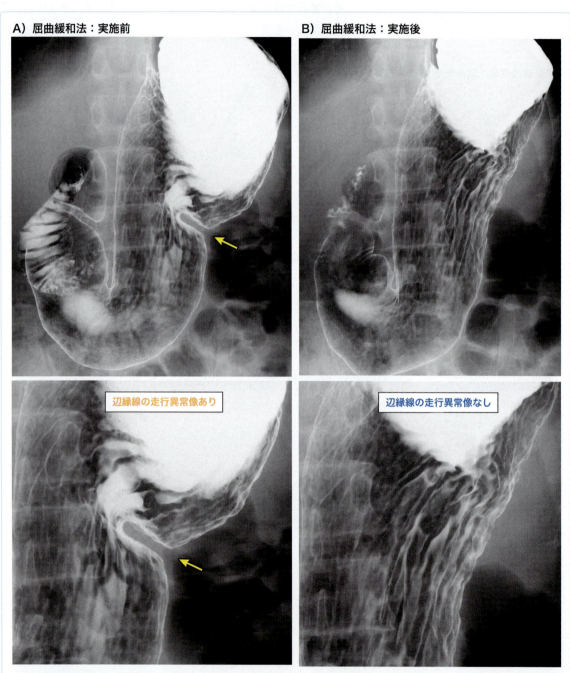

図11 ●屈曲緩和法の効果：M領域・大彎　※同一被検者の背臥位正面位

● 下垂胃のM領域・屈曲緩和法の効果2

　下垂胃の背臥位第一斜位（図12）では，M領域に過度の屈曲やねじれ・重なりが生じ（◯），**標的部位の角度や広さが「イマイチ」**となっています．そのため，この領域内の異常像の有無や，屈曲部自体が病的な異常像かの判断にも迷います．屈曲緩和法実施後（図12B）では，屈曲やねじれが解消され標的部位の角度が「いいね」となっており，正常範囲であることがわかります．

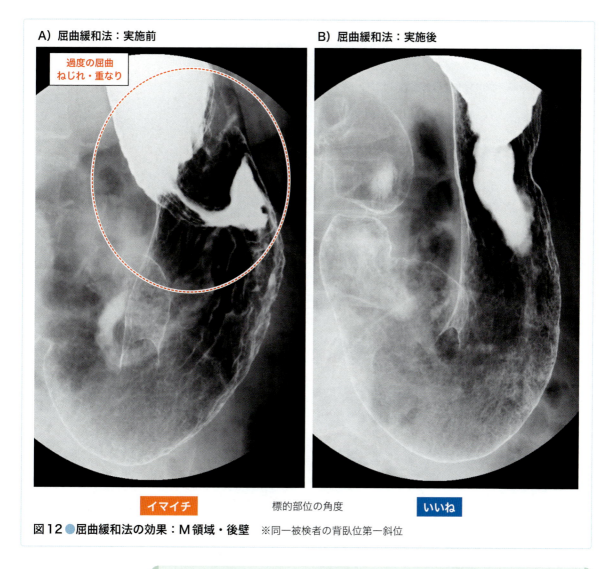

図12 ●屈曲緩和法の効果：M領域・後壁　※同一被検者の背臥位第一斜位

> **memo** 胃に過度の折れ曲がりが生じたら，できるだけ伸ばす工夫をしよう

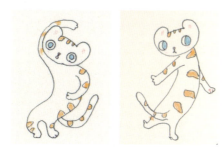
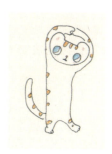

4 下垂胃に対する前壁撮影の工夫

下垂胃の前壁撮影では，特にL領域前壁にバリウムが過度に残存する場合があります．

1）L領域のバリウム残存に対する工夫：バリウム残存防止法

この場合もバリウム残存防止法を駆使します．その操作手順を図13に示します．下垂胃撮影の三角による操作によって，L領域の残存バリウムを**いったん重力方向の胃角部大彎側へ移動させる**ことで，過度のバリウム残存を防止することが可能です．

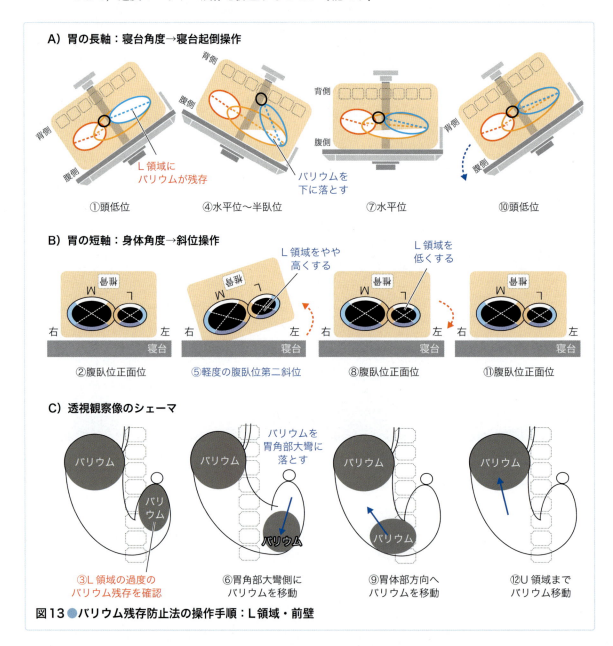

図13 ● バリウム残存防止法の操作手順：L領域・前壁

● **下垂胃の前壁撮影時のバリウム残存防止法の効果**

前壁撮影時のバリウム残存防止法の実施別に見た下垂胃例を図14に示します．

バリウム残存防止法を実施しなかった例（図14A）では，L領域にバリウムが過度に残存しており，局所的な盲点が生じています．これに対し，バリウム残存防止法の実施例（図14B）では，L領域のバリウム残存がなく，標的部位の広さが「いいね」となっています．

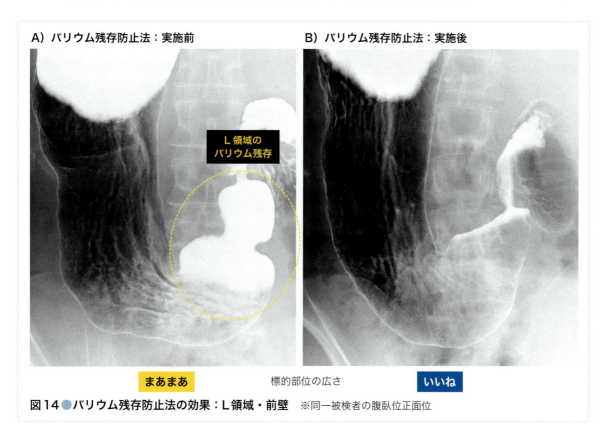

図14 ●バリウム残存防止法の効果：L領域・前壁　※同一被検者の腹臥位正面位

> **memo** 残存バリウムは，いったん重力方向へ移動させた後，向きを変えて動かそう

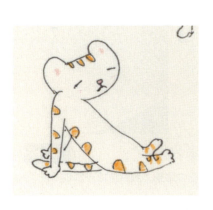
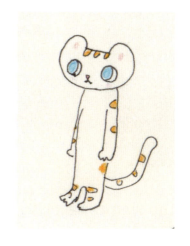

5 下垂胃に対する上部撮影の工夫

下垂胃の検査後半の上部撮影でも，M領域につぶれやねじれが生じる場合があります．

1）腹臥位第一斜位の工夫：UM領域・屈曲緩和法

下垂胃の腹臥位第一斜位撮影時は，バリウムがU領域に戻りやすいため寝台角度を半立位にしがちです（図15A）．そうするとU領域に空気が過度に移動しM領域がつぶれて伸展不足になる場合があります（図15C）．

そこで，M領域の屈曲部に対する屈曲緩和法を行います．**半臥位に戻し前壁撮影用フトンを利用する**ことによって屈曲部を伸ばし，U領域へバリウムが戻ることなくU領域にある空気をM領域へ移動させることができます（図15B，D）．

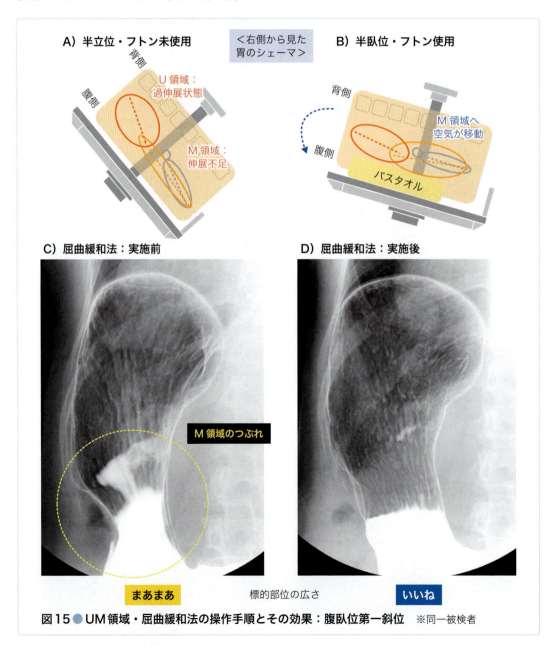

図15 ● UM領域・屈曲緩和法の操作手順とその効果：腹臥位第一斜位　※同一被検者

2) 立位第一斜位の工夫：M領域・屈曲緩和法

同様の機序で，下垂胃では立位第一斜位撮影時にM領域のねじれ・つぶれが生じやすいため（図16A，C），寝台角度を**半立位**にしやや弱い斜位で撮影します（図16B，D）．この操作によって，U領域にある空気をM領域へ移動させ，標的部位全体をほぼ均一に伸展させることができます．

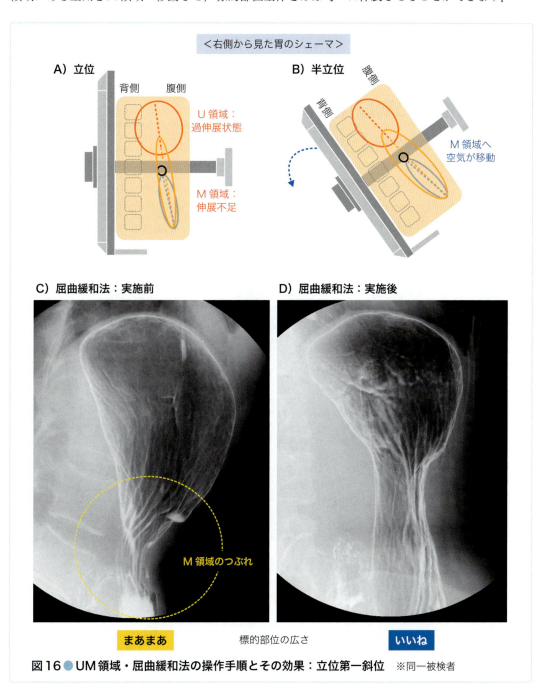

図16 ● UM領域・屈曲緩和法の操作手順とその効果：立位第一斜位　※同一被検者

第5章 Step 4：胃形に応じた最適な応用撮影ができる

6 横胃・瀑状屈曲型に対する応用撮影

定形胃のうち，横胃や瀑状型，屈曲型（撮影難易度レベル3〜5）では，特に標的部位の三角が「イマイチ」となりやすいため，さまざまな工夫を講じる必要があります．

1 横胃撮影の問題点

1）撮影体位の標的部位が鉤状胃の場合とズレやすい

鉤状胃と横胃では，同じ撮影体位であってもそれぞれの描出部位が異なります．横胃は胃の長軸の過度の傾きに加えて，**胃の短軸も腹壁方向に回転している**ためです．

後壁撮影における背臥位正面位で比較すると（図1），鉤状胃の描出部位はML領域・**後壁**となっていますが（図1A），横胃では主な描出部位がML領域・**小彎後壁**となっています（図1B）．すなわち，**横胃では撮影体位の標的部位が鉤状胃とズレやすいことが問題点**となります．

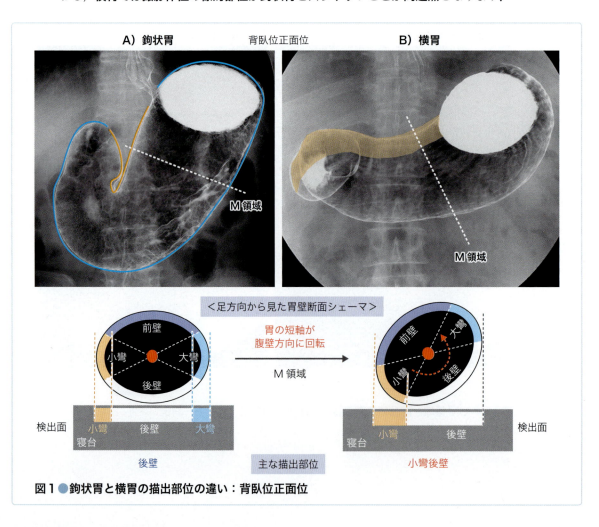

図1 ● 鉤状胃と横胃の描出部位の違い：背臥位正面位

2) 標的部位の三角から見た問題点

さらに横胃では，亜分類の瀑状型や屈曲型を合併すると撮影難易度レベル5相当となり，図2のように全領域にわたって，さまざまなねじれや重なりが生じやすく，標的部位の三角がすべて「**イマイチ**」となる傾向にあります．このように，横胃撮影では**標的部位の盲点が過度に生じやすいことが大きな問題**となります．

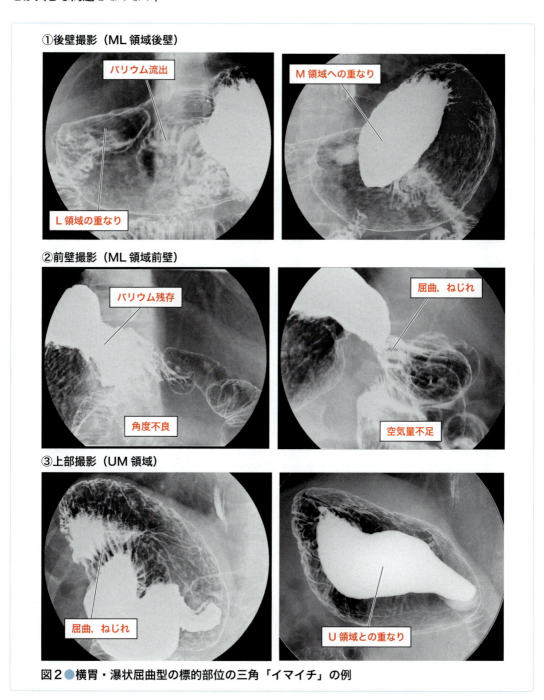

図2● 横胃・瀑状屈曲型の標的部位の三角「イマイチ」の例

> **Pitfall** 横胃撮影では，さまざまな工夫が必要

2 横胃撮影の三角

横胃（瀑状型，屈曲型を含む）に対する撮影技術のポイントは，**屈曲をやわらげること＝接線領域を減らすこと**です．そのためには，①**寝台起倒**，②**フトン**，③**おじぎ**の3つの操作を駆使します．本書では，これらの応用テクニックを**横胃撮影の三角**と呼称します（図3）．

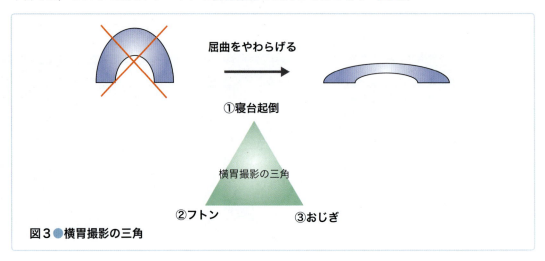

図3●横胃撮影の三角

①**寝台起倒**：水平位・背臥位の状態から，寝台を立位方向・腹臥位にして，胃下部に移動したバリウムの重みによって胃全体を縦方向にできるだけ伸ばすような操作を行います．

②**フトン**：腹臥位では，前壁撮影用フトンの圧迫効果によって過度の屈曲部を強制的に伸ばし，なるべく平面的にするような操作を行います．フトンを的確に使用できないと，良好な前壁撮影は不可能です．

③**おじぎ**：被検者自身に前傾姿勢（おじぎ）をとってもらうことで，寝台に対する身体角度を変化させ，過度に背屈したU領域の角度をやわらげることができます．

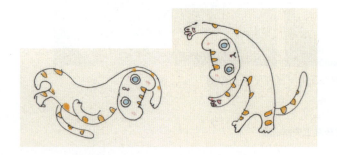
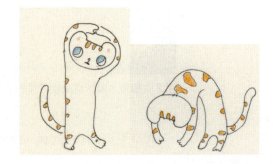

横胃撮影の三角の操作効果のイメージを示します（図4）．横胃の長軸を「**U**」で表しています．このような横胃撮影の三角を利用したさまざまな工夫について，3大領域別に述べていきます．

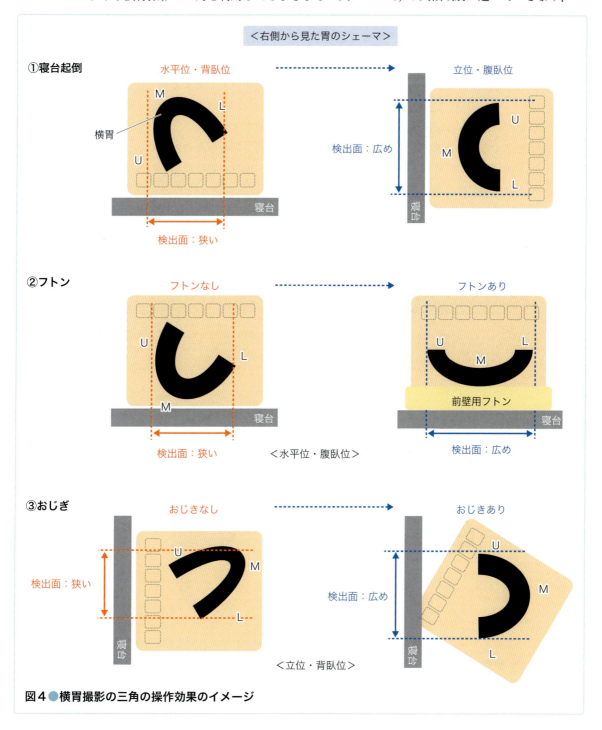

図4 ● 横胃撮影の三角の操作効果のイメージ

3 横胃に対する後壁撮影の工夫

横胃の検査前半の後壁撮影（ML領域・後壁）において，前述した**撮影体位の標的部位の鉤状胃とのズレ**をどうすればよいのでしょうか？

1）鉤状胃との標的部位のズレ対策：任意体位の追加

ここでは，最も簡便な工夫として**任意体位の追加**を紹介しておきます（図5）．

図5Aは鉤状胃の後壁撮影3体位のベスポジシェーマです．図5Bは横胃の場合で，胃の角度を気にせず鉤状胃とほぼ同じ身体の角度で撮影したと仮定します．

そうすると，各撮影体位の標的部位が鉤状胃と横胃で異なった状態ですが，横胃の背臥位正面位は，鉤状胃の頭低位第二斜位とほぼ同じ描出部位に，横胃の背臥位第一斜位は鉤状胃の背臥位正面位とほぼ同じ描出部位となっています．

この標的部位のズレをそのまま利用し，鉤状胃の背臥位第一斜位と同じ描出部位が得られる**横胃の任意体位として，強度の背臥位第一斜位**を撮影します．そうすると，結果的に**両者間の描出部位をほぼ同じ状態にする**ことができます．この場合，頭低位第二斜位は省略してもよいでしょう．

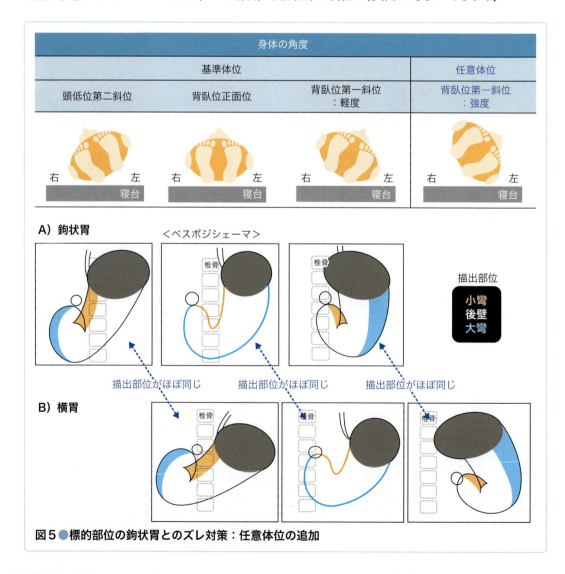

図5 ● 標的部位の鉤状胃とのズレ対策：任意体位の追加

● 横胃の後壁撮影時の任意体位の追加

　横胃に対する任意体位追加例を示します（図6）．身体角度が**軽度の背臥位第一斜位**（図6A）では，胃角部小彎が円弧状となっており，胃の角度すなわち描出部位が，**鉤状胃の背臥位正面位のベスポジに近い状態**となっています．そこで，任意体位として身体角度が**強度の背臥位第一斜位**を撮ると（図6B），胃の角度が**鉤状胃の背臥位第一斜位のベスポジに近い状態**となっており，描出部位を鉤状胃とほぼ同じ状態にすることができます．

A）背臥位第一斜位：軽度

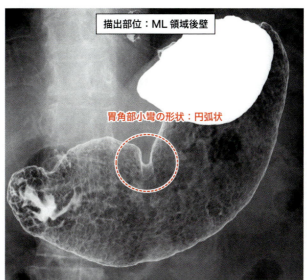

描出部位：ML領域後壁

胃角部小彎の形状：円弧状

B）背臥位第一斜位：強度

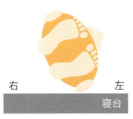
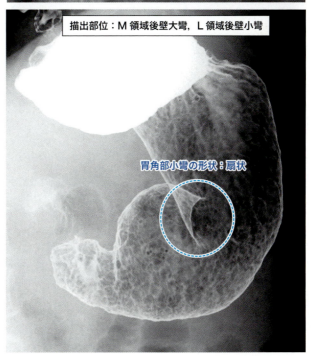

描出部位：M領域後壁大彎，L領域後壁小彎

胃角部小彎の形状：扇状

図6●横胃の後壁撮影時の任意体位の追加　※同一被検者

次に，亜分類の**屈曲型合併**に伴うL領域同士の重なりに注意します．過度の重なりは，標的部位の広さや角度の「イマイチ」の要因となる場合があります．

2) 屈曲型に対する工夫：L領域・屈曲緩和法

そこで横胃撮影の三角の操作によって，**L領域の屈曲部をできるだけやわらげる屈曲緩和法**を実施します．そのポイントは**幽門部の向きを10時方向にすること**です．

操作手順（図7）は，回転変換で**腹臥位**にした後に寝台角度を**半立位**にします（図7④，⑤）．バリウムをML領域へ移動させその重みでL領域を足側に伸ばす感じにすると，幽門部が12時方向を向きます（図7⑥）．このまま**背臥位**に戻しL領域の伸展を確認します（図7⑦〜⑨）．幽門部の向きが12〜10時方向になっているのを維持する感じでゆっくり**半臥位**にしていきます（図7⑩〜⑫）．

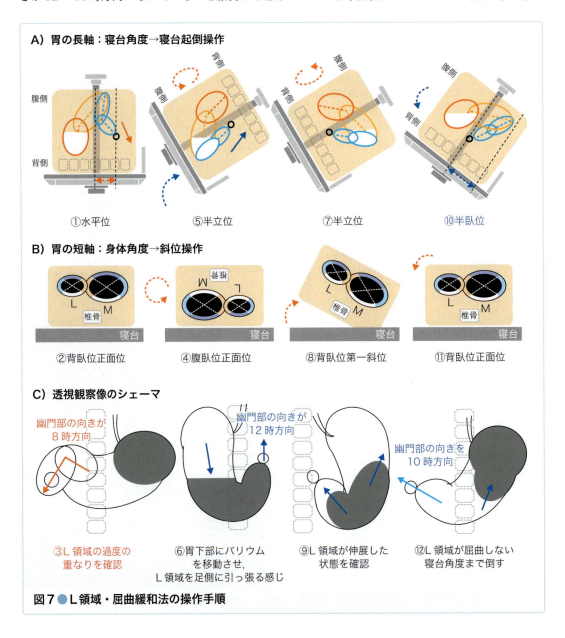

図7 ● L領域・屈曲緩和法の操作手順

● 横胃の後壁撮影時のL領域・屈曲緩和法の効果

横胃・屈曲型の背臥位第一斜位の例（図8A）では，L領域が屈曲し幽門部の向きが8時方向を向いておりバリウム残存が認められます．そこで，L領域・屈曲緩和法を実施すると，幽門部の向きが10時方向となりL領域の屈曲や重なりが緩和され，標的部位の角度や広さが「いいね」となっています（図8B）．

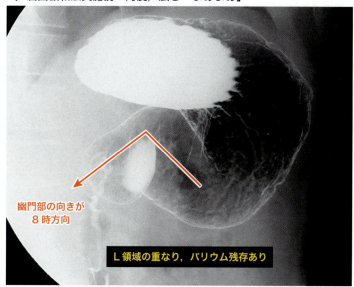

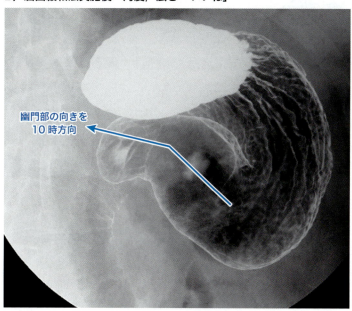

図8 ● 横胃・屈曲型に対するL領域・屈曲緩和法の効果　※同一被検者

 注意点は，寝台角度を水平位に近づけるほど幽門部の向きがすぐに元の状態に戻ってしまうため，戻らないギリギリの半臥位程度までにとどめ，早めに曝写することです．

また，横胃では**瀑状型合併**に伴うM領域への過度の重なりにも注意する必要があります．過度の重なりは，M領域の広さや角度のイマイチの要因となります．

3）瀑状型に対する工夫：UM領域・屈曲緩和法の実施

そこで，横胃撮影の三角の操作によって，U領域の背屈部をできるだけやわらげる**屈曲緩和法**を実施します．そのポイントは**穹窿部の向きを10時方向にする**ことです．

操作手順（図9）は前述したL領域・屈曲緩和法とほぼ同じで，異なる点は**最後に被検者におじぎをしてもらうこと**です（図9⑩）．おじぎ操作によって穹窿部の向きが10時方向になり，M領域との重なりを解消することができます．場合によっては，おじぎ操作のみでも施行可能です．

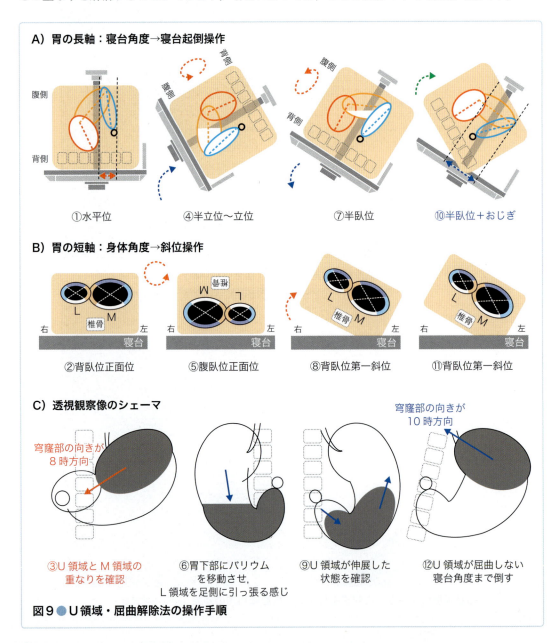

図9 ● U領域・屈曲解除法の操作手順

● 横胃の後壁撮影時のUM領域・屈曲緩和法の効果

　横胃・瀑状型の背臥位第一斜位の例（図10A）では，穹窿部が8時方向を向いており，U領域がM領域と重なり盲点が生じています．そこで，UM領域・屈曲緩和法を実施すると**穹窿部の向きが10時方向**となりM領域との重なりが緩和され，ML領域の広さが「いいね」となっています（図10B）．

A）屈曲緩和法実施前：広さ「イマイチ」

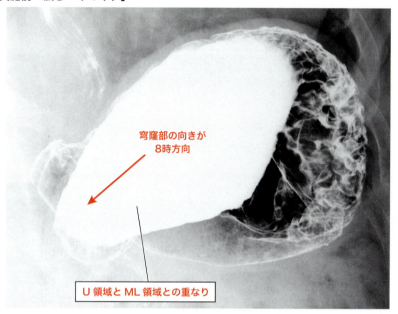

穹窿部の向きが
8時方向

U領域とML領域との重なり

B）屈曲緩和法実施後：広さ「いいね」

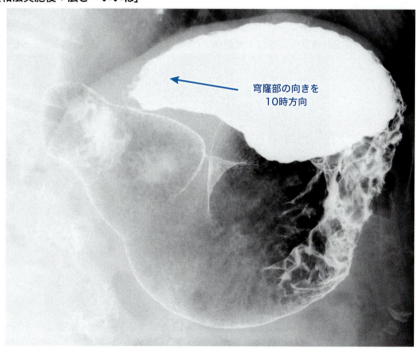

穹窿部の向きを
10時方向

図10 ● 横胃・瀑状型に対するUM領域・屈曲緩和法の効果　※同一被検者の背臥位第一斜位

4 横胃に対する前壁撮影の工夫

　横胃の前壁撮影（ML領域・前壁）は，特に標的部位の三角のすべてが「イマイチ」となりやすく，最も高度な撮影技術を要します．

1）前壁撮影の工夫①：バスタオルのり巻き法

　さまざまな胃形に対応可能なバスタオルのり巻き法の項で述べたように（第5章4参照），M-lineの角度が45度以上の横胃（図11A，B）では，厚い**のり巻き状バスタオル**に調整します．

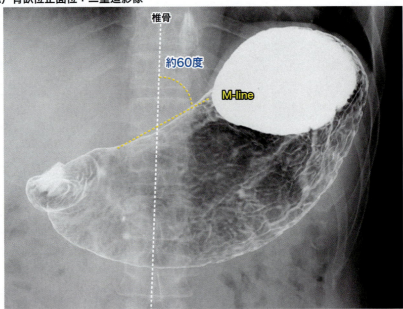

A）背臥位正面位：二重造影像

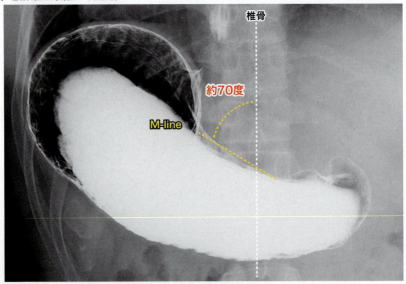

B）腹臥位正面位：充盈像

図11●横胃に対するバスタオルのり巻き法による前壁撮影1　※同一被検者

のり巻き状バスタオル挿入後（図12C）では，**M-lineの角度が椎骨線とほぼ平行に**，かつ**胃角部小彎が足側に下がった状態**になっています．このように厚いバスタオルによって胃壁圧迫効果がしっかり得られ鉤状胃の際と同じような感じになるほど，横胃であっても標的部位の三角がすべて「いいね」の前壁撮影が可能となります（図12D）．

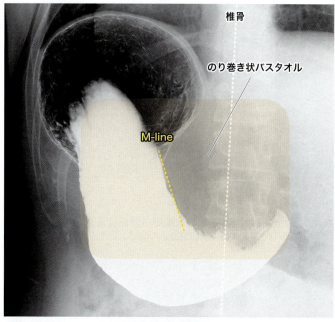

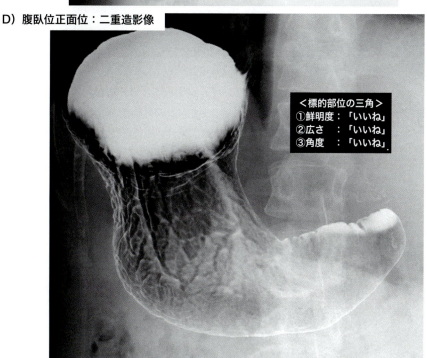

図12 ● 横胃に対するバスタオルのり巻き法による前壁撮影2　※同一被検者

● 横胃に対するバスタオルのり巻き法による前壁撮影の有用性

筆者らが報告した横胃に対するバスタオルのり巻き法による前壁撮影の分析結果を示します（図13）．バスタオル未使用の場合，横胃では標的部位の三角を「いいね」にすることが困難でした．しかし，厚いのり巻き状バスタオルを適切に使用することによって，前述した鉤状胃の成績同様に標的部位の三角をほとんど「いいね」にすることが可能でした．

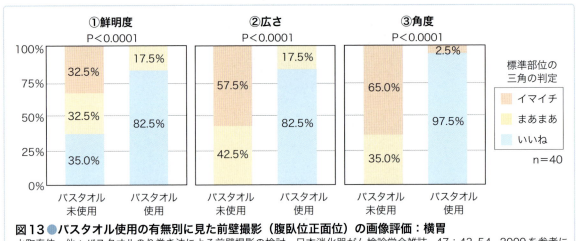

図13 ● バスタオル使用の有無別に見た前壁撮影（腹臥位正面位）の画像評価：横胃
水町寿伸，他：バスタオルのり巻き法による前壁撮影の検討．日本消化器がん検診学会雑誌，47：43-54，2009を参考に作成

どのようなフトンを使用したとしてもどのような胃形であっても，図11Cのような充盈状態になるように**「フトンの三角」を最適に調整すること**が，前壁撮影の最大のポイントです．

横胃に対する前壁撮影技術修得の際の注意点は，何と言ってもフトンによる胃壁の圧迫効果の手応えを，**鉤状胃の前壁撮影でしっかりつかんでおくこと**です．横胃のときだけに前壁撮影用フトンを使用しても，なかなか胃壁圧迫効果の感触がつかみにくいいつまでたっても上達しないからです．

また，横胃のM-lineの角度がどれくらい調整可能かは，**寝台角度をいったん立位にしてみる**とほぼわかります．例えば，水平位・背臥位の状態でM-lineの角度が80度だったとしても，立位にした際に45度未満になる場合，理論的には「フトンの三角」による胃の軸調整がほぼ可能です．逆に，45度未満にならない場合は，それだけ難しいと判断されます．

> **memo** 横胃の前壁撮影を制するものは，胃X線検査を制する

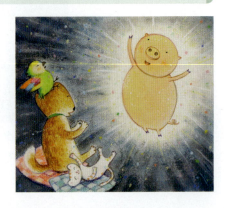

2）前壁撮影の工夫②：バスタオルいなりずし法

さまざまな胃形に有用なバスタオルのり巻き法ですが，必ずしも100％というわけではありません．被検者が高度肥満であったり筋肉質の場合などでは，のり巻き状バスタオルを挿入しても十分な胃壁圧迫効果が得られないことがありえます．

このような場合には，決して無理をせず他の撮影で補足することを考慮します．しかし，Step 4～5の段階ではこれらを克服するためのより高度な前壁撮影技術があることを紹介しておきます．それは**バスタオルのり巻き法をさらに進化させた"いなりずし法"**です．そのポイントを表1に示します．

表1●バスタオルいなりずし法のポイント

①バスタオルをいなりずし状に調整する
②寝台角度を半臥位にして挿入する

①バスタオルをいなりずし状に調整する

バスタオル形状の違いを図14に示します．図14Aは四つ折りしたバスタオルの長軸方向に巻いた**のり巻き状**で，厚めで小さめな形状です．それに対し，図14Bは短軸方向へ折り畳んだ**いなりずし状で，とても厚くとても小さい形状**となります．

バスタオルいなりずし法の特徴は，より厚く硬めになることから**胃壁の圧迫力が強くなります**．しかし，それだけ痛みも生じやすくなるため，より慎重な挿入操作を要します．また，小さくなった分だけ**最適な挿入位置が狭くよりピンポイント**となり，使いこなすには熟練を要します．したがって，バスタオルいなりずし法はバスタオルのり巻き法に習熟した撮影術者のみに推奨される手技です．

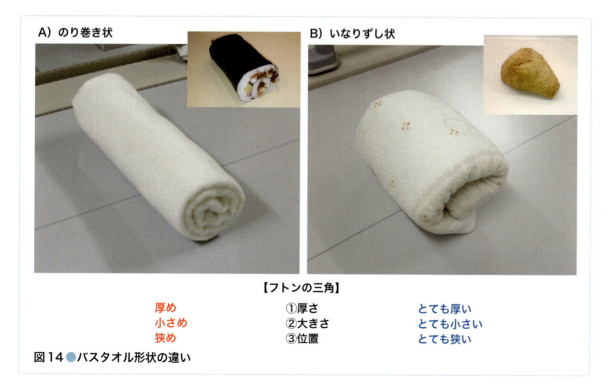

図14●バスタオル形状の違い

②寝台角度を半臥位にして挿入する

　また，バスタオルを挿入する際は通常**水平位**（図15A，B）で行いますが，バスタオルのり巻き法に習熟した段階では，挿入前に**半臥位**にします（図15C）．そうするとバリウムの重みで胃が足側へ引っ張られることから，M-lineの角度をやや立てることができます（図15D）．

A）寝台角度：水平位

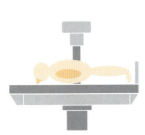

B）腹臥位正面位：充盈像

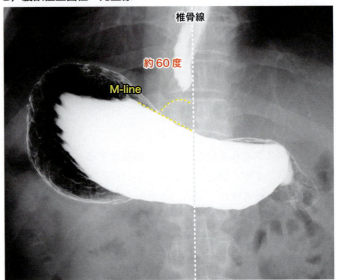

C）寝台角度：半臥位

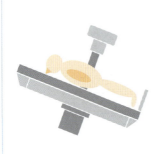

D）腹臥位正面位：充盈像

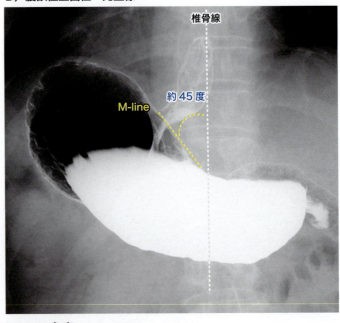

図15 ● 寝台角度の違いによるM-lineの角度　※同一被検者

 注意点は，寝台角度を立てるとU領域が高くなりゲップを誘発しやすくなるため，立てすぎないようにします．

● バスタオルいなりずし法の効果

　この半臥位状態で，さらに**いなりずし状バスタオル**を**ピンポイントに挿入**します．挿入位置はのり巻き法と同様に心窩部を目安としますが，少し頭側へ挿入しゆっくりと下げていくことがコツです（図16B）．挿入後の標的部位の三角は「いいね」となっています（図16C）．

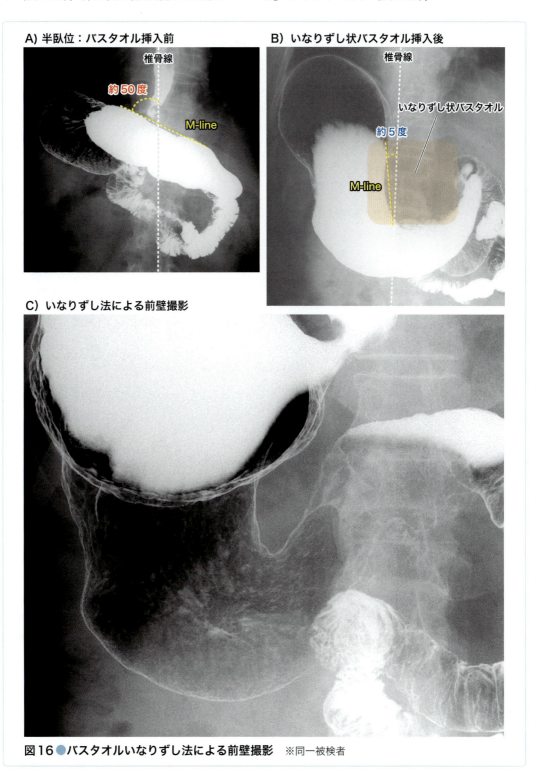

図16 ●バスタオルいなりずし法による前壁撮影　※同一被検者

4　横胃に対する上部撮影の工夫

1）横胃の上部撮影の問題点①

　横胃の検査後半の上部撮影（UM領域）では，特に**瀑状型**に注意します．体位変換は「水平位」で実施するのが基本ですが，瀑状型の場合，「水平位」だと背臥位から腹臥位に体位変換する際に**バリウムがUM領域・小彎前壁側を通過しにくいため**，洗浄不足となりやすく特に鮮明度が「イマイチ」となる傾向にあります（図17A）．

2）Make upの工夫1：頭低位・体位変換法

　このような場合，上部撮影でのMake upの工夫として，**頭低位・体位変換法**が有用です．寝台角度を**軽度頭低位（−10度程度）**にした状態で，回転変換法や左右交互変換法を実施すると，バリウムの通過経路を意図的に変えることができ，UM領域の小彎前壁側にバリウムをしっかり通過させてまんべんなく洗浄することができます（図17B）．

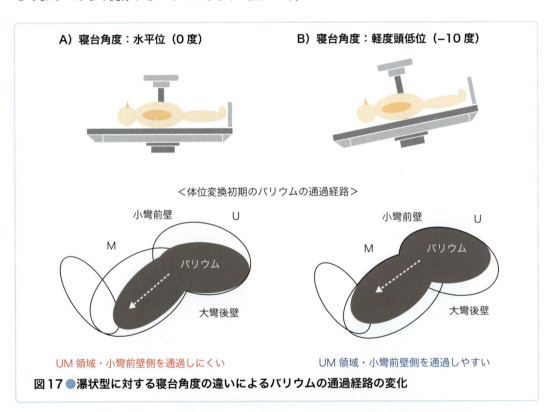

図17● 瀑状型に対する寝台角度の違いによるバリウムの通過経路の変化

　注意点は，頭低位の状態では被検者がやや回りづらくなることから，寝台角度を下げすぎないことです．必要に応じて近接操作で介助しながら実施してもよいでしょう．

3) Make upの工夫2：左側臥位・腹臥位交互変換法

また，**左側臥位・腹臥位交互変換法**があります（図18）．水平位で背臥位正面位から左側臥位とし，まずU領域大彎にバリウムをしっかり充填させます．この状態から**すばやく腹臥位正面位にすると，バリウムが大彎側から前壁側をきっちりと通過**します．この操作を数回くり返した後に上部撮影を行います．

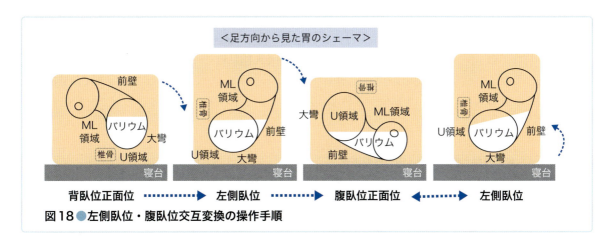

図18 ● 左側臥位・腹臥位交互変換の操作手順

● 左側臥位・腹臥位交互変換法の効果

瀑状型の上部撮影例（図19A）では，標的部位の鮮明度はスカスカの状態ですが，左側臥位・腹臥位交互変換法の実施後では鮮明度が「いいね」となっています（図19B）．

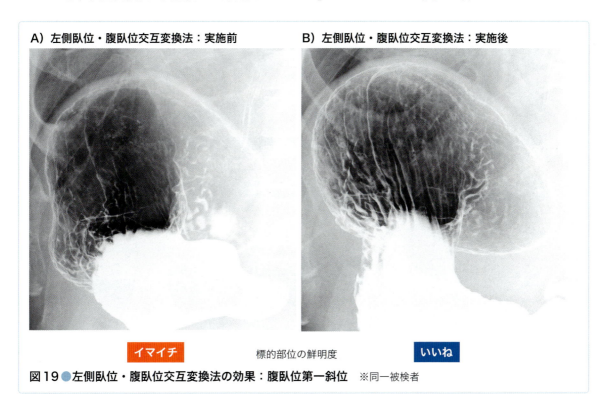

図19 ● 左側臥位・腹臥位交互変換法の効果：腹臥位第一斜位　※同一被検者

4）横胃の上部撮影の問題点②

横胃・瀑状型では，U領域がM領域に重なって描出部位が狭くなり，標的部位の三角の広さや角度が「イマイチ」となる傾向にあります．そこで，Positioningの工夫として横胃撮影の三角を利用し，U領域の背屈角度をできるだけやわらげる**U領域・屈曲緩和法**を駆使します．

5）腹臥位第一斜位，右側臥位での工夫：U領域・屈曲緩和法

腹臥位第一斜位や右側臥位の撮影時，背臥位からPositioningすると瀑状型では折れ曲がりや重なりが生じやすいため，以下の工夫を行います．ポイントは**腹臥位からPositioningする**ことです．

操作手順（図20）は，右回り回転変換法で**いったん腹臥位**にした後（図20④〜⑥），**半臥位**にしバリウムの重みでML領域を足側に伸ばす感じにします（図20⑦〜⑨）．そのうえで**前壁撮影用フトンを挿入**した後に，腹臥位からPositioningすると描出部位を広げることができます（図20⑩〜⑫）．

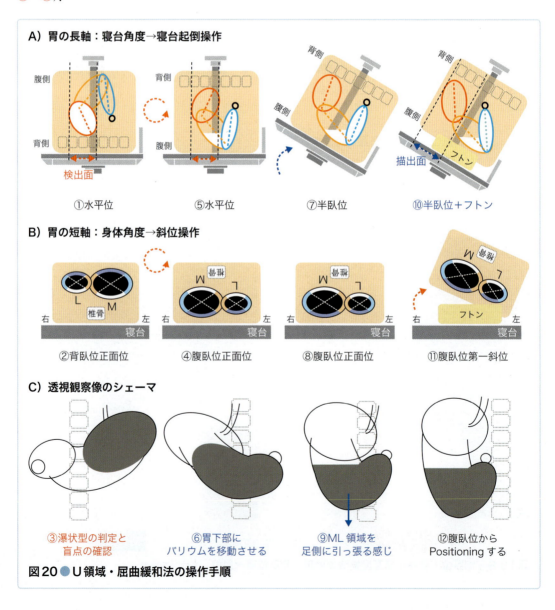

図20 ● U領域・屈曲緩和法の操作手順

● 腹臥位第一斜位，右側臥位に対するU領域・屈曲緩和法の効果

横胃・瀑状型の腹臥位第一斜位（図21A）と右側臥位（図21C）のいずれも，UM領域の角度や広さが「イマイチ」の状態です．そこで，前述したU領域・屈曲緩和法を実施すると，標的部位の三角が「いいね」となっています（図21B, D）．

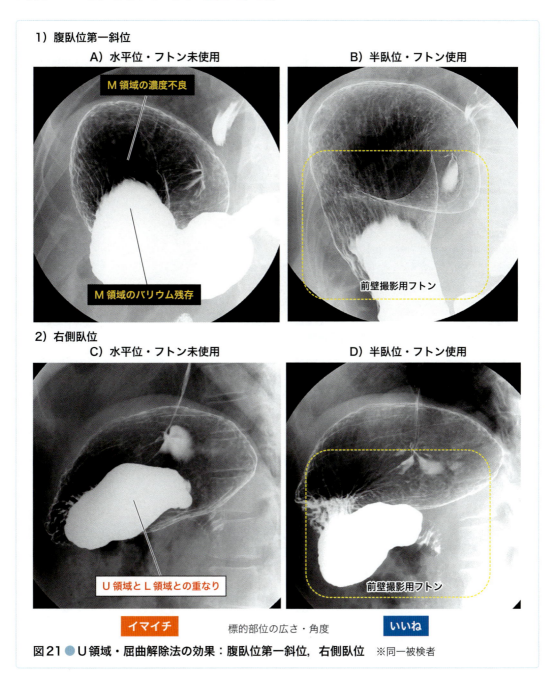

図21 ● U領域・屈曲解除法の効果：腹臥位第一斜位，右側臥位　※同一被検者

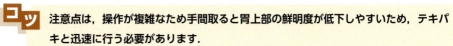

コツ　注意点は，操作が複雑なため手間取ると胃上部の鮮明度が低下しやすいため，テキパキと迅速に行う必要があります．

6）背臥位第二斜位，半臥位第二斜位での工夫：U領域・屈曲緩和法

背臥位第二斜位（振り分け）や半臥位第二斜位の撮影時，横胃ではM-lineの角度がより傾いてしまい鉤状胃と描出部位がずれたり，胃のねじれが生じやすくなります．そこで，**U領域・屈曲緩和法**を行います．ポイントは，**おじぎでM-lineの角度をなるべく45度未満にする**ことです．

撮影手順（図22）は，右回りで腹臥位から背臥位正面位とし，まずはバリウムを穹窿部にしっかり充填させます（図22①〜③）．**半臥位にした後，噴門部を椎骨の左側近傍に移動させます**（図22⑦〜⑨）．**この状態から軽くおじぎをさせる**とM-lineの角度が自然に45度ぐらいになり，穹窿部の充填バリウムを下部方向へ均等に流すことができ，振り分け操作もしやすくなります（図22⑩〜⑫）．

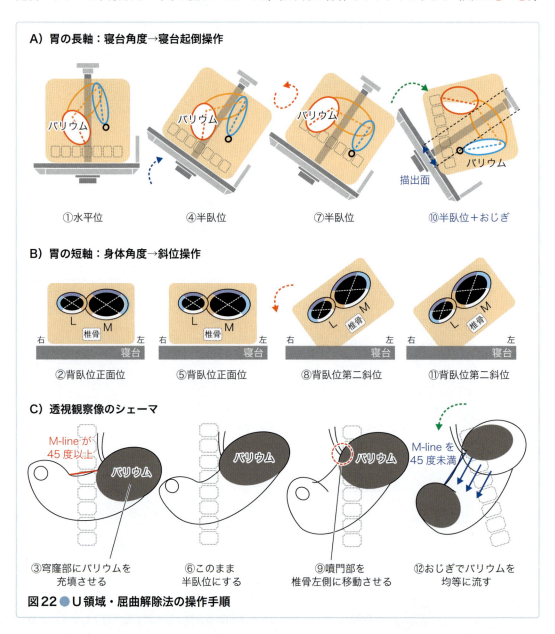

図22 ● U領域・屈曲解除法の操作手順

● 背臥位第二斜位，半臥位第二斜位におけるU領域・屈曲緩和法の効果

横胃・瀑状型の**背臥位第二斜位（振り分け）**と**半臥位第二斜位**のいずれも，UM領域のねじれが生じており標的部位の角度が「イマイチ」の状態です（図23A，C）．そこで，おじぎを利用した**U領域・屈曲緩和法**を実施すると標的部位の角度が「いいね」となっています（図23B，D）．

1）背臥位第二斜位（振り分け）

A）U領域・屈曲緩和法：実施前

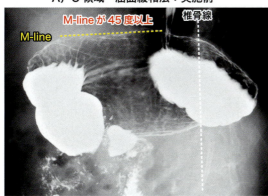

B）U領域・屈曲緩和法：実施後

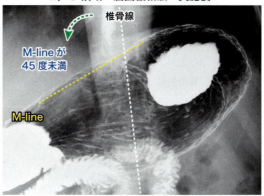

2）半臥位第二斜位

C）U領域・屈曲緩和法：実施前

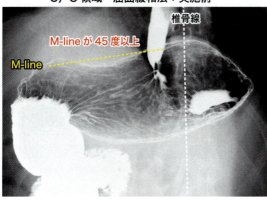

D）U領域・屈曲緩和法：実施後

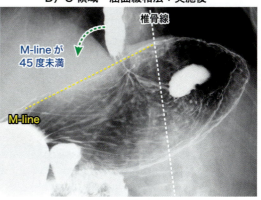

イマイチ　　標的部位の角度　　いいね

図23 ● U領域・屈曲緩和法の効果：背臥位第二斜位，半臥位第二斜位　　※同一被検者

コツ　横胃・瀑状型の斜位操作は，おじぎを駆使しよう

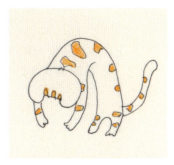

7）立位第一斜位，立位正面位の工夫①：U領域・バリウム残存防止法

　立位第一斜位や立位正面位の撮影時，瀑状型ではU領域に**バリウム残存**しやすいため，横胃撮影の三角を利用した**U領域・バリウム残存防止法**や**屈曲緩和法**を行います．ポイントは**穹窿部の向きを10時方向にすること**です．

　操作手順（図24）は，U領域のバリウムを胃下部にすべて移動させるため右回り回転変換法でいったん腹臥位にします（図24①〜④）．水平位から**半臥位**にしバリウムの重みでML領域を足側に伸ばす感じにします（図24⑤〜⑥）．腹臥位から**左側臥位**にし，半立位まで立てていきます（図24⑦〜⑨）．その後，穹窿部の向きが10時方向となるぐらいに軽くおじぎさせると，背屈角度が弱めとなり描出部位を広げることができます（図24⑩〜⑫）．

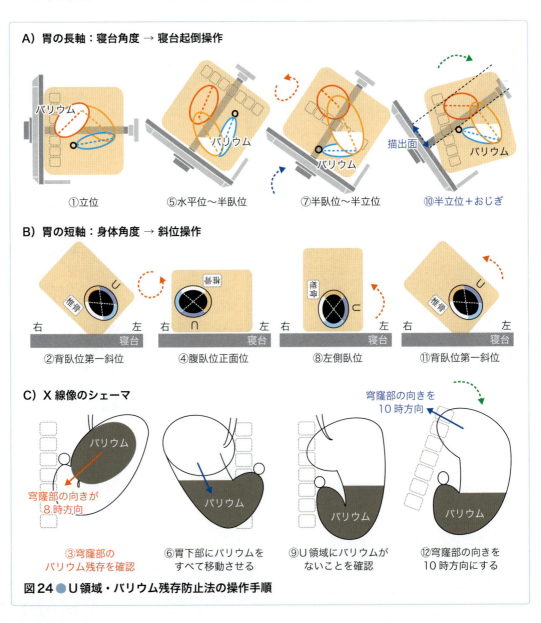

図24 ● U領域・バリウム残存防止法の操作手順

● 立位第一斜位，立位正面位におけるU領域・バリウム残存防止法の効果

　横胃・瀑状型の立位第一斜位と立位正面位のいずれも，U領域に**過度のバリウム残存**が認められます（図25A，C）．そこで，前述した**U領域・バリウム残存防止法**を実施すると，標的部位の角度や広さが「いいね」となっています（図25B，D）．

1) 立位第一斜位
　A) バリウム残存防止法：実施前　　B) バリウム残存防止法：実施後

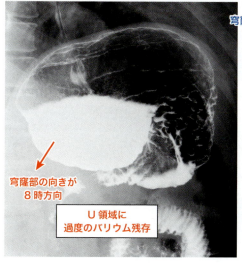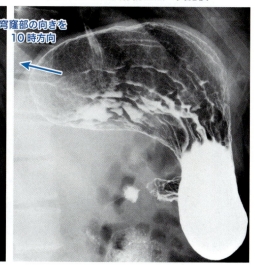

2) 立位正面位
　C) バリウム残存防止法：実施前　　D) バリウム残存防止法：実施後

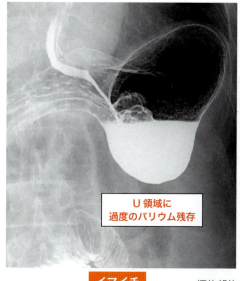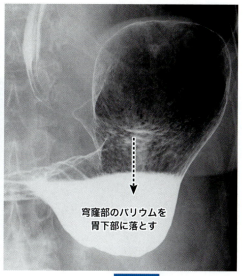

標的部位の広さ・角度

図25 ● U領域・バリウム残存防止法の効果：立位第一斜位，立位正面位　※同一被検者

 特に立位正面位では，過度におじぎをさせると検出器・被写体間距離が長くなり二重造影像の拡大・ボケが生じやすくなることから，おじぎの角度は軽めとします．

8) 立位正面位での工夫②：任意体位の追加

また，前述したU領域・屈曲緩和法や残存防止法を行わない工夫もあります（図26）．

立位正面位の標的部位は，本来なら**U領域・後壁**です．ところが，高度な瀑状型では検出器に最も近い壁側が**U領域・前壁**となってしまい（図26A），その描出部位が本来の標的部位とは異なります（図26C）．

そこで，高度な瀑状型でU領域・後壁を簡便に表すためには，任意撮影として**半臥位・腹臥位第二斜位**を選択します（図26D）．高度な瀑状型の場合，腹臥位第二斜位でU領域・後壁が最も検出面に近くなるためです（図26B）．

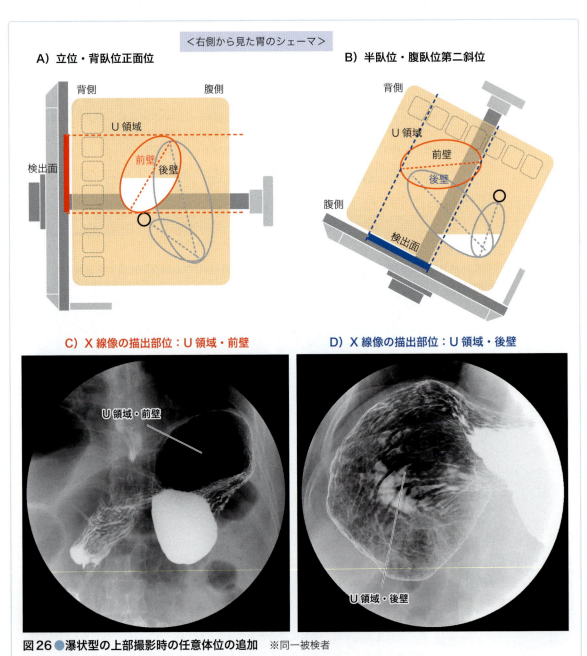

図26 ● 瀑状型の上部撮影時の任意体位の追加　※同一被検者

第6章

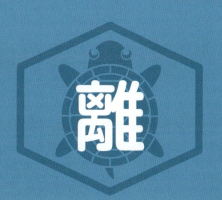

Step 5
的確な透視観察と追加撮影ができる

> 胃X線撮影法"虎の巻"Step 5は「離」の最終段階です．胃形に応じた最適な応用撮影ができるようになったら，透視観察によって異常像を探しながら，追加撮影によって胃癌をしっかりと表すことができる最も高度な技術修得をめざします．

水町寿伸，中原慶太

1 透視観察と追加撮影について …………………… 274
2 透視観察の技術的事項 …………………………… 283
3 追加撮影の技術的事項 …………………………… 290

第6章 Step 5：的確な透視観察と追加撮影ができる

1 透視観察と追加撮影について

これまでの章では，主に「胃」をきっちりと表すための撮影技術を述べてきました．本章では，到達目標である「胃癌」をきっちり表すために必要な応用撮影技術である透視観察と追加撮影を中心に述べます．

1 撮影技師の胃がんX線検診への取り組み方

　胃X線検査を担う**撮影技師の胃がんX線検診への取り組み方**を提案します（図1）．
　特に対策型検診の導入初期ごろの従来法時代は，とにかく胃癌を発見できればよく，どちらかといえば質より量の撮影人数処理が優先されていた傾向にありました．撮影技師はある決められた体位を決められた手順でとりあえず撮影しておけば，その後の読影は読影医にお任せという**受動的なスタンス**でよかったわけです．
　しかしながら，現在は検診システムが確立した習熟期を迎えており，**質と量のバランスを重視した基準撮影法の時代**となっています．医学の進歩とともに，検診も被検者のQOL向上をめざした早期胃癌発見を目標に，より高精度の検査を安定して提供することが求められており，そのためには撮影技師の意識改革と技術向上が不可欠なのです．
　すなわち，これからの時代の胃がんX線検診では，撮影技師は決められた体位を撮影しつつ，さらに標的病変の**胃癌を探しながら撮る**という**能動的なスタンス**で取り組むことが必要と思われます．このような撮影技師の**積極的な姿勢**によってはじめて，**読影医や被検者に対してより情報量の多い画像を提供することができる**ようになるからです．

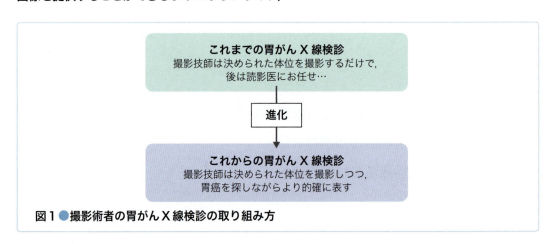

図1 ● 撮影術者の胃がんX線検診の取り組み方

　検査中に撮影技師が胃癌を探しながら撮るためには，"**透視観察**"と"**追加撮影**"という最も高度な応用撮影技術が不可欠となります．

> *memo* 撮影の進化：〜病変を探しながら撮る〜

2 透視観察と追加撮影とは？

1）透視観察：病変を探す目

　透視観察の定義と意義を表1に示します．撮影技師は読影医と異なり，**静止画像だけでなく検査中の透視観察による動画像も観察する**ことができ，診断に必要な情報をより多く得ることができる状況にあります．

　病変の特徴にもよりますが，静止画像では異常像がよくわからないのに，動画像では比較的わかりやすい場合が少なくありません．そこで，この利点を最大限に生かし，撮影技師は**検査中に胃癌を見つけてやるぞ**という目的意識をもったうえで，逐次透視観察を行います．**透視観察による"目"**で，異常像がないかを瞬時に判断しなければなりません．

表1 ● 透視観察とは

定義	透視像を動的に観察すること
意義	標的部位の三角の状態を確認できる 異常像の有無を認識できる

2）追加撮影：病変を写す腕

　追加撮影の定義と意義を表2に示します．前述の透視観察を行うと，実にさまざまな異常像に遭遇します．しかし，それらの異常像が必ずしも病変とは限りませんし，たとえ病変だったとしても良性から悪性までさまざまな疾患が想定されます．

　撮影技師が透視観察で気になる異常像を見つけた場合，その異常像がはたして病変なのかそうではないのか，病変がどのような形態を呈しているのか，どのような性質なのかなどをできるだけ明確にしなければなりません．

　そこで，気になる異常像の存在する**「標的部位の三角」をより良好な状態にしながら，「病変描出度」を高める追加撮影を適時実施します**．異常像に気づいても病変を良好に描出できなければ結果的に撮っていない状態と変わらないため，**有効な追加撮影を実施できる"腕"**が鍵となります．

　標的部位の三角を良好にするほど，気になった異常像が病変か正常範囲の像なのかがよりはっきりします．また，異常像が病変だった場合は，有効な追加撮影ほどその病変描出度が良好となり，**存在診断および質的診断まで可能な情報量の多い画像の提供**につながっていきます．

表2 ● 追加撮影とは

定義	基準体位以外で任意に撮影すること
意義	標的部位の三角をより良好な状態にできる 病変描出度を高めることができる

> **memo** 撮影技師の目と腕で，検査中に病変を見つけてしまおう

3 透視観察と追加撮影に必要な能力

1) 静止画像に対する読影能の必要性

　　　　撮影技師がこのような透視観察と追加撮影を的確に実施するために必要な能力とは何でしょうか？それは，**"静止画像に対する読影能"**です．

　　　　胃がんX線検診における通常の読影作業は，検査終了後の静止画像に対して行われます．読影医は静止画像をじっくり供覧しながら，異常像があるかどうかといった存在診断から，それが何なのかの質的診断など最終的な診断を行い，二次精密検査の指示を出します．

　　　　撮影技師がこのような静止画像に対する読影能を基本的にもっていなければ，撮影中の動画像を見ても，異常像を的確にとらえることはできません．特に凹凸変化の軽微な肉眼形態を呈する早期胃癌などはこの傾向が顕著となります．

2) 読影能修得にあたって

　　　　そこで，胃がんX線検診の撮影を担っている撮影技師には，読影医と同じように**ある一定レベル以上の"静止画像に対する読影能"の修得**が求められ，そのためには**"胃X線形態診断学"の地道な研鑽**が必要となります．これは個々の撮影技師における撮影技術の「離」の境地といえます．形態診断学の内容は幅広く，対象臓器の胃はもとより良性病変から悪性病変の知識や，それぞれの実際のX線画像がどのように表れるのか，基本的な読影方法など多岐にわたります．

3) 読影のトレーニング方法

　　　　しかし，この"静止画像に対する読影能"は，読影医同様にすぐに身につくものではなく非常に時間を要します．そのため，日々コツコツと自主的に研鑽を積んでいく姿勢が何より大切です．

　　　　また，個人の独学や経験，自施設のみで学ぶことにはどうしても限界があることから，**読影能のスキルアップを目的とした症例検討会に積極的に参加**することが推奨されます．

　　　　日々の撮影業務のなかでは，気になる像があってもそれが一体何だったのか？**その答えがほとんどわからないまま通りすぎていきます**．このような状況では問題点を見出したり，疑問点を解消したりすることがなかなかできません．

　　　　しかし，すべての資料が揃った症例検討会に参加すると，**何らかの答えが待っている**のです．さらに，症例検討会の提示画像と自施設の画像精度と比較することで問題点を見出したり，個々の症例の特徴や疑問点について専門家や多施設の撮影技師と議論することもできます．重要なことは，**自分なりにいろいろと考える習慣を身につけること**です．

　　　　本来，**撮影と読影は表裏一体**です．撮影技師が胃X線形態診断学を学ぶことで読影能が磨かれ，読影能が身につくほど画像精度に対する感性が研ぎ澄まされ，撮影技術は向上していくのです．

> **memo** 撮影と読影は表裏一体
> 　〜胃X線形態診断学をコツコツと学んでいこう〜

4 病変因子に関する事項

　読影にあたっては，**検査対象である被検者側の病変因子に関する事項**をあらかじめ把握しておく必要があります．読影の詳細は姉妹書の「これなら見逃さない！ 胃X線読影法 虎の巻」に記述していますので，ここでは特に標的病変である"胃癌"について，その要約を述べます．

1）消化管疾患のとらえ方

　消化管疾患にはさまざまな病変がありますが，その基本的なとらえ方として，**腫瘍か非腫瘍か**，**上皮性か非上皮性か**，**良性か悪性か**を踏まえることがポイントです（表3）．

表3 ● 消化器疾患のとらえ方

腫瘍	生体の制御に反して自律的に増殖する細胞・組織集団
非腫瘍	生体の制御範囲内にあり，炎症性疾患などにみられる再生修復・過形成変化などの反応性あるいは他律的なもの
上皮性	消化管粘膜を構成する上皮腺管細胞から発生するもの
非上皮性	間質や粘膜下組織から発生するもの
悪性	腫瘍のうち，自律的な増殖能が旺盛で無秩序に発育しながら，宿主の正常臓器に浸潤・転移などをきたし，最終的に宿主を死に至らしめるもの
良性	腫瘍のうち，増殖能が穏やかで宿主に悪影響を及ぼさないもの

「これなら見逃さない！ 胃X線読影法 虎の巻」第1章より引用

　これらの特徴として，**腫瘍は塊を形成することから限局性・単発傾向**なのに対し，**炎症などの非腫瘍はびまん性・多発しやすい傾向**にあります．また，上皮性腫瘍は胃粘膜上皮に種々の変化が生じるのに対し，非上皮性腫瘍は胃粘膜上皮に変化を生じにくい傾向にあります．さらに，良性腫瘍ほど肉眼形態がおとなしく正常とのかけ離れが弱い傾向にあるのに対し，悪性腫瘍ほど無秩序増生することからかけ離れが著明となります．

　上皮性悪性腫瘍の代表疾患が"胃癌"であり，最も患者のQOLや予後を左右することから胃X線検査のメインターゲットとした撮影法や読影法の組み立てを行います．

2）胃癌の六角形

　上皮性悪性腫瘍の胃癌に対する撮影と読影のポイントは，最終的に①**部位**，②**肉眼型**，③**組織型**，④**大きさ**，⑤**潰瘍合併**，⑥**深達度**の6項目をすべて正確に診断することであり，これらを"**胃癌の六角形**"と呼称します（図2）．

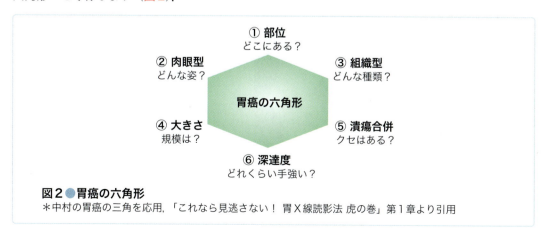

図2 ● 胃癌の六角形
＊中村の胃癌の三角を応用，「これなら見逃さない！ 胃X線読影法 虎の巻」第1章より引用

3) 胃癌の六角形から見た病変描出度の不良要因

　実際に遭遇する**胃癌は多様多彩**であり，同じ胃癌でも症例によって撮影や読影の難易度が異なります．胃癌の六角形から見た描出不良となりやすい病変の特徴を表4に示します．撮影や読影にあたっては，これらに十分注意する必要があります．

表4● 「胃癌の六角形」から見た病変描出度の不良要因

①部位	X線的な接線領域にある病変	
②肉眼型	凹凸変化が軽微な0型形態，境界不明瞭な形態	
③組織型	未分化型癌よりかけ離れが乏しい分化型癌	
④大きさ	より小さな病変（20 mm以下）	
⑤潰瘍合併	潰瘍やひだ集中のない病変	
⑥深達度	癌量が少なく伸展性の比較的良い早期胃癌	

4) 進行胃癌と早期胃癌の組織学的な成り立ちの違い

　特に胃癌の進行期に着目し早期胃癌と進行胃癌に大別すると，両者間には**組織学的な成り立ちの違い**があります（図3）．

> **進行胃癌**は組織学的な癌量が多く，主に**胃壁深層の肥厚・硬化所見**から成り立っています（図3A）．その肉眼形態は**凹凸が顕著**で胃X線画像上も**派手な様相**を呈します（図3C）．
> **早期胃癌**は進行胃癌に比べて組織学的な癌量が少なく，主に**胃壁浅層の凹凸所見**から成り立っています（図3B）．その肉眼形態は**凹凸が軽微**で胃X線画像上もより**おとなしい様相**を呈します（図3D）．

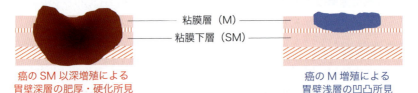

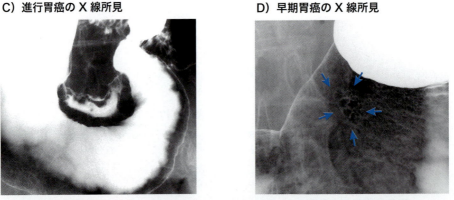

図3● 進行胃癌と早期胃癌の組織学的な成り立ちとX線所見の違い

5）空間的に見た胃癌

　このような胃癌を空間的に眺めると，**進行胃癌は立体的，早期胃癌は平面的**とみなすことができます（図4）．

　そのため，特殊な場合を除き**進行胃癌**（図4A）は比較的認識しやすく，かつ描出しやすい傾向にあります．一方，**早期胃癌**（図4B）は静止画像および動画像のいずれも認識しづらく，たとえ異常像に気づいてもその病変描出度を良好にすることがなかなか容易ではないことから，より高難易度の傾向にあります．

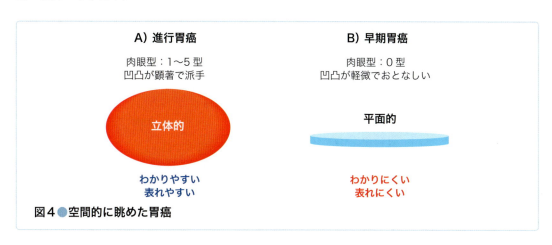

図4 ● 空間的に眺めた胃癌

6）病変描出度の進行期別比較

　第4章5で分析した検診発見胃癌の病変描出度を，進行期別に比較した結果を図5に示します．進行胃癌では描出良好群（病変描出度A・B）が約60％であったのに対し，早期胃癌では35％と有意に低率でした．救命可能な胃癌を的確に発見するためには，特に**凹凸が軽微な0型形態を示す早期胃癌の病変描出度をいかに良好な状態にできるのか**が鍵となるのです．

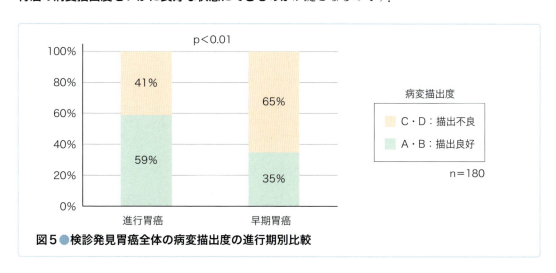

図5 ● 検診発見胃癌全体の病変描出度の進行期別比較

> **Pitfall** 胃癌はそんなに親切ではない
> 早期胃癌ほど隠れ上手

5 追加撮影と病変描出度の分析

1) 施設別に見た病変描出度の進行期別比較

次に，前述した検診発見胃癌の病変描出度を施設別にそれぞれ検討した結果を図6に示します．

施設別に大きな差が認められ，施設1では進行胃癌，早期胃癌のいずれも描出良好群が多く，進行期別に差はありませんでした．一方，施設2では早期胃癌はもちろん，進行胃癌ですら描出不良群（病変描出度C・D）が多かったのです．

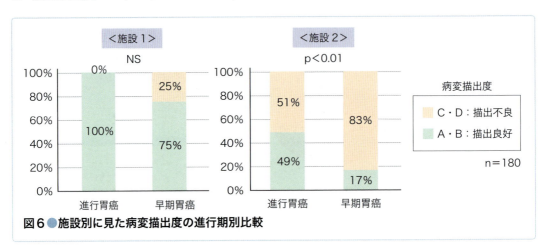

図6● 施設別に見た病変描出度の進行期別比較

2) 追加撮影実施率の施設間比較

病変描出度の施設間格差の要因を分析するため，**検診発見胃癌に対する追加撮影実施率**を比較検討しました（図7）．施設1では発見胃癌に対する**追加撮影実施率78％（39/50）**と高率であったのに対し，施設2ではわずか**9％（11/130）**と低率でした．

検診発見胃癌に対する追加撮影実施率は，**胃癌を見つけようとする撮影技師の意欲と読影能の高さを反映**しています．施設1の撮影技師は透視観察能が高く撮影時に胃癌の存在に多く気づいて追加撮影を積極的に実施していたのに対し，施設2の撮影技師は透視観察能が低く異常像にほとんど気づいていなかったと客観的に判断されます．

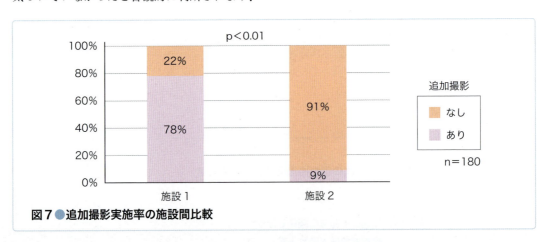

図7● 追加撮影実施率の施設間比較

3）施設別に見た追加撮影の有無と病変描出度

さらに施設別に**追加撮影の有無とその病変描出度**を検討した結果を示します（図8）．両施設とも追加撮影ありでは，なしに比べて有意に病変描出度が良好という結果でした．したがって，どのような施設であれ最終的に病変描出度をより良好にするためには，いかにして**基準撮影を補う追加撮影実施率**を高められるかが鍵となります．

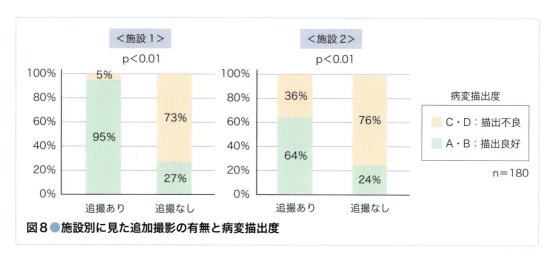

図8 ● 施設別に見た追加撮影の有無と病変描出度

4）施設別に見た追加撮影の有効性

また，追加撮影の有効性を明らかにするため，追加撮影が実施された例のみを対象とし，**基準撮影像と追加撮影像の病変描出度を比較**した結果を示します（図9）．

施設1では追加撮影像の病変描出度が基準撮影像よりも良好になっていたのに対し，施設2ではほとんど不変でした．これは，追加撮影技術の差によって必ずしも病変描出度が良好になるとは限らないことを示しています．透視観察で何らかの異常像に気づいた後は，**病変を明瞭に表すための追加撮影技術が必要**なのです．特に基準撮影像で病変描出度が不良な場合に，より良好にできる高度な追加撮影技術の修得が不可欠です．

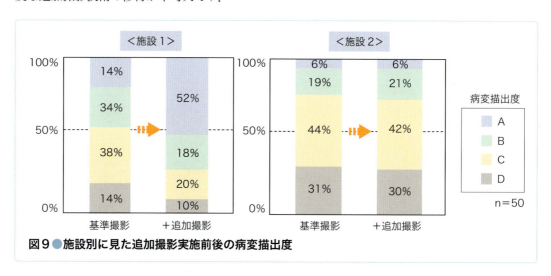

図9 ● 施設別に見た追加撮影実施前後の病変描出度

> **memo** 有効な追加撮影とは，より病変描出度が良好で診断に寄与するもの

5）検査精度の2施設比較のまとめ

両施設の最終的な検診発見胃癌に対する検査精度分析のまとめを示します（表5）.

読影指摘部位，病変描出度，標的部位の三角，追加撮影のすべての項目で，施設間に有意差が認められました．これらの項目は**胃がんX線検診の精度管理上の重要な指標**であり，いずれも高率なほど検査精度がそれだけ高く，低率なほど検査精度が低いと客観的に判断することができます．

表5 ● 検査精度の2施設比較のまとめ

検査精度項目		施設1	施設2	p値
読影指摘部位	同部位指摘	84%	51%	p＜0.01
病変描出度	描出度A・B	80%	27%	p＜0.01
標的部位の三角	「いいね」〜「まあまあ」	96%	36%	p＜0.01
追加撮影	実施あり	78%	9%	p＜0.01

全国の胃がんX線検診施設の精度管理においては，**読影医と撮影技師がさまざまな問題点を共有すること**が大切です．

例えば，ある施設の精度分析結果が施設1に近い場合は，診断精度と画像精度の両面のバランスが良い状態と判断され，精度の維持とさらなる向上をめざします．一方，施設2のように診断精度不良の主要因が画像精度不良にあると思われた場合，**何はさておき撮影プロセスの改善が必要**です．個々の撮影技師に対しては，「標的部位の三角」や「病変描出度」をより良好にするための撮影技術向上と読影能修得が求められます．そのためには，症例検討会への定期的な参加はもとより，NPO精管構の技術B・読影B検定資格の取得などが推奨されます．

このような胃がんX線検診精度向上および精度格差是正のためには，個々の検診施設が今回示したような検診発見胃癌のX線画像の見直し検討をきちんと実施し，自施設の問題点の把握とその対策を行っていくことこそが最も重要と思われます．

> **memo** どんな被検者，どんな胃，どんな病変であっても，撮影技師の透視観察と追加撮影技術で，基準撮影をしっかりカバーしよう！

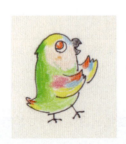
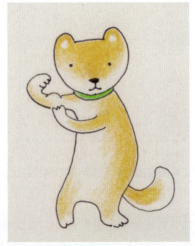

第6章 Step 5：的確な透視観察と追加撮影ができる

2 透視観察の技術的事項

次に，胃癌発見に有効な透視観察を実施するための技術的な事項について述べます．透視観察は，読影の「型」である基準読影法に基づいて行います．

1 基準読影法による読影手順1：存在診断

透視観察で異常像を探す手順は，**静止画像における読影手順とほぼ同じ**です．

基本的な読影法に関しては，現在まで全国統一されたものはありません．個々の読影能のバラツキをできるだけ少なくし，ある一定レベル以上の読影精度を担保するためには，姉妹書の「これなら見逃さない！ 胃X線読影法 虎の巻」で提唱した「**基準読影法**」が推奨されます．ここではその要約を述べます．

透視観察で最も重要なことは，**怪しいものや疑わしいものがあるかないか，なんとなくおかしい像に気づくか気づかないか**です．このような異常像の有無に関する存在診断では，**着目する場所と順序**，それに対応する**異常像の基本形状**が重要となります（表1）．

着目する場所は，①**胃の輪郭**，②**胃のひだ**，③**胃の粘膜面**の順に見ていきます．それぞれの場所に対応する異常像を1）**全体**，2）**局所**の順に探します．

表1 ● 基準読影法の存在診断に関する着眼点とその異常像の集約

着目する場所と順序	対応する異常像の基本形状	
	1) 全体	2) 局所
①胃の輪郭	胃形の異常像	辺縁線の異常像（へこみ像，でっぱり像）
②胃のひだ	胃体部ひだの異常像	ひだ集中像
③胃の粘膜面	胃小区の異常像	模様の異常像 凹凸の異常像（たまり像，はじき像）

「これなら見逃さない！ 胃X線読影法 虎の巻」第4章を参考に作成

同じ読影手順でも静止画像と動画像との大きな違いは，**スピード**です．検査終了後に静止画像を読影する場合はゆっくりじっくり眺めることができますが，撮影中の動画像では**ほんの一瞬ですばやく判断**しなければなりません．そのため，前述した静止画像に対する読影トレーニングを普段からしっかり行っておく必要があるのです．

> memo 透視観察方法は，静止画像の読影法とほぼ同じ

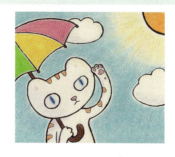

2 基準読影法による読影手順2：質的診断

1) 馬場らの肉眼的異型度の概念

　また，質的診断に関しては，馬場らが提唱した**肉眼的異型度の概念**を基本とし理論的に行うことが推奨されます．**臨床診断のゴールドスタンダードは組織所見**であり，病変の最終的な良悪性判定は**組織学的異型度**の違いによってなされます．中村によると，組織学的異型度とは**正常組織とのかけ離れの程度**とされており，構造異型，細胞異型の点でかけ離れが大きいほど異型度が高く悪性病変と確定診断されます．

　馬場らはこのような組織所見の集まりが病変の肉眼形態を形成することから，臨床における良悪性判定の指標を**肉眼的異型度**とし，**正常形態との肉眼的なかけ離れの程度**と定義しました．そこで**肉眼的異型度を病理と臨床の共通概念**とし，X線検査ではX線的異型度を診断根拠とした質的診断を行います（図1）．

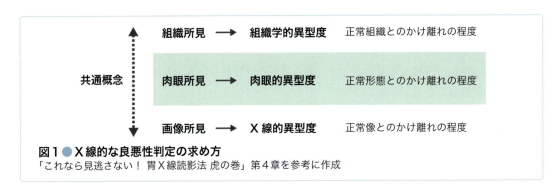

図1●X線的な良悪性判定の求め方
「これなら見逃さない！胃X線読影法 虎の巻」第4章を参考に作成

2) 組織所見と肉眼所見の違い

　この際，組織所見と肉眼所見の異なる点を考えてみましょう．

　組織所見は胃壁の垂直方向の割面像であることから**2次元（2D）**です．これに対して，肉眼所見は胃壁をさまざまな方向から眺めた**3次元（3D）**です（図2）．このような肉眼所見を胃X線撮影や読影において総合的に表現するためには，**①水平方向と②垂直方向の2つの視点**を考慮する必要があります．

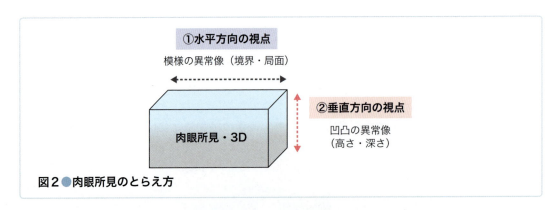

図2●肉眼所見のとらえ方

3) ①水平方向の視点：模様の異常像のとらえ方

①水平方向の視点とは胃壁を平面的に眺めたもので，主に"**模様の異常像**"をとらえます．模様の異常像の着眼点は「**境界**」と「**局面**」であり，これらの組合わせによって異常像の有無や質的診断の大まかなあたり付けができます（図3）．特に，**正常像や周囲粘膜とかけ離れた「境界」と「局面」**がある場合，限局的な上皮性腫瘍性病変を疑う必要があります．

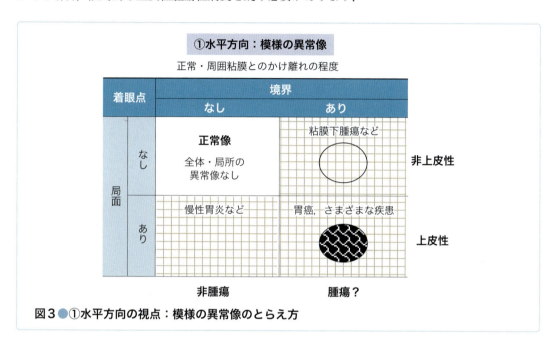

図3 ●①水平方向の視点：模様の異常像のとらえ方

4) ②垂直方向の視点：凹凸の異常像のとらえ方

②垂直方向の視点とは胃壁を立体的に眺めたもので，主に"**凹凸の異常像**"をとらえます．何らかの模様の異常像がある場合，高さ・深さの点でもかけ離れがあると**凹凸の異常像**が表れます（図4）．この際，多様な**凹凸の異常像**を「**はじき像**」と「**たまり像**」の2つに大別します．はじき像の場合は，周囲粘膜よりも高い隆起主体の病変を，たまり像の場合は，周囲粘膜よりも低い陥凹主体の病変を想定します．

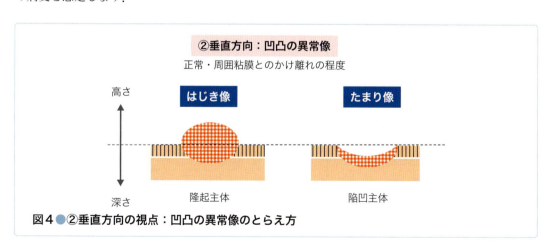

図4 ●②垂直方向の視点：凹凸の異常像のとらえ方

5）はじき像とたまり像の層別化

　異常像には，標的病変の胃癌以外にもさまざまな疾患があり，すべてを網羅するのは容易ではありません．そこで，前述したように病変の肉眼形態を隆起主体と陥凹主体に大別し，さらに高さ・深さのかけ離れの程度をそれぞれ**2段階に層別化**すると，それらの**主な鑑別疾患をある程度絞る**ことができます（図5）．

> A）**はじき像**：周囲との高さの程度の違いで，**「明らかなはじき像」**と**「わずかなはじき像」**に分けます（図5A）．「明らかなはじき像」では，組織学的に2～3 mm以上の高い隆起を，「わずかなはじき像」では2～3 mm以下の低い隆起を想定します．
> B）**たまり像**：周囲との深さの程度の違いで，**「濃いたまり像」**と**「淡いたまり像」**に分けます（図5B）．「濃いたまり像」では，組織学的に1～2 mm以上の深い陥凹を，「淡いたまり像」では1～2 mm以下の浅い陥凹を想定します．

　はじき像もたまり像も，凹凸のかけ離れが乏しく平坦に近い状態になるほど，それだけ撮影や読影の難易度が高くなります．

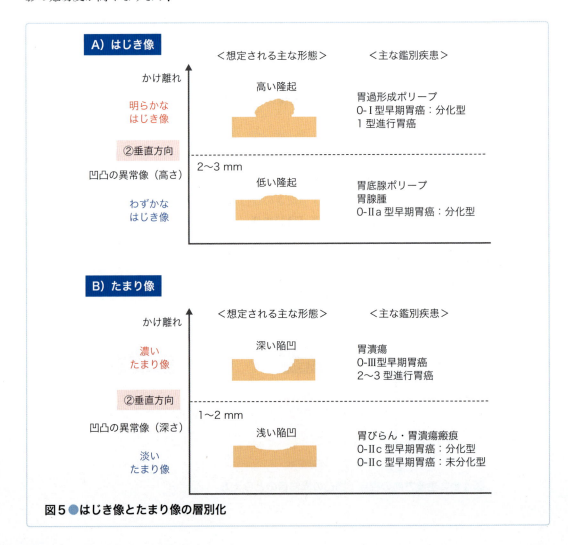

図5 ● はじき像とたまり像の層別化

6) 2つの視点による肉眼的異型度の判定

　このような肉眼所見をより忠実に表現するために，**①水平方向：模様の異常像を横軸**，**② 垂直方向：凹凸の異常像を縦軸**にした図6を示します．

　2つの軸によって表される立体的な肉眼的異型度は，実に多様多彩なかけ離れがあることがわかります．そこで，便宜上かけ離れの程度をいくつかの段階に区分し，正常範囲の領域に近いほどかけ離れが乏しく**肉眼的異型度が軽度**とみなし，正常範囲から遠く離れるほど**肉眼的異型度が著明**とみなすことにします．

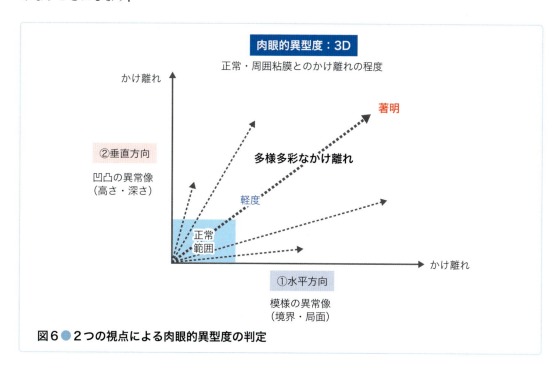

図6 ● 2つの視点による肉眼的異型度の判定

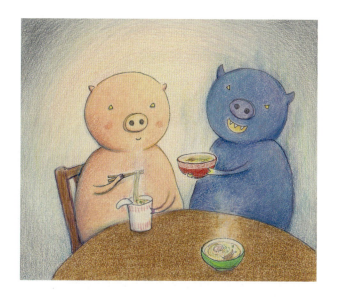

7）X線的異常像の良悪性判定までのプロセス

　馬場らの肉眼的異型度の概念に基づくX線読影の存在診断から質的診断までのプロセスをまとめます．X線画像上で何らかの異常像を疑った場合，まずはその異常像がどれくらい明瞭に表れていると推定されるのか，**病変描出度**を大まかに判定します（第4章1-**2**参照）．

　次に，病変の良悪性判定すなわち質的診断根拠となる**X線的異型度判定**を行います．異常像のかけ離れの程度は，表2のごとく段階的に判定しますが，病変描出度が不良と思われる場合，存在・質的診断自体が困難なためX線的異型度は判定不能としてかまいません．

　一方，病変描出度がほぼ良好な場合，かけ離れの程度によるX線的異型度判定が可能となります．**X線的異型度が軽度なほど良性疾患が，著明なほど悪性疾患が推定**されます．

表2 ● X線的異型度判定：かけ離れの程度による診断根拠

①判定不能	存在・質的診断が困難
②軽度	良性疾患が推定される
③中等度	悪性疾患の可能性あり（早期胃癌などが相当）
④著明	悪性疾患が推定される（進行胃癌などが相当）

「これなら見逃さない！胃X線読影法 虎の巻」第4章を参考に作成

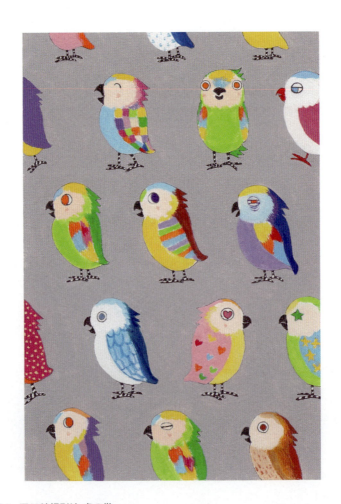

3 透視観察のポイント

このような読影能をもったうえでの透視観察のポイントは，**1) バリウムの付着状態を見る**ことと，**2) バリウムの流れを見る**ことです．注意事項は**透視観察時間**で，だらだらと長く見すぎないようにし，被ばく線量をできるだけ低減するため透視スイッチをこまめに切るように心がけます．

1) バリウムの付着状態を見る

バリウムの付着状態を見ると，特に**模様の異常像**をとらえることができます．そのタイミングには**A) 曝写直前**と**B) 曝写直後**があり，いずれも静止画像の読影に近い状態です．

> **A) 曝写直前**：曝写直前の Positioning の際は，**標的部位の鮮明度が最も良好な状態**となっており，かつ位置決め時は被検者を比較的ゆっくりめに動かすことから異常像を比較的探しやすいタイミングです．
>
> **B) 曝写直後**：デジタル装置の場合，第2章3で述べたとおり撮影画像の**リアルタイム表示機能**があることから，**曝写直後の静止画像を一時的に表示させ確認すること**ができます．この一瞬を利用して，異常像を探します．

2) バリウムの流れを見る

また，バリウムの流れを見ておくと，特に**凹凸の異常像**をとらえやすくなります．そのタイミングは **C) 体位変換時**で，**バリウムの動的な変化**によってわずかな異常像に気づきやすくなります．これは，静止画像では得られにくい情報です．

> **C) 体位変換時**：体位変換するとバリウムが胃内を動きます．バリウムが病変上を通過する際，隆起性病変ではバリウムが局所的に**はじかれる現象**，陥凹性病変では**たまる現象**が起こります．このような動的な変化は，静止画像に比べて病変をより認識しやすい利点があります．さらに，はじき像はたまり像に比べて気づきやすい傾向があります．

そこで，体位変換時の透視観察では**胃全体を透視画面内に常時収める操作**が必要です．被検者の動きに合わせて観察視野やX線管球の位置，寝台を逐次見やすくコントロールするのがコツです．

このようにバリウムの付着状態や流れを透視観察していると，なんとなく気になる像というのは少なくありません．気になった像が明瞭でほぼ確実な場合は問題ないのですが，曖昧で不確実な場合もあります．異常像の存在を疑った場合，まずは確実に病変が存在するかどうかの確認作業を行う必要があります．その際，**観察視野を拡大**したり，**気になった領域にバリウムを流すこと**が有用です．

> **memo** 透視観察では「ん？」という一瞬の気づきが重要

第6章 Step 5：的確な透視観察と追加撮影ができる

3 追加撮影の技術的事項

> 透視観察で気になる像を見つけたら，追加撮影の実施です．撮影技師は，的確な追加撮影によって病変の存在やその特徴をより明瞭に表し，読影医へ強くアピールしましょう．

1 追加撮影のポイント

　有効な追加撮影とは，結果的に**基準撮影像よりも情報量の多い画像が得られたもの**です．そのためには，検査の特異度の観点から①**標的部位の三角を良好にすること**，感度の観点から②**病変描出度を良好にすること**が主なポイントです．

> ①標的部位の三角を良好にする
> 　**異常像の有無を確認すること**につながります．透視観察で気になった像がすべて病変であるとは限らないことから，病変の存在を否定するための追加撮影も実際にはありえます．標的部位の三角が良好な状態であるほど，病変の再現性など存在診断をより確実にすることができます．
>
> ②病変描出度を良好にする
> 　**病変形態を明瞭に表すこと**につながります．検査中に病変がほぼ確実に存在すると思われた場合，どのような病変形態なのかをできるだけ明瞭に表す撮影を行います．描出良好なほど，読影医はより正確な存在診断・質的診断ができます．

2 追加撮影の実施タイミング

　では，追加撮影は，どのようなタイミングで実施すればよいのでしょうか？
　病変によりますが，異常像に①**気づいたとき**と②**検査後半**の2つのタイミングがあります．

> ①気づいたとき
> 　特にML領域病変では，透視観察で**異常像に気づいたとき**に追加撮影を実施することが推奨されます．全基準体位の撮影後に撮ろうとすると，障害陰影が多くなっていたり，空気量が足らなかったりして病変を描出しにくい状態だからです．
>
> ②検査後半
> 　検査前半にU領域病変に気づいた場合では，焦らず**前半の基準体位をしっかり撮影した後**，検査後半の上部撮影前後に追加撮影を実施します．

　いずれにしても，病変は必ずしも1つとは限らないので，特にスクリーニング検査では全基準体位を撮影しておく必要があります．そのため追加撮影は，**基準撮影法の撮影手順を大きく妨げないタイミングで実施することが重要**です．

3 精密検査技術を参考にした追加撮影手技

追加撮影によって，病変描出度を良好にするにはどうしたらよいのでしょうか？

多様多彩な病変形態に臨機応変に対応するためには，さまざまな工夫やより高度な撮影手技を駆使しなければなりません．

そこで，**精密検査技術を参考にした追加撮影手技**の例を表1に示します．虎の巻Step 5の段階では，病変をより強調できるようにこれらの撮影手技をマスターしておき，病変の状況に応じてこれらを組合わせた追加撮影を実施します．

表1●精密検査技術を参考にした追加撮影手技の例

1）バリウムの厚さを変える	二重造影第Ⅰ法	⟷	二重造影第Ⅱ法
2）空気量を変える	空気少量	⟷	空気多量
3）撮影角度を変える	病変の正面像	⟷	病変の側面像
4）撮影法を変える	二重造影法	⟷	圧迫法

中原慶太，他：陥凹型胃癌に対するX線的深達度診断プロセス．胃と腸，41：1327-1342，2006より引用

1）バリウムの厚さを変える

バリウムの厚さを変える2大手技として，熊倉の**二重造影法第Ⅰ法**と**第Ⅱ法**が代表的です（表2, 図1）．バリウムの厚さを段階的に変えると病変の肉眼形態をさまざまに表現できることから，目的に応じて第Ⅰ法と第Ⅱ法を使い分けます．

表2●熊倉による二重造影法の2大手技の主な特徴

第Ⅰ法	バリウムを粘膜面にごく薄く均一に付着させ，**主に平面的な模様の異常像を強調する手技** 基準撮影像がほぼ該当し，病変と周囲粘膜との違いやかけ離れの程度を把握しやすい
第Ⅱ法	バリウムの厚さを段階的に変え，**主に立体的な凹凸の異常像を強調する手技** 病変の確認作業や病変形態が隆起か陥凹かなどを把握しやすく，追加撮影により有効

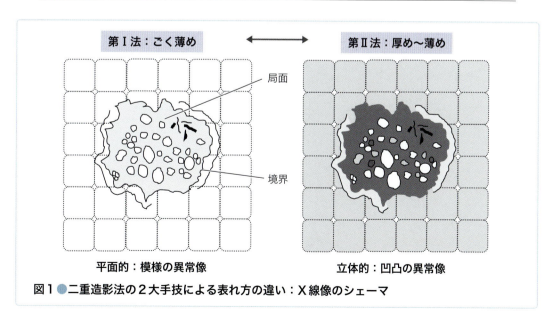

図1●二重造影法の2大手技による表れ方の違い：X線像のシェーマ

● 陥凹型胃癌

陥凹主体の病変（図2）は，バリウムの厚さを変えた撮影を行うと**「たまり像」を基本とした凹凸の異常像**が表れます（→）．

A）二重造影第Ⅰ法

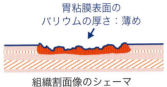

胃粘膜表面の
バリウムの厚さ：薄め

組織割面像のシェーマ

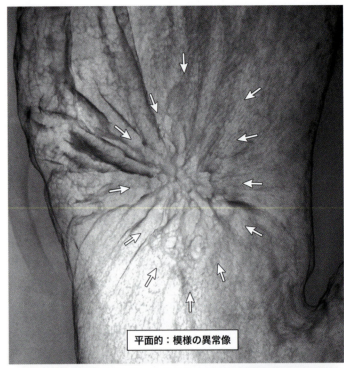

平面的：模様の異常像

B）二重造影第Ⅱ法

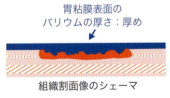

胃粘膜表面の
バリウムの厚さ：厚め

組織割面像のシェーマ

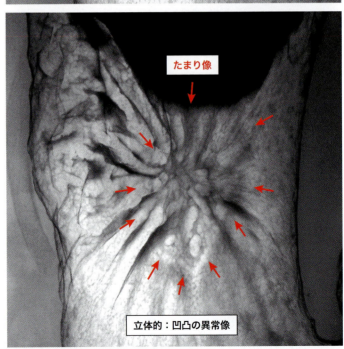

たまり像

立体的：凹凸の異常像

図2● 熊倉による二重造影法の2大手技による表れ方：陥凹型胃癌
中原慶太, 他：コンピューター画像処理による臨床画像と切除標本との対比. 胃と腸, 44：267-274, 2009より画像転載

● 隆起型胃癌

　隆起主体の病変（図3）は，バリウムの厚さを変えた撮影を行うと**「はじき像」を基本とした凹凸の異常像**が表れます（→）．

A）二重造影第Ⅰ法

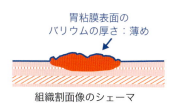

組織割面像のシェーマ

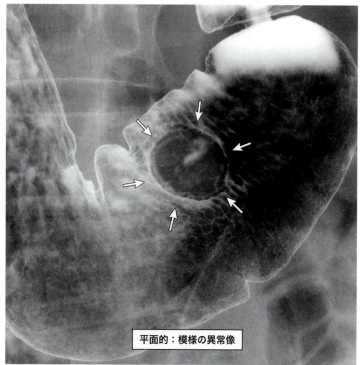

平面的：模様の異常像

B）二重造影第Ⅱ法

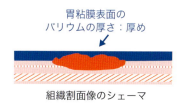

組織割面像のシェーマ

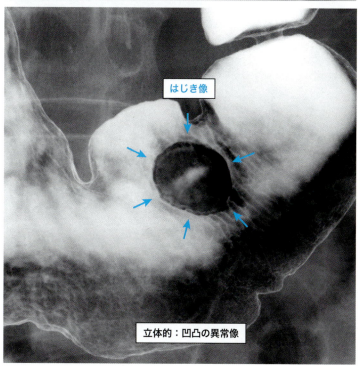

はじき像

立体的：凹凸の異常像

図3● 熊倉による二重造影法の2大手技による表れ方：隆起型胃癌

● バリウムの厚さを変えた撮影の実際1：胃角部後壁病変

基準撮影法に準じた簡易精査例の背臥位正面位（図4A）では，胃角部後壁に周囲粘膜と異なる**模様の異常像**（◯）が認められますが，いま一つはっきりしません．そこで，左右交互変換法を数回行い鮮明度を高めながら同領域にバリウムを流した**二重造影第Ⅱ法**（図4B）では，**凹凸の異常像（はじき像）**がより明瞭に描出されました（→）．

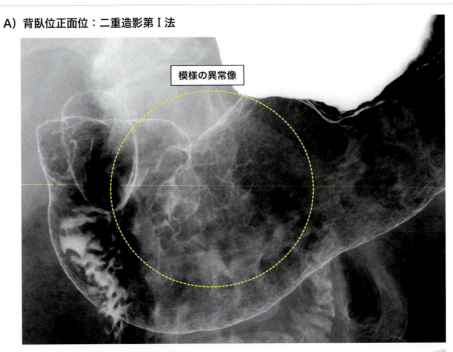

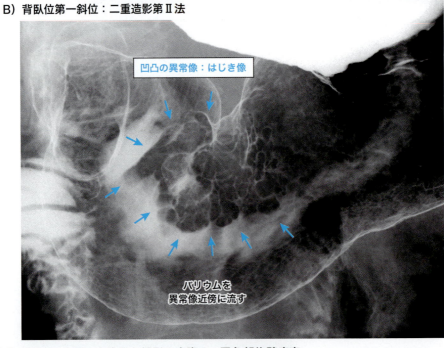

図4 ● バリウムの厚さを変えた撮影の実際1：胃角部後壁病変

さらに病変口側の描出が不十分と思われたため，**背臥位第二斜位（振り分け）** にしL領域にためたバリウムをM領域方向に段階的に流したところ，**境界明瞭な大小不同の顆粒を呈するわずかなはじき像**（━━▶）が描出されました（図5C, D）．

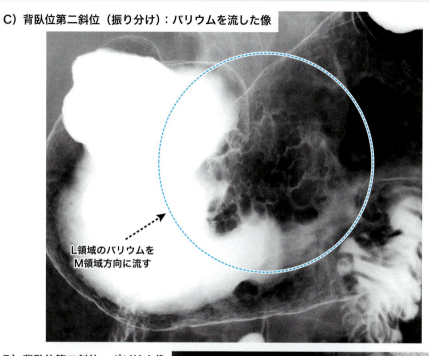

C）背臥位第二斜位（振り分け）：バリウムを流した像

L領域のバリウムを
M領域方向に流す

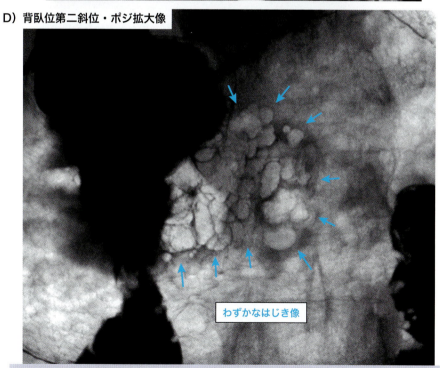

D）背臥位第二斜位・ポジ拡大像

わずかなはじき像

早期胃癌：胃角部小彎後壁，0-Ⅱa+Ⅰ型，tub1，70 mm，UL（−），pT1a（M）

図5 ●バリウムの厚さを変えた撮影の実際1：胃角部後壁病変

● **バリウムの厚さを変えた撮影の実際2：体中部後壁病変**

簡易精査例の背臥位正面位（図6A）では，胃体部後壁領域（⚪）に**バリウム流出があり明らかな異常像は全く指摘できません**．背臥位第二斜位（振り分け）でM領域方向にバリウムを流すと，体中部後壁の**凹凸の異常像**（⚪）に気づきました（図6B，C）．

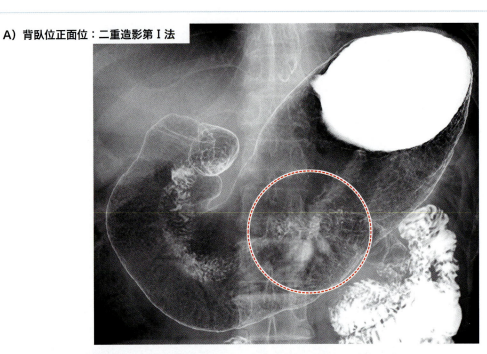

A) 背臥位正面位：二重造影第Ⅰ法

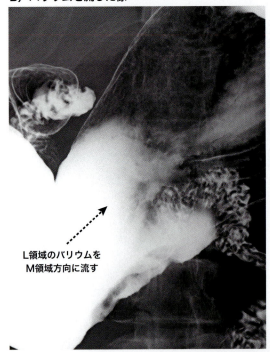

B) バリウムを流した像

L領域のバリウムを M領域方向に流す

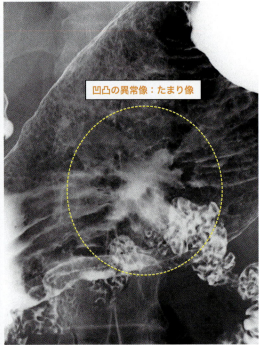

C) バリウムが流れた直後の像

凹凸の異常像：たまり像

図6● バリウムの厚さを変えた撮影の実際2：体中部後壁病変

そこで，水平位で左右交互変換を数回追加し，バリウム流出した小腸陰影を足方向に下げるため，寝台角度を調整し半臥位気味にしながらバリウムの厚さがごく薄くなった直後に撮影したところ，**ひだ集中を伴うたまり像**（→）がより明瞭に描出されました（図7D，E）．

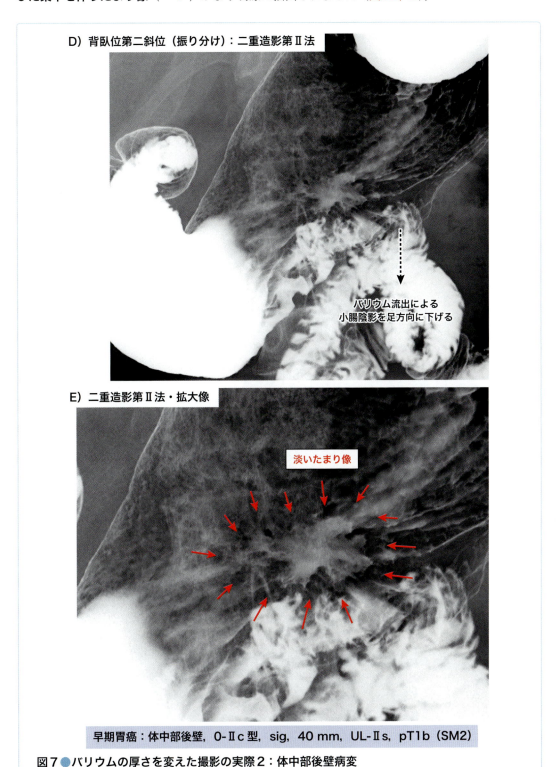

図7 ● バリウムの厚さを変えた撮影の実際2：体中部後壁病変

● バリウムの厚さを変えた撮影の実際3：前庭部後壁病変

　簡易精査例の背臥位正面位のPositioningの際，透視観察にて前庭部後壁に周囲粘膜とやや異なる**模様の異常像**（◎）に気づきました（図8A）．

　そこで病変描出のための至適体位を**頭低位第二斜位**とし，前庭部後壁の異常像の近傍に**バリウムを意図的にためた状態**にしながら，**病変の存在の確認作業**を行いました（図8B）．

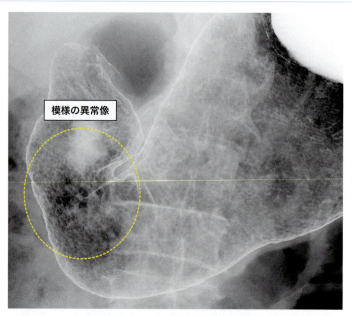

A）背臥位正面位

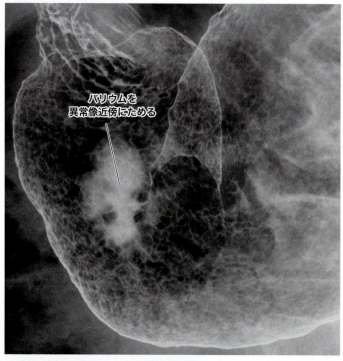

B）頭低位第二斜位：バリウムをためた像

図8 ● バリウムの厚さを変えた撮影の実際3：前庭部後壁病変

寝台角度や呼吸状態を微調整しながら前庭部にためたバリウムの厚さを少しずつ変化させて，**頭低位第二斜位**を撮影したところ，わずかな辺縁隆起を伴う**淡いたまり像**（⟶）がより明瞭に描出されました（図8C，D）．

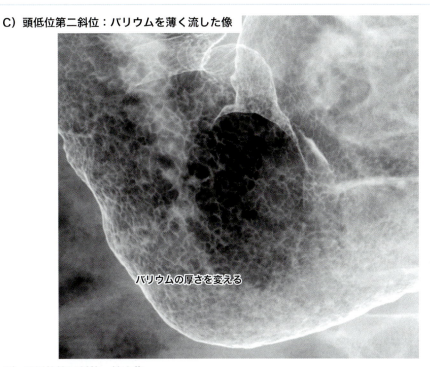

C）頭低位第二斜位：バリウムを薄く流した像

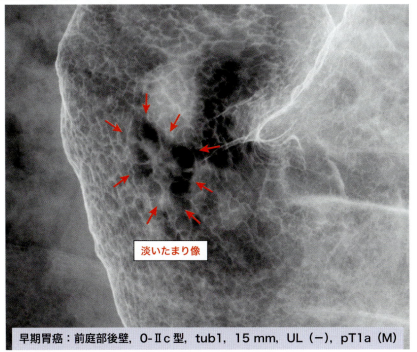

D）頭低位第二斜位・拡大像

早期胃癌：前庭部後壁，0-Ⅱc型，tub1，15 mm，UL（−），pT1a（M）

図9● バリウムの厚さを変えた撮影の実際3：前庭部後壁病変

2）空気量を変える

　早期胃癌の多くは進行胃癌に比べて病変が**伸展良好**のため，空気多量の胃壁過伸展状態だとわずかな凹凸変化が伸展してしまい，**病変の存在すらわかりにくくなる場合があります**（図10A）．

　そこで，気になる異常像があった場合，意図的に空気量を減らしたり増やしたりした追加撮影が有用となります．同じ病変でも，**空気少量の弱伸展状態**にすることによって周囲粘膜とわずかに異なる凹凸変化をより強調することができます（図10B）．

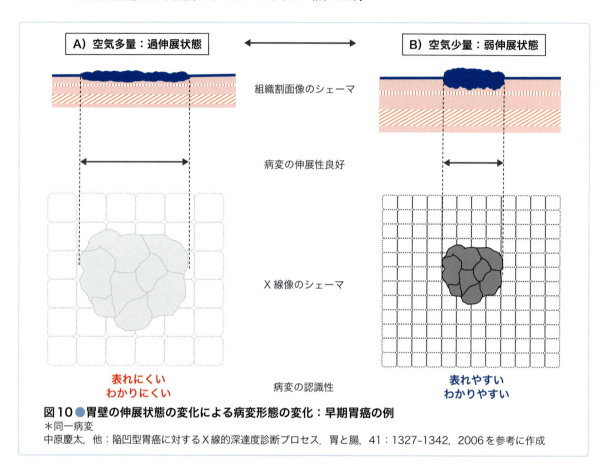

図10● 胃壁の伸展状態の変化による病変形態の変化：早期胃癌の例
＊同一病変
中原慶太，他：陥凹型胃癌に対するX線的深達度診断プロセス．胃と腸，41：1327-1342，2006を参考に作成

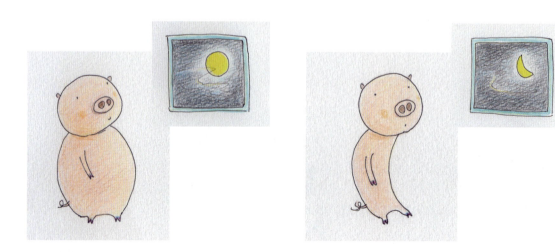

①空気量を減らす：空気少量二重造影法

第3章1で述べたように基準撮影法の発泡剤量5.0gでは，特にL領域が過伸展状態となりやすく，他領域に比べて早期胃癌がやや表れにくい状態です．

そこで特にL領域後壁病変に対しては，応用撮影として**空気少量二重造影法**が有用です．

操作手順（図11）は，**寝台角度を水平位から半臥位～半立位に調整する**だけです．この簡便な操作によって，L領域の空気をU領域側へ移動させてL領域全体を弱伸展状態にできます．基準撮影の際，L領域に盲点が生じた場合やなんとなく気になる異常像があった場合などに推奨される手技です．

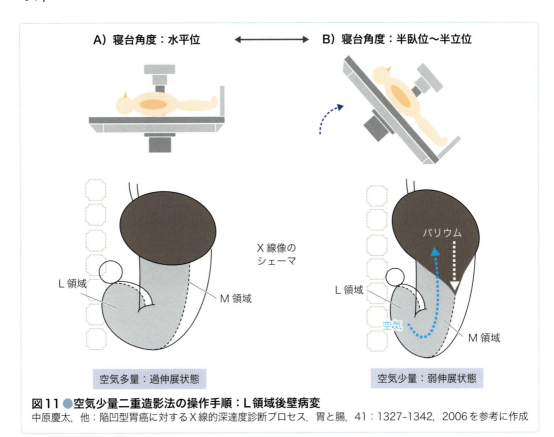

図11● 空気少量二重造影法の操作手順：L領域後壁病変
中原慶太, 他：陥凹型胃癌に対するX線的深達度診断プロセス. 胃と腸, 41：1327-1342, 2006を参考に作成

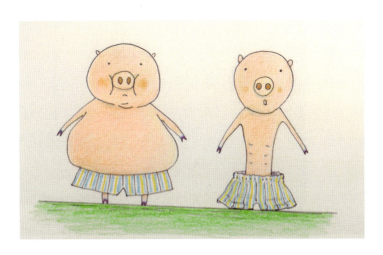

● **空気少量二重造影法の実際1：幽門前部後壁病変**

簡易精査例の背臥位正面位（図12A）では，十二指腸側へのバリウム流出のため幽門前部が盲点となっており，病変の存在がわかりにくい状態でした（⭕）．

そこで，**空気少量二重造影法**を実施しました．**寝台角度を半立位**（図12B）にし，空気を胃上部側に移動させると，L領域全体が空気少量状態になりました．さらにバリウムの重みで胃下部を足側方向に下げた第一斜位によって，**十二指腸球部と幽門前部の重なりを解除**することができました．

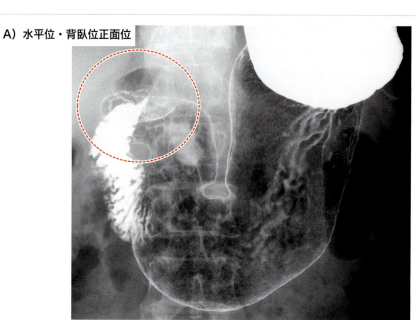

A）水平位・背臥位正面位

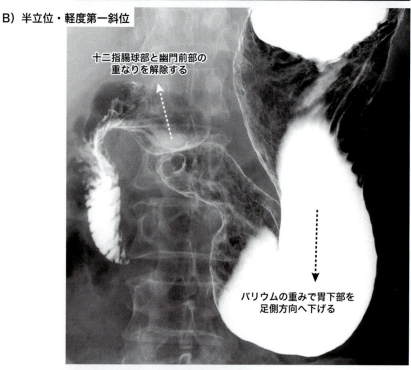

B）半立位・軽度第一斜位

十二指腸球部と幽門前部の重なりを解除する

バリウムの重みで胃下部を足側方向へ下げる

図12 ●空気少量二重造影法の実際1：幽門前部後壁病変

寝台角度を少しずつ半臥位に調整した空気少量二重造影法（図13C, D）で，幽門前部後壁の**小さなはじき像**（━━▶）がより明瞭に描出されました．

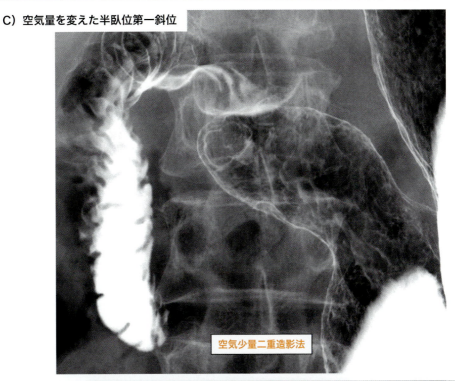

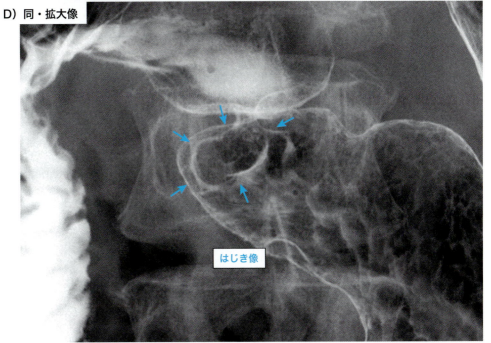

早期胃癌：幽門前部後壁，0-Ⅱa型，tub1，14 mm，UL（−），pT1a（M）

図13 ●空気少量二重造影法の実際1：幽門前部後壁病変

● 空気少量二重造影法の実際2：前庭部後壁病変

簡易精査例の背臥位正面位（図14A）で，**横胃・瀑状型**のL領域は過伸展気味であり，前庭部後壁に**凹凸の異常像**（◎）がありましたが，いまひとつはっきりしません．

そこで，**横胃撮影の三角の操作**を実施しました．いったん腹臥位充盈像の状態にし，寝台角度を半立位にしバリウムの重みで胃下部を足側方向に下げました（図14B）．半立位のまま背臥位に戻すと，L領域の空気を胃上部側へ移動させることができました（図14C）．

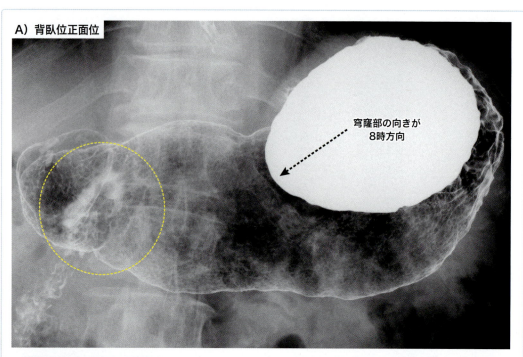
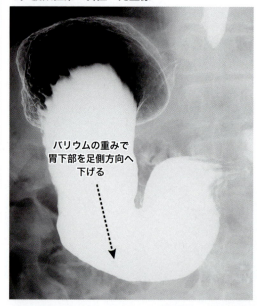
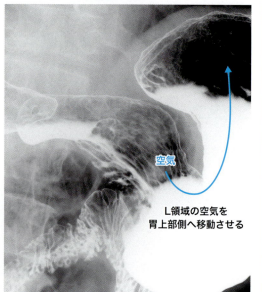

図14 ● 空気少量二重造影法の実際2：前庭部後壁病変

軽くおじぎをさせ穹窿部の向きを10時方向にした状態で，少しずつ半臥位に戻した**空気少量二重造影法**（図15C，D）では，前庭部後壁に**わずかなはじき像**が明瞭に描出されました（→）．

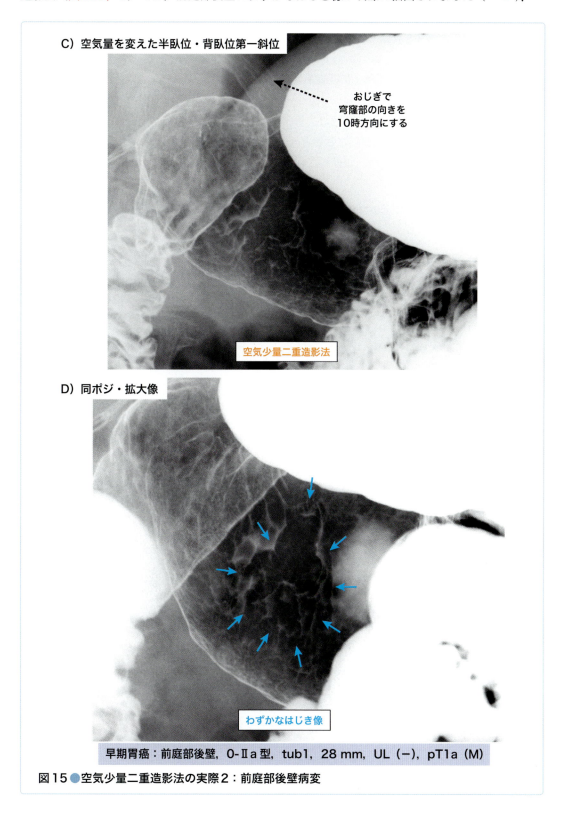

図15 ● 空気少量二重造影法の実際2：前庭部後壁病変
早期胃癌：前庭部後壁，0-Ⅱa型，tub1, 28 mm, UL（−），pT1a（M）

②空気量を増やす：発泡剤追加

一方，UM領域に存在する病変では，空気量が少なすぎると病変描出不良の要因となります．この場合，**発泡剤を適量追加**して空気量を最適な状態にします．また，空気量を変えた像を撮影すると**病変の伸展性を判断**することもでき，特に空気多量の状態で伸展不良像がある場合，胃壁に深部浸潤したSM以深癌を疑います．

● 発泡剤追加の実際：体上部前壁病変

簡易精査例の腹臥位第一斜位（図16A）では，空気量が少なく胃のねじれが生じており，標的部位の三角が「イマイチ」な状態で，異常像の有無がはっきりしません（ ）．そこで，**発泡剤2.5gをバリウム20 mLで服用させると**（図16B），標的部位の広さが「まあまあ」となり，体上部前壁に**ひだ集中像**（白矢印）が描出され，病変の存在が確認できました．

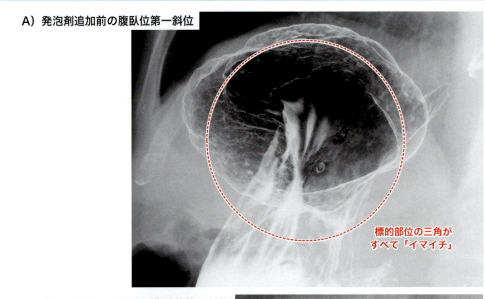

A) 発泡剤追加前の腹臥位第一斜位

標的部位の三角がすべて「イマイチ」

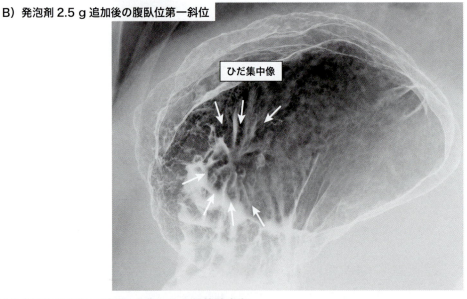

B) 発泡剤2.5 g追加後の腹臥位第一斜位

ひだ集中像

図16●発泡剤追加の撮影の実際：体上部前壁病変

しかし，U領域にベタつきがあり胃の伸展性も不十分だったため，**今度は発泡剤2.5 gを水で服用させて**右回り回転変換法を数回行いました．標的部位の三角がすべて「いいね」の状態となり，**ひだ集中像を伴う淡いたまり像**（→）がより明瞭に描出されました（図17C）．

さらに，いったん頭低位にして病変部にバリウムを多くためた状態にした後，**寝台角度を調整しながらバリウムを流した撮影**（図17D，E）を行うと，病変全体がなだらかなはじき像として描出され，胃壁深部の肥厚・硬化所見を伴うSM2癌と診断できました．

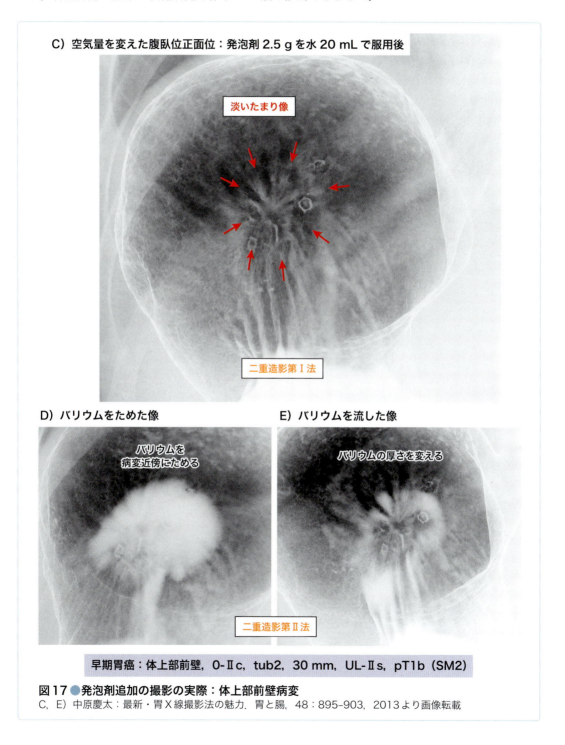

図17 ● 発泡剤追加の撮影の実際：体上部前壁病変
C，E）中原慶太：最新・胃X線撮影法の魅力．胃と腸，48：895-903，2013より画像転載

3）撮影角度を変える

　病変描出度の観点から，病変の肉眼形態は**切除標本・肉眼所見にできるだけ近い状態**，すなわち**病変を正面像でとらえること**が推奨されます．

　本書では，病変形態が最も正面視された状態を"**病変のベスポジ**"と呼称します．気になる異常像があった場合，それが病変の正面像となっているのか側面像となっているのかを意識しながら，"**病変のベスポジ**"が得られるよう撮影角度を変えた多方向撮影を行います．

　例えば，ある基準体位において**辺縁線の異常像**があった場合（図18A），その体位の**胃の端近傍に存在する病変の側面像**が表れています．早期胃癌の多くは進行胃癌に比べて凹凸変化が軽微なため，わずかな辺縁線の異常像だけでは存在診断はわかるものの質的診断が難しいことが少なくありません．そこで，**撮影角度（胃の短軸）を変化**させ，病変の位置を辺縁線近傍から粘膜面側へ移動させることによって**病変の正面像**を表すようにします（図18B）．

　逆に，病変の正面像がほぼ撮影できていた場合，さらに病変の側面像まで撮影しておくと，肉眼所見をより立体的にとらえることができ胃癌の深達度診断に有用となります．

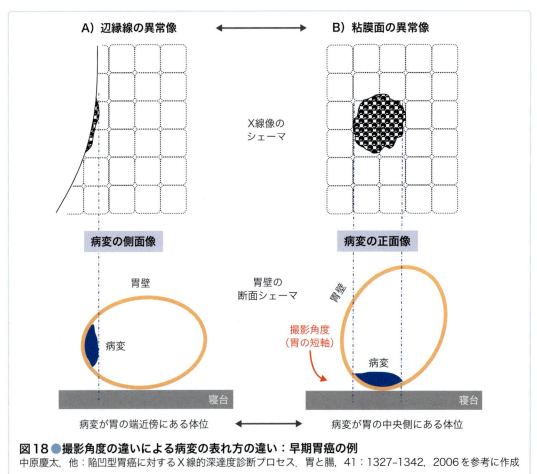

図18 ● 撮影角度の違いによる病変の表れ方の違い：早期胃癌の例
中原慶太，他：陥凹型胃癌に対するＸ線的深達度診断プロセス．胃と腸，41：1327-1342，2006を参考に作成

> **memo** 異常像が，病変の正面像なのか側面像なのかを意識しよう

● 撮影角度を変えた撮影の実際1：体中部大彎病変

簡易精査例の基準体位（図19A，B）では，いずれも体中部大彎の**辺縁線の異常像（へこみ像）**が認められました（白矢印）．この病変の側面像だけでは詳細がわかりづらい状態です．

胃体中部大彎領域を正面視するために撮影角度を変えた**強度の第一斜位**（図19C）によって，**明らかなはじき像**（━━▶）が描出されました．さらに角度をつけた**左側臥位**（図19D）では，**病変中央に濃いたまり像**（━━▶）が描出されたことから，最終的に2型進行胃癌と診断できました．

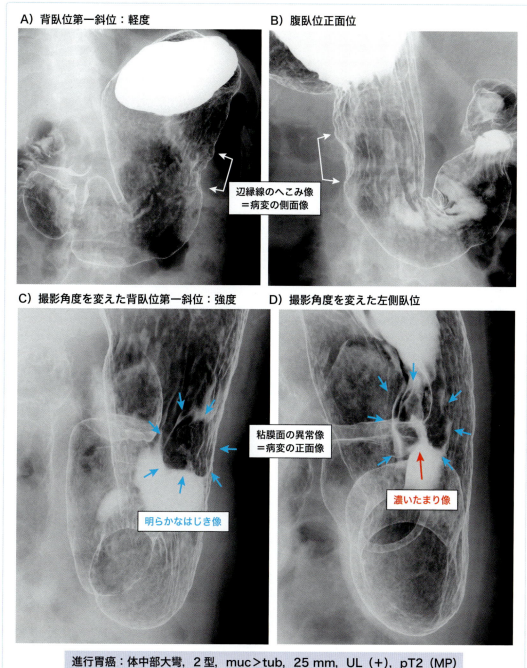

図19 ● 撮影角度を変えた撮影の実際1：体中部大彎病変

● **撮影角度を変えた撮影の実際2：体下部大彎病変**

簡易精査例の背臥位第一斜位（図20A）で，透視観察によって体下部大彎のわずかな**模様の異常像**（◯）に気づきましたが，この像だけでは詳細を把握しにくい状態です．

そこで，体位変換を追加し同領域にバリウムを流しながら**病変の存在の確認作業**を行ったところ（図20B），**ひだ集中像**（白矢印）と**淡いたまり像**（◯）が描出されました．

A）背臥位第一斜位：軽度

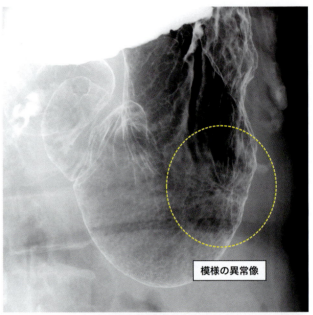

模様の異常像

B）二重造影第Ⅱ法：バリウムを流した像

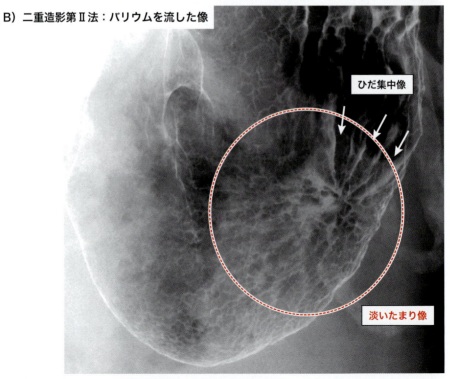

ひだ集中像

淡いたまり像

図20 ● 撮影角度を変えた撮影の実際2：体下部大彎病変

胃体部大彎領域を正面視するため**背臥位第一斜位：強度**（図21C）としましたが，いまひとつはっきりしないため，さらに角度をつけた**左側臥位**（図21D）では，**ひだ集中像の先端部近傍に周囲粘膜とわずかに模様の異なる領域**（──▶）が描出されました．

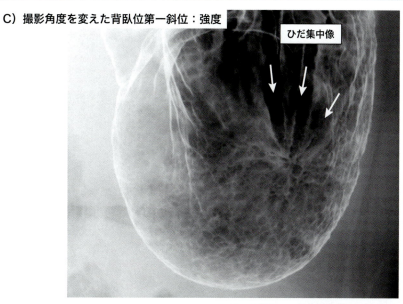

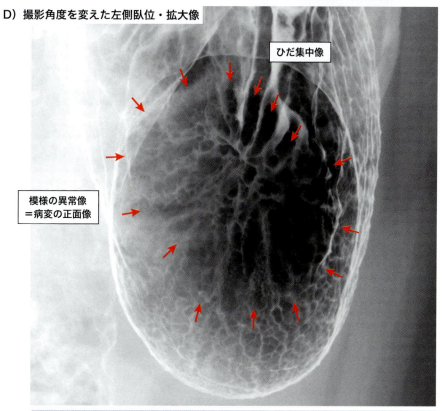

早期胃癌：体下部大彎，0-Ⅱc＋Ⅱb型，sig，45 mm，UL-Ⅱs，pT1a（M）

図21 ●撮影角度を変えた撮影の実際2：体下部大彎病変

● **撮影角度を変えた撮影の実際3：穹窿部後壁病変**

簡易精査例の右側臥位（図22A，B）で，穹窿部後壁に**辺縁線の異常像（へこみ像）**が認められました（白矢印）．この病変の側面像だけでは病変形態の詳細がわかりずらい状態です．

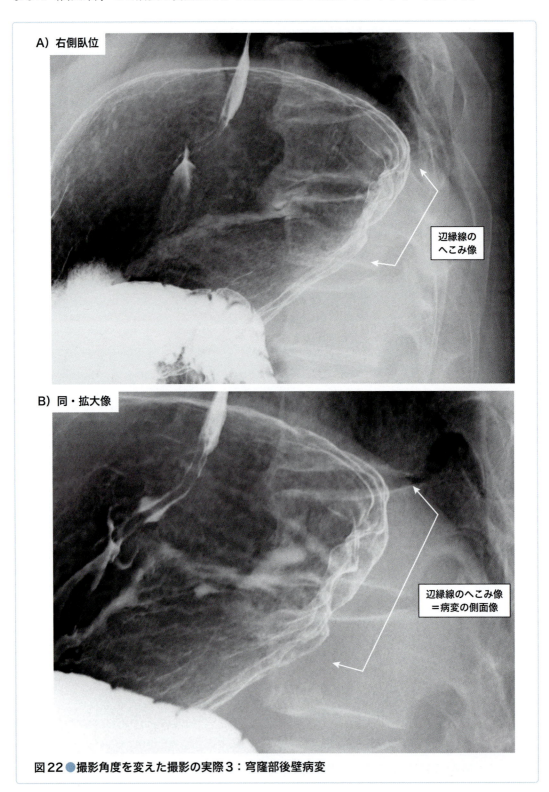

図22 ● 撮影角度を変えた撮影の実際3：穹窿部後壁病変

そこで，穹窿部後壁領域を正面視するために**半立位正面位**（図23C）を撮影したところ，**ひだ集中像を伴う凹凸の異常像**（⟨⟩）が**病変の正面像**として明瞭に描出されました．さらに発泡剤2.5gを追加し空気量を増やした過伸展像（図23D）でも，病変近傍のひだ集中像が残存（→）しており胃壁深部の肥厚・硬化所見を伴う進行胃癌と診断できました．

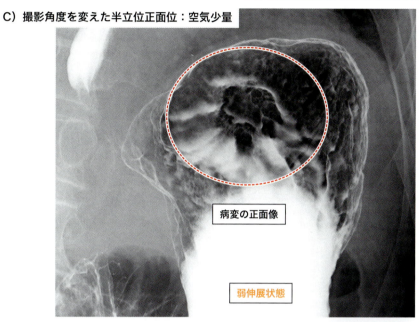

C）撮影角度を変えた半立位正面位：空気少量

病変の正面像

弱伸展状態

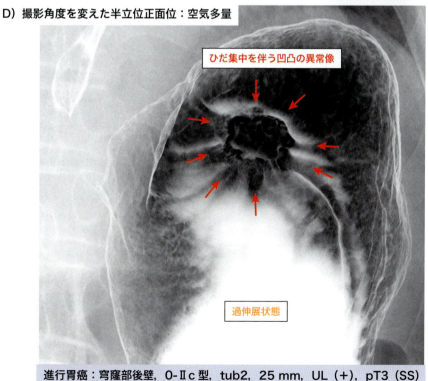

D）撮影角度を変えた半立位正面位：空気多量

ひだ集中を伴う凹凸の異常像

過伸展状態

進行胃癌：穹窿部後壁，0-Ⅱc型，tub2，25 mm，UL（＋），pT3（SS）

図23 撮影角度を変えた撮影の実際3：穹窿部後壁病変

4）撮影法を変える

　二重造影法で病変描出がなかなか難しくても，撮影法自体を変えると比較的容易に描出できる場合があります．病変形態や存在部位などによっては，**圧迫法や充盈法などを駆使した追加撮影が有用**です．特にL領域病変では，二重造影法に加えて**圧迫法を積極的に行う**ことが推奨されます．

● 圧迫法の強弱変化の違い

　圧迫法では，**圧迫する強さによって得られる胃壁の情報が異なります**．

　弱圧迫では，主に胃壁浅層すなわち**粘膜面の凹凸変化**が表れます．早期胃癌などの軽微な凹凸変化を表す場合に有用です．

　強圧迫では，**胃壁深層を含めた胃壁全体の状態**が表れることから，SM深部胃壁の肥厚・硬化所見を伴う陥凹型胃癌の深達度診断に有用です．胃壁の肥厚・硬化所見が二重造影法で目立たなくても，圧迫法によって描出できる場合があり，強弱を変えた圧迫法を駆使することが推奨されます．

● 立位圧迫法と腹臥位圧迫法の違い

　圧迫方法には，第2章8で述べたように**A）立位・背臥位圧迫法**と**B）水平位・腹臥位圧迫法**の2つの手技があります（図24）．

> **A）立位・背臥位圧迫法**
> 　一般的な方法で撮影装置の圧迫筒を使用しながら行うわけですが，**圧迫筒の操作性が十分ではない**ことから，繊細に圧迫することがなかなか容易ではなく肥満体型では圧迫自体が困難なことも少なくありません．
>
> **B）水平位・腹臥位圧迫法**
> 　立位時に比べて腹臥位では，胃の長軸が**鈍角気味**になること，**被検者の体重が加わる**こと，**前壁撮影用フトンを利用**することによって**サンドイッチ効果**が得られることから，習熟するとより触診に近い感覚で丁寧に圧迫できます．

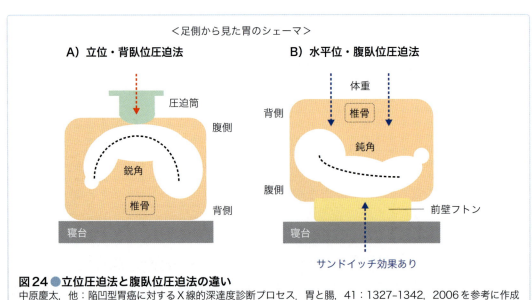

図24 ● 立位圧迫法と腹臥位圧迫法の違い
中原慶太，他：陥凹型胃癌に対するX線的深達度診断プロセス．胃と腸，41：1327-1342，2006を参考に作成

● 腹臥位圧迫法のコツ

二重造影法の盲点となりやすい部位が，**胃角部小彎**と**幽門部**であり，特にこの2点を中心に腹臥位圧迫法を行うことが推奨されます．腹臥位圧迫法のコツは，透視観察しながら**圧迫したい部位を椎骨上に移動させると圧迫しやすくなります**（図25）．また，前壁撮影用フトンを利用することから，**フトンの三角を微調整すると圧迫範囲や強さを自由自在に変える**ことができます．

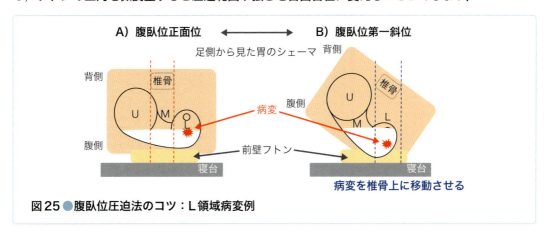

図25 ● 腹臥位圧迫法のコツ：L領域病変例

● 腹臥位圧迫法の実施タイミング

一般的な立位圧迫法の実施タイミングは検査の最後ですが，腹臥位圧迫法では**前壁撮影直前**が推奨されます．その理由は，前壁撮影用フトンをそのまま利用するため**撮影の流れが良い**こと，その後の**前壁二重造影の鮮明度がより向上すること**などの利点があるからです．

しかし，少しでも腹臥位圧迫法の撮影に手間取るとゲップが出やすくなる欠点もあることから，バスタオルのり巻き法同様に前壁撮影用フトンを使いこなす手技の習熟が不可欠です．

● 腹臥位圧迫法の効果

肥満体型の例で，圧迫筒による立位圧迫法（図26A）では圧迫できませんでしたが，前壁撮影用フトンを利用した腹臥位圧迫法では繊細な圧迫が可能でした（図26B）．

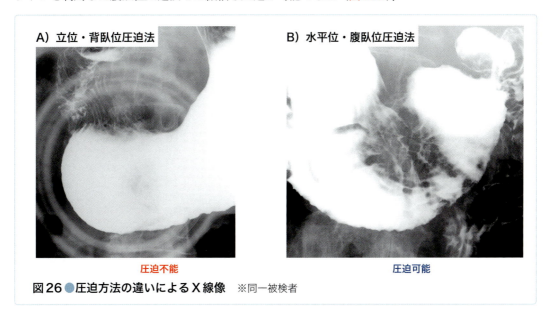

図26 ● 圧迫方法の違いによるX線像　※同一被検者

● 撮影法を変えた腹臥位圧迫法の実際1：胃角部小彎病変

簡易精査例の背臥位第一斜位像（図27A, B）では，胃角部小彎中心に**ひだ集中を伴う模様の異常像**が認められました（◯）．しかし，この二重造影像だけでは，進行胃癌を疑うような深部胃壁の肥厚・硬化所見ははっきりしません．

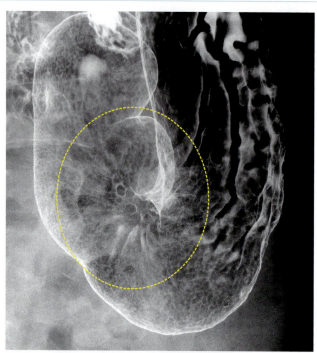

A) 背臥位第一斜位

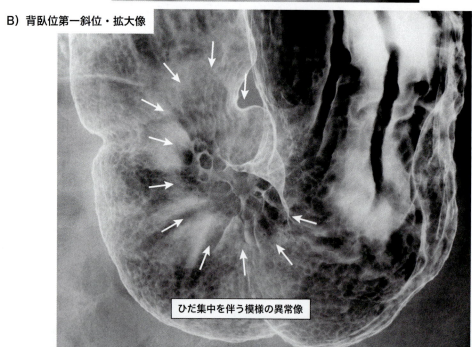

B) 背臥位第一斜位・拡大像

ひだ集中を伴う模様の異常像

図27 ●撮影法を変えた腹臥位圧迫法の実際1：胃角部小彎病変

しかし，撮影法を変えた**腹臥位圧迫法**（図28C）では，胃角部小彎近傍に**濃いたまり像**（━▶）が描出され，さらに**強圧迫像**（図28D）では，その周囲に**明らかなはじき像**（━▶）が描出されたことから，最終的に深部胃壁の肥厚・硬化所見を伴う3型進行胃癌と診断できました．

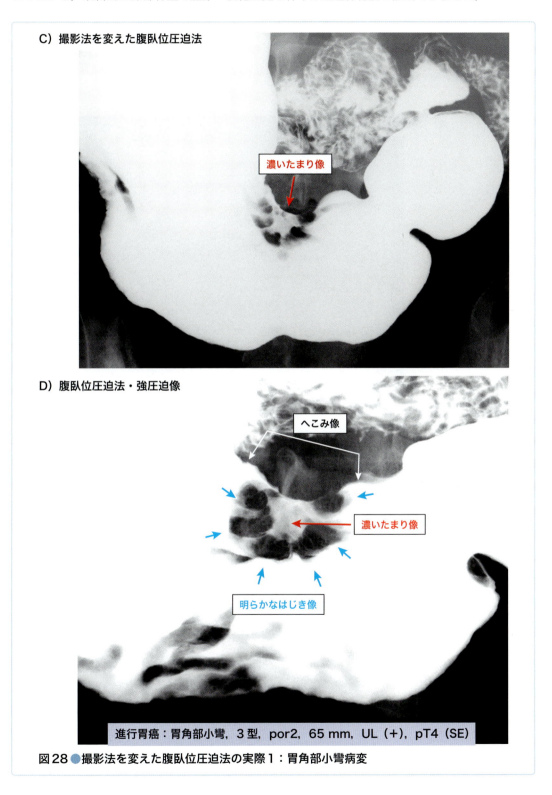

図28 ● 撮影法を変えた腹臥位圧迫法の実際1：胃角部小彎病変

● 撮影法を変えた腹臥位圧迫法の実際2：前庭部大彎病変

簡易精査例の背臥位正面位（図29A）では，L領域が接線気味になっており，バリウムが残存し標的部位に盲点が生じていることから，前庭部病変の存在はよくわかりません（⇦）．

回転変換法を追加し，前庭部の残存バリウムを解除した後の**頭低位第二斜位**（図29B）では，標的部位の三角がすべて「いいね」となっており，前庭部大彎に**模様の異常像**が認められました（白矢印）．しかし，この二重造影像だけでは存在診断もまだ不十分で，質的診断も進行胃癌を疑うような深部胃壁の肥厚・硬化所見もはっきりしません．

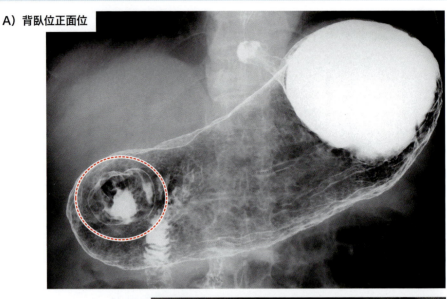

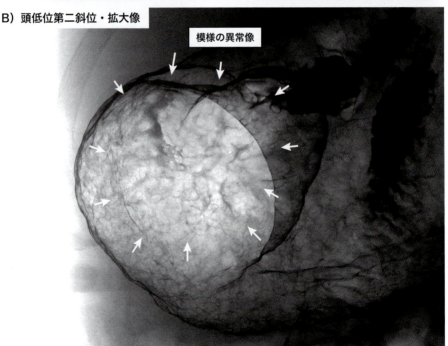

図29 ● 撮影法を変えた腹臥位圧迫法の実際2：前庭部大彎病変

そこで，背臥位から腹臥位にしのり巻き状バスタオルを挿入した後，**病変部を椎骨上に移動**させた**腹臥位圧迫法**（図30C）では，前庭部大彎に辺縁線の**へこみ像**（白矢印）が認められ，さらにその粘膜面側に**はじき像**（──▶）と**たまり像**（──▶）が明瞭に描出されました．圧迫後に行った**腹臥位正面位**（図30D）では，標的部位の三角がすべて「いいね」となっており，前庭部前壁〜大彎主体に3型進行胃癌が明瞭に描出されました．

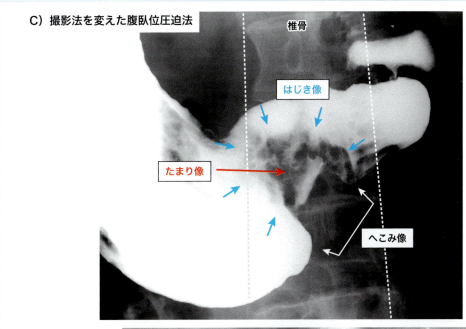

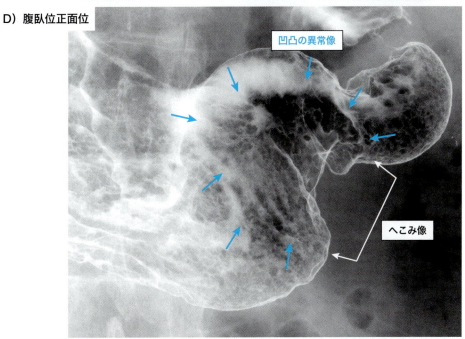

進行胃癌：前庭部大彎，3型，por2, 50 mm, UL（+），pT2（MP）

図30 ● 撮影法を変えた腹臥位圧迫法の実際2：前庭部大彎病変

● 撮影法を変えた腹臥位圧迫法の実際3：幽門前部全周性の病変

横胃・屈曲型の背臥位正面位と第一斜位のいずれも（図31A，B），L領域のねじれが目立ち標的部位の角度が「イマイチ」でした（ ○ ）．幽門前部の病変はその存在すらよくわかりません．

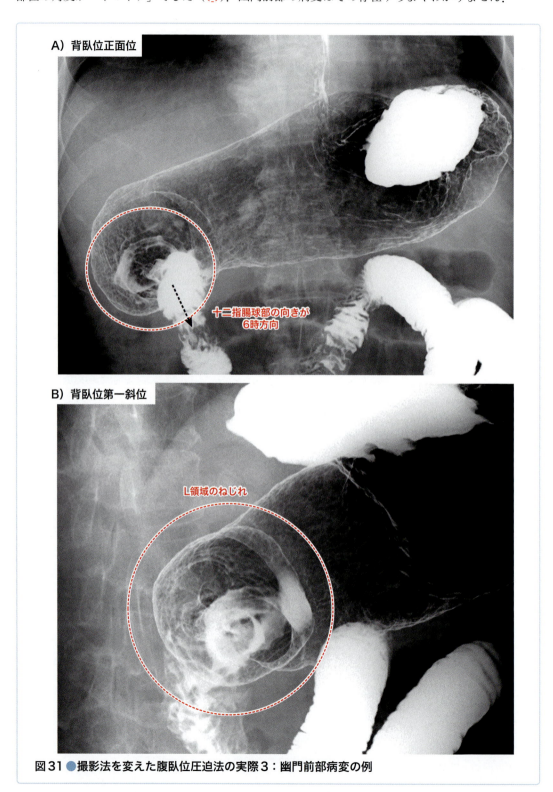

図31 ●撮影法を変えた腹臥位圧迫法の実際3：幽門前部病変の例

そこで腹臥位にし，幽門前部を椎骨上に移動させてのり巻き状バスタオルを敷いた**腹臥位圧迫法**（図32C）によって，**幽門前部全周のいびつなへこみ像とはじき像**が描出されました．

この状態から半立位にしながらゆっくり背臥位に戻し，空気少量二重造影法（図32D）を実施したところ，L領域の屈曲が解除され全周性病変がより明瞭に描出されました．

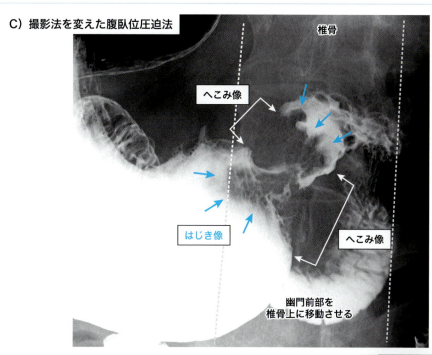

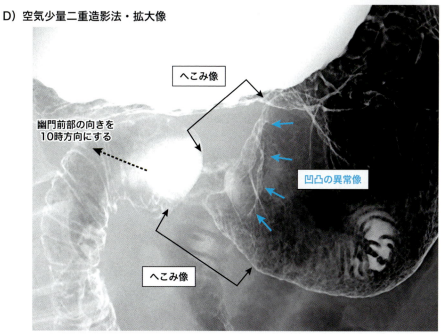

進行胃癌：幽門前部全周，3型，tub2，60 mm，UL（＋），pT3（SS）

図32 ● 撮影法を変えた腹臥位圧迫法の実際3：幽門前部病変の例

文献

<第4章 Step 3：標的部位の盲点の少ない撮影ができる>
<第5章 Step 4：胃形に応じた最適な応用撮影ができる>

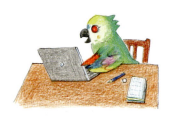

- 日消がん検学会全国集計委員会：平成25年度消化器集団検診全国集計委員会．日本消化器がん検診学会雑誌，54：77-99, 2016
- 中原慶太，他：画質の三角に基づく胃X線撮影法の習得．胃と腸，50：1057-1064, 2015
- 中原慶太，鶴田 修：コンピュータ画像処理による臨床画像と切除標本の対比．胃と腸 44：267-274, 2009
- 水町寿伸，他：バスタオルのり巻き法による前壁撮影の検討．日本消化器がん検診学会雑誌，47：43-54, 2009
- 水町寿伸，他：牛角胃に対する前壁撮影手技の工夫—フトンの適切な使用方法の検討—．日本消化器がん検診学会雑誌，45：506-513, 2007
- 中原慶太，他：画像精度と読影精度からみた新胃X線撮影法の評価．日本消化器がん検診学会雑誌，45：330-339, 2007
- 杉野吉則：胃がん検診に求められる究極のX線画像精度とは．日本消化器がん検診学会雑誌，95：9-15, 2007
- 中原慶太，他：画像所見と切除標本組織所見を対比した表層拡大型早期癌の1例．胃と腸，38：664-667, 2003
- 馬場保昌：体型および胃の形による工夫．胃と腸，5：579-582, 1991
- 平成25年度消化器がん検診全国集計．日本消化器がん検診学会雑誌，54：77-112, 2016

<第6章 Step 5：的確な透視観察と追加撮影ができる>
<第7章 追加撮影の威力>

- 「発見例100例にみる胃癌X線診断の究極」（馬場保昌，吉田諭史/編），ベクトルコア，2016
- 「胃と腸アトラスI 上部消化管 第2版」（八尾恒良/監），医学書院，2014
- 中原慶太：最新胃X線撮影法の魅力．胃と腸，48：895-903, 2013
- 中原慶太，他：画像所見と組織所見を対比したEB-virus関連胃粘膜内癌の1例．胃と腸，46：1268-1275, 2011
- 中原慶太，他：低異型度分化型胃癌のX線診断異型度別にみた表面隆起型腫瘍の特徴．胃と腸，45：1114-1130, 2010
- 渡辺靖友，他：IIb型様進展を伴った組織混合型早期胃癌．胃と腸，45：303-307, 2010
- 中原慶太，他：陥凹型早期胃癌の内視鏡診断（鑑別診断）–通常観察–．消化器内視鏡，22：47-55, 2010
- 中原慶太，他：早期胃癌の肉眼型-決め方とその典型像：1）0I型，0II型．胃と腸，44：507-521, 2009
- 中原慶太，他：ひだ集中を伴う0IIa型SM胃癌の1例．胃と腸，44：1640-1643, 2009
- 中原慶太，他：経過観察からみた胃癌ハイリスクグループ胃X線検査の立場から．胃と腸，44：1344-1356, 2009
- 馬場保昌，吉田諭史：組織特性からみた早期胃癌のX線診断．日本消化器がん検診学会雑誌，46：166-176, 2008
- 馬場保昌，他：新撮影法（間接）の透視下観察が有効であった2例．日本消化器がん検診学会雑誌，45：352-355, 2007
- 中原慶太，他：早期胃癌診断の実際ひだ集中のない陥凹性胃癌に対するX線診断．胃と腸，42：25-38, 2007
- 中原慶太，他：陥凹型胃癌に対するX線的深達度診断プロセス．胃と腸，41：1327-1342, 2006
- 「胃癌の構造 第3版」（中村恭一/著），医学書院，2005
- 「胃の病理形態学」（滝澤登一郎/著），医学書院，2005
- 吉田諭史，他：新胃X線撮影法（間接）に即した読影基準の試案．日本消化器集団検診学会雑誌，43：415-428, 2005
- 中原慶太，他：ひだ集中を伴う胃カルチノイドの1例．胃と腸，39：370-376, 2004
- 中原慶太，豊永 純：特集：早期癌診断の常識IIa+IIc型粘膜下層癌．消化器内視鏡，15：596-598, 2003
- 「胃と腸用語事典」（八尾恒良/監），医学書院，2002
- 中原慶太，他：陥凹面が無構造を呈した分化型粘膜内癌性の1例．胃と腸，36：990-993, 2001
- 中原慶太，他：開放性合併未分化型胃癌の1例特に深達度診断に関する組織構築の検討．胃と腸，35：1548-1556, 2000
- 中原慶太，他：早期胃癌診断の実際ひだ集中を伴う陥凹性病変：X線所見．胃と腸，35：65-76, 2000
- 杉野吉則，他：早期胃癌診断の実際微小胃癌小胃癌：X線所見．胃と腸，35：101-109, 2000
- 馬場保昌，他：X線的胃小区像からみた背景粘膜の質的診断．胃と腸，30：1315-1324, 1995
- 中村恭一：胃癌の三角病理学的にみた胃癌診断の考え方．胃と腸，28：161-170, 1993
- 馬場保昌：胃癌のX線深達度診断の指標．「胃と腸ハンドブック」（「胃と腸」編集委員会/編），pp154-165, 医学書院，1992
- 馬場保昌，他：胃癌組織分類とX線内視鏡所見．胃と腸，26：1109-1124, 1991
- 馬場保昌，他：陥凹性早期胃癌のX線所見と組織所見の比較．胃と腸，10：37-49, 1975

第7章

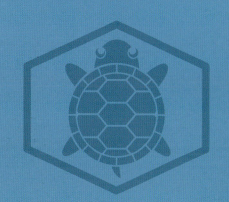

追加撮影の威力

> 被検者の状態や撮影環境などに左右されず，高度な撮影技術を駆使することによってどんな病変であってもその肉眼形態をしっかり表すことが，撮影における最終目標です．
> 最後に，胃がんX線検診における追加撮影の実際について，病変の存在部位別に胃癌発見例を供覧していきましょう．

水町寿伸，中原慶太

Case 1　任意型施設検診：前庭部後壁病変 …………………… 324
Case 2　対策型巡回検診：前庭部後壁病変 …………………… 327
Case 3　対策型巡回検診：幽門前部前壁病変 ………………… 330
Case 4　対策型施設検診：前庭部前壁病変 …………………… 333
Case 5　対策型巡回検診：胃角部前壁病変 …………………… 336
Case 6　任意型施設検診：胃角部前壁病変 …………………… 339
Case 7　任意型施設検診：体中部後壁病変 …………………… 342
Case 8　対策型巡回検診：体上部後壁病変 …………………… 345
Case 9　対策型施設検診：体上部後壁病変 …………………… 348
Case 10　対策型施設検診：噴門部小彎病変 ………………… 351

第7章 追加撮影の威力

Case 1 任意型施設検診：前庭部後壁病変

60歳代男性の任意型施設検診発見例で，検査前半の後壁撮影における標的部位の三角の①鮮明度「イマイチ」に対して，どんな追加撮影が有効であったかを見てみましょう．

検査前半の後壁撮影2体位（I.I.DR）を示します（図1A，B）．いずれの体位も，慢性胃炎のためかムラムラによるバリウム付着不良が目立ち，標的部位の三角の①鮮明度が「イマイチ」の状態でした．

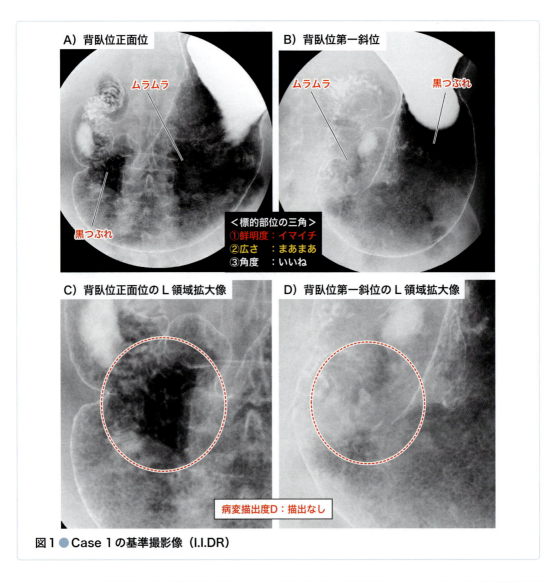

図1 ● Case 1の基準撮影像（I.I.DR）

それぞれのL領域拡大像（図1C，D）における異常像の有無はどうでしょうか？ 前庭部後壁（◯）に病変が存在していたのですが，いずれもバリウム付着不良のため，はっきりとした異常像は指摘できません（**病変描出度D：描出なし**）．

しかし，撮影技師が**体位変換時にバリウムの流れを透視観察**していたところ，前庭部後壁の異常像に気づき，追加撮影を実施しました．まず，前壁撮影の際のバスタオルを利用した**腹臥位圧迫法**（図2E）を行い，前庭部の**凹凸の異常像**の存在を確認しました（○）．前壁撮影終了後，背臥位に戻し鮮明度をより良好にするMake up操作として左右交互変換法を追加した後に，**バリウムを段階的に流した二重造影第Ⅱ法**（図2F）で，辺縁隆起の目立つたまり像（○）がほぼ明瞭に描出されました（**病変描出度A：明瞭・繊細**）．

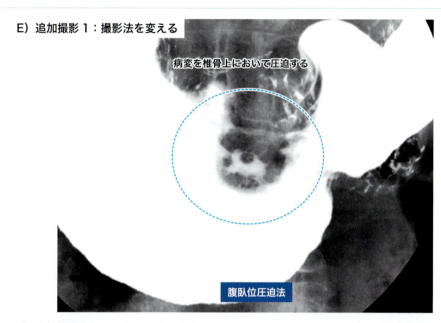

E) 追加撮影1：撮影法を変える

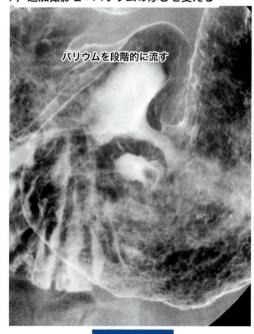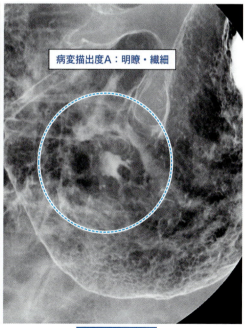

F) 追加撮影2：バリウムの厚さを変える

図2 ● Case 1の追加撮影像

検診読影では、**0-Ⅱa＋Ⅱc型～2型の胃癌**が疑われ「要精検」が指示されました．他施設での二次精密検査・治療結果を表1に示します．遡及的にX線画像を内視鏡・マクロと比較対比したところ、**病変描出度A：明瞭・繊細**と判定されました（図3）．

表1 ● Case 1の最終診断結果

最終診断	早期胃癌（未分化型）
胃癌の六角形	①前庭部後壁：萎縮中等度の幽門腺粘膜、②0-Ⅱa＋Ⅱc型、③por1、④20 mm、⑤UL（－）、⑥pT1b（SM2）、StageⅠA

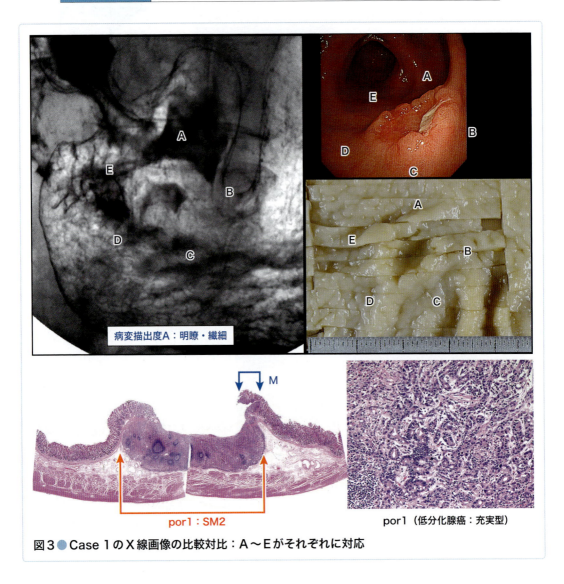

図3 ● Case 1のX線画像の比較対比：A～Eがそれぞれに対応

基準撮影像のみでは標的部位の三角の①**鮮明度が「イマイチ」**で、病変はほとんど描出されておらず見逃しに直結したかもしれません．しかし、撮影技師の的確な透視観察と有効な追加撮影によって、隠れていた胃癌をしっかり表すことができ、発見できた症例でした．

Pitfall スカスカやムラムラの領域には病変が隠れているかも？

第7章 追加撮影の威力

Case 2 対策型巡回検診：前庭部後壁病変

60歳代男性の対策型巡回検診発見例で，後壁撮影における標的部位の三角の②広さの「イマイチ」に対して，どんな追加撮影が有効であったかを見てみましょう．

検査前半の後壁撮影2体位（I.I.DR）を示します（図1A，B）．いずれの体位も，一見して**バリウム流出が目立ち**，標的部位の三角の②広さが「**イマイチ**」で過度の盲点が生じている状態でした．

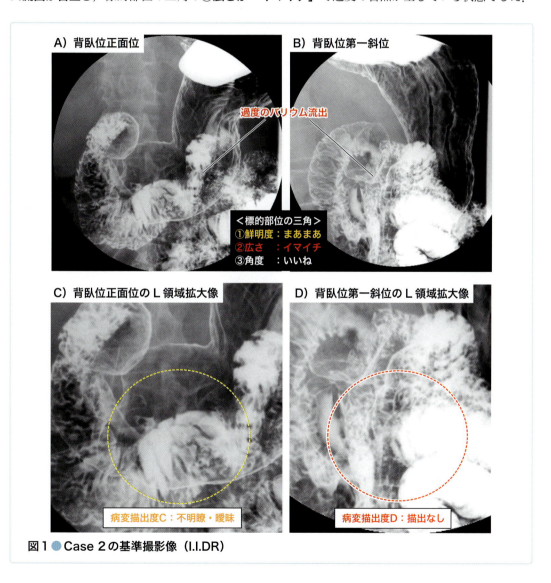

図1 ● Case 2の基準撮影像（I.I.DR）

そのL領域拡大像（図1C，D）における異常像の有無はどうでしょうか？ 前庭部後壁（○，○）に病変が存在していたのですが，バリウム流出のため，はっきりとした異常像は指摘できません（**病変描出度C～D**）．

しかし，撮影技師が**体位変換時に**バリウムの流れを透視観察していたところ，前庭部後壁の異常像に気づき，追加撮影を実施しました．

前壁撮影終了後のタイミングで寝台を**半立位**にし，L領域後壁の描出障害因子となっている小腸陰影を足側へ移動させた追加撮影（図2E，F）によって，前庭部後壁の**ひだ集中を伴う凹凸の異常像**（ ◯ ）をなんとか描出できました（**病変描出度B：一部不明瞭**）．

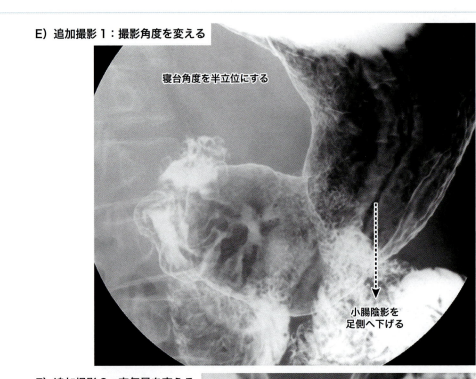

E）追加撮影1：撮影角度を変える

寝台角度を半立位にする

小腸陰影を足側へ下げる

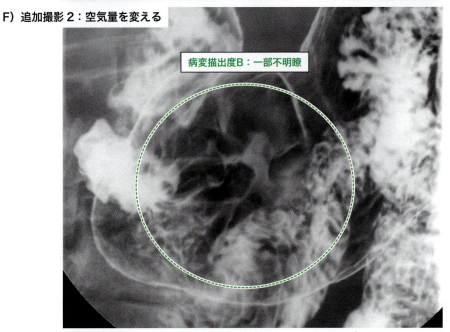

F）追加撮影2：空気量を変える

病変描出度B：一部不明瞭

図2 ● Case 2の追加撮影像

検診読影では，胃癌が強く疑われ「要精検」が指示されました．他施設での二次精密検査・治療結果を表1に示します．内視鏡や切除標本・肉眼所見との遡及的な比較対比によって，X線の追加撮影像は**病変描出度B：一部不明瞭**と判定されました（図3）．

表1● Case 2の最終診断結果

最終診断	早期類似進行胃癌（未分化型）
胃癌の六角形	①前庭部後壁：萎縮軽度の幽門腺粘膜，②0-Ⅱc型，③por2，④40 mm，⑤UL-Ⅱs，⑥pT2（MP）

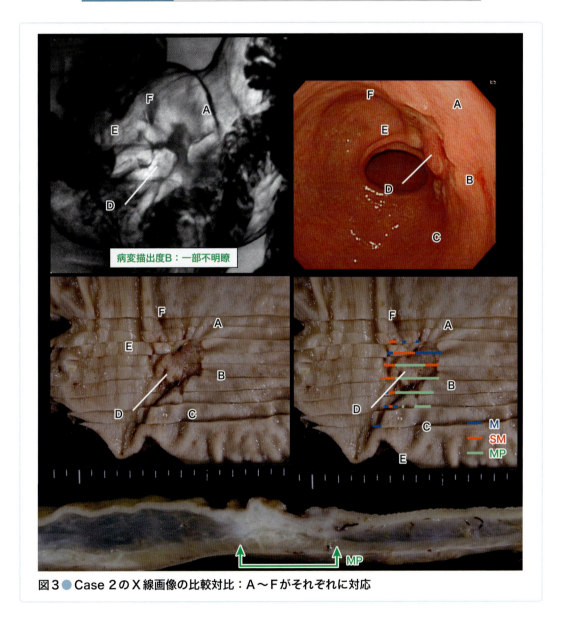

図3● Case 2のX線画像の比較対比：A〜Fがそれぞれに対応

基準撮影像のみでは標的部位の三角の**②広さが「イマイチ」**で，病変はほとんど描出されていなかったことから，進行胃癌見逃しの可能性もありました．しかし，撮影技師の的確な透視観察とバリウム流出の影響を解除した追加撮影によって，発見することができました．

第7章 追加撮影の威力

Case 3　対策型巡回検診：幽門前部前壁病変

50歳代男性の対策型巡回検診発見例で，8体位のうち撮影難易度が最も高い前壁撮影において，どのような追加撮影が有効であったかを見てみましょう．

背臥位正面位（I.I.DR）における胃形判定は，鉤状胃です（図1A）．腹臥位正面位（図1B）では，前壁撮影フトンが適切に使用されており，後壁撮影を裏返したような状態となっています．

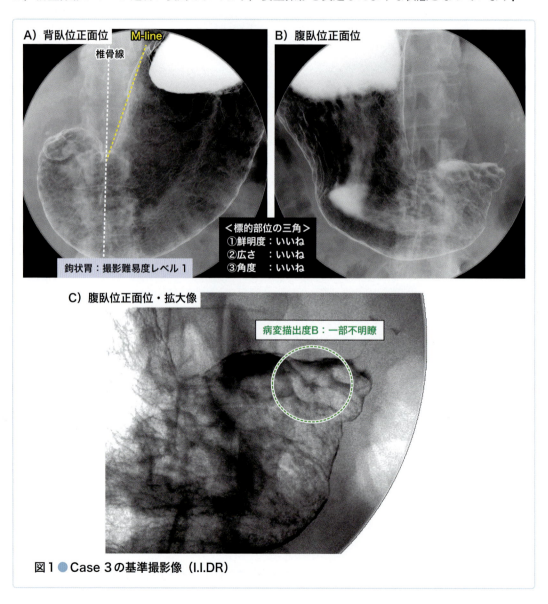

図1 ● Case 3の基準撮影像（I.I.DR）

腹臥位正面位・拡大像（図1C）における異常像の有無はどうでしょうか？　幽門前部前壁にわずかな**凹凸の異常像**（　）が認められました（**病変描出度B：一部不明瞭**）．

撮影技師が前壁撮影の**曝写時**にわずかな異常像に気づき，追加撮影を実施しました．

前壁撮影フトンをそのまま利用した**腹臥位圧迫法**（図2D）で，**凹凸の異常像**の存在をしっかりと確認しました（◎）．さらに，**Make up操作**として腹臥位・左右交互変換法を数回実施し**バリウムを流した二重造影第Ⅱ法**（図2E）で，辺縁隆起を伴う**淡いたまり像**が明瞭に描出されました（**病変描出度A：明瞭・繊細**）．

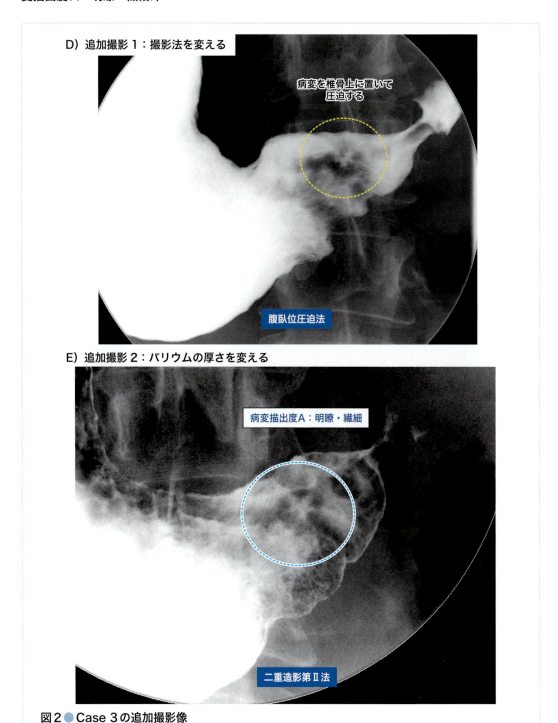

図2 ● Case 3の追加撮影像

検診読影で、**0-Ⅱc型早期胃癌**が疑われ「要精検」が指示されました。他施設での二次精密検査・治療結果を表1に示します。遡及的にX線画像を内視鏡・マクロと比較対比したところ、**病変描出度A：明瞭・繊細**と判定されました（図3）。

表1 ● Case 3の最終診断結果

最終診断	早期胃癌（分化型）
胃癌の六角形	①幽門前部前壁：萎縮中等度の幽門腺粘膜、②0-Ⅱc型、③tub1、④11 mm、⑤UL（−）、⑥pT1a（M）、Stage Ⅰ A

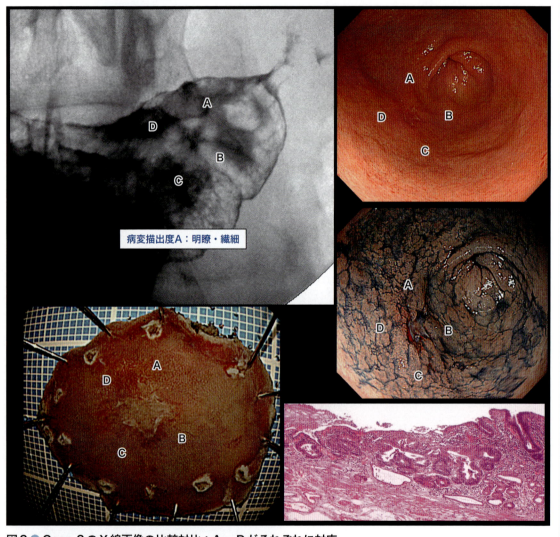

図3 ● Case 3のX線画像の比較対比：A〜Dがそれぞれに対応

　早期胃癌は進行胃癌に比べて凹凸変化が軽微なため、基準撮影像のみでは病変描出度が不明瞭になりやすい傾向にあります。本症例の場合、基準撮影像のみでは読影医によっては指摘されない可能性もあります。しかし、**追加撮影によって再現性を高め、病変描出度を良好にする**ことができれば、小さな早期胃癌であってもより確実な存在診断および質的診断が可能となるのです。

第7章 追加撮影の威力

Case 4 対策型施設検診：前庭部前壁病変

50歳代男性の対策型施設検診発見例で，撮影難易度レベル5の胃形に対して，適切な前壁撮影と有効な追加撮影が実施された例を見てみましょう．

背臥位正面位（I.I.DR）における胃形判定は，**横胃・瀑状屈曲型の撮影難易度レベル5**（図1A）で，最も高度な撮影技術を駆使する必要があります．**厚巻きバスタオル**を使用した腹臥位正面位（図1B）では，標的部位の三角は「**いいね**」〜「**まあまあ**」にできました．

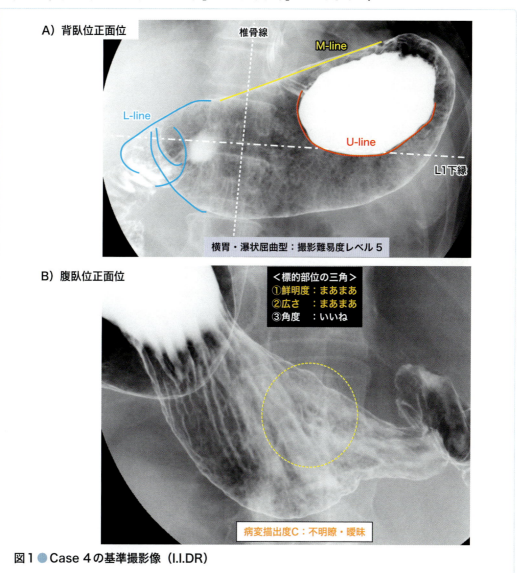

図1 ● Case 4の基準撮影像（I.I.DR）

では，前壁撮影での異常像の有無はどうでしょうか？ **前庭部前壁に異常像らしき陰影（◎）**がありましたが，椎骨との重なりのためわかりにくい状態です（**病変描出度C：不明瞭・曖昧**）．

しかし，撮影技師が**逆傾斜時に**バリウムの流れを透視観察していたところ，このわずかな異常像に気づき，追加撮影を実施しました．

　バスタオルをそのまま利用した**腹臥位圧迫法**（図2C）で，同領域の病変の存在をしっかり確認できました（◯）．さらに**腹臥位交互変換法**を数回実施し，病変を椎骨からやや右側に移動させ**バリウムを流した二重造影第Ⅱ法**（図2D）では，辺縁隆起と不整な棘状境界を呈する**淡いたまり像**（◯）がより明瞭に描出されました（**病変描出度A：明瞭・繊細**）．

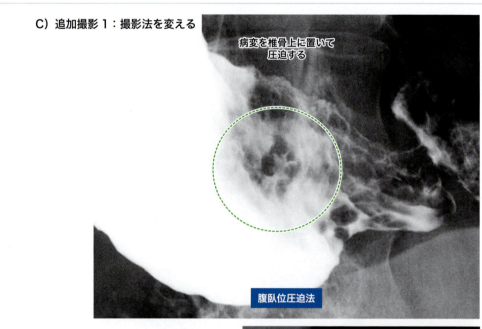

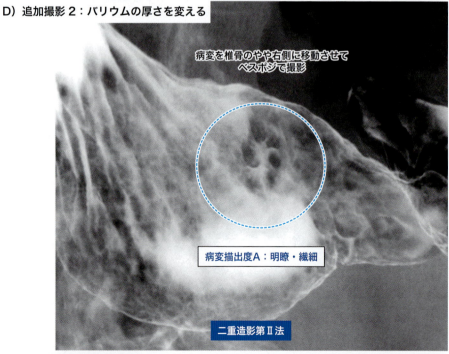

図2 ● Case 4の追加撮影像

検診読影で，**0-Ⅱc型早期胃癌（分化型）**と診断され「要精検」が指示されました．他施設での二次精密検査・治療結果を表1に示します．遡及的にX線画像を内視鏡・マクロと比較対比したところ，**病変描出度A：明瞭・繊細**と判定されました（図3）．

表1● Case 4の最終診断結果

最終診断	早期胃癌（分化型）
胃癌の六角形	①前庭部前壁：萎縮著明な幽門腺粘膜，②0-Ⅱc型，③tub1，④14 mm，⑤UL（−），⑥pT1a（M），StageⅠA

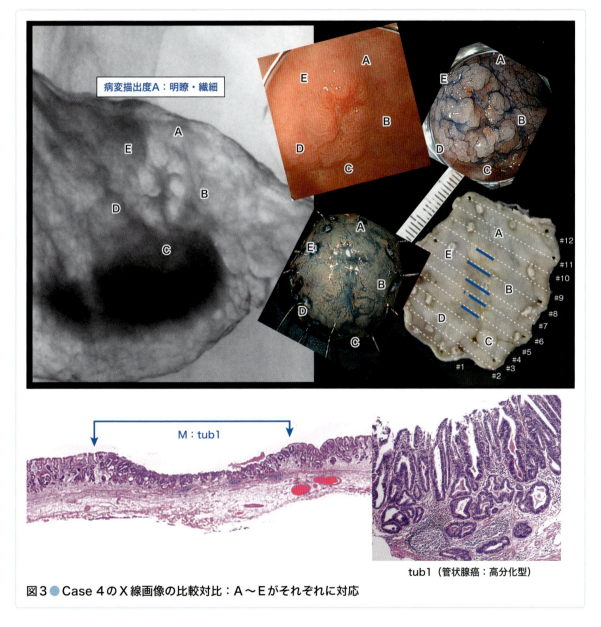

図3● Case 4のX線画像の比較対比：A～Eがそれぞれに対応

撮影難易度レベルが最も高い胃形でしたが，バスタオルのり巻き法による高度な前壁撮影技術と有効な追加撮影によって，内視鏡治療の適応病変を的確に描出し発見できた症例です．

第7章 追加撮影の威力

Case 5 対策型巡回検診：胃角部前壁病変

50歳代女性の対策型巡回検診発見例で，，前壁撮影において標的部位の三角が「いいね」であっても，病変の存在がわかりにくかった例を見てみましょう．

検査中盤の腹臥位正面位（I.I.DR）を示します（図1A）．前壁撮影フトンが適切に使用され，標的部位の三角は**「いいね」～「まあまあ」**となっており，標的部位の盲点が少ない状態でした．

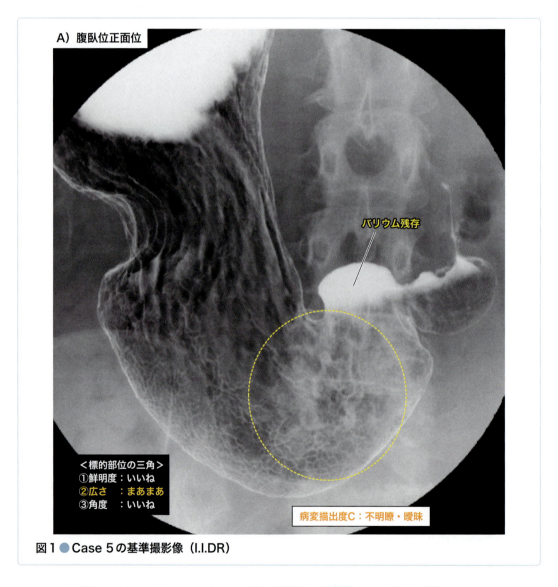

図1 ● Case 5の基準撮影像（I.I.DR）

では，異常像の有無はどうでしょうか？ **胃角部前壁に異常像らしき陰影**（◎）がありましたが，**椎骨と重なっているためかわかりにくい状態でした**（**病変描出度C：不明瞭・曖昧**）．

しかし，撮影技師が**逆傾斜時**にバリウムの流れを透視観察していたところ，このわずかな異常像に気づき，追加撮影を実施しました．

　異常像を意図的に**椎骨陰影から外すようにし撮影角度を変えた腹臥位第一斜位像**（図2B）で，病変としてしっかり確認できました．さらに**バリウムの厚さを変えた像**（図2C）で，大小顆粒を伴う**淡いたまり像**（◯）が明瞭に描出されました（**病変描出度 A：明瞭・繊細**）．

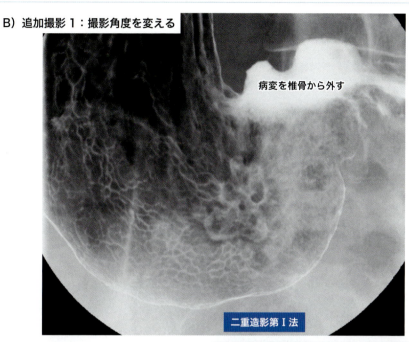

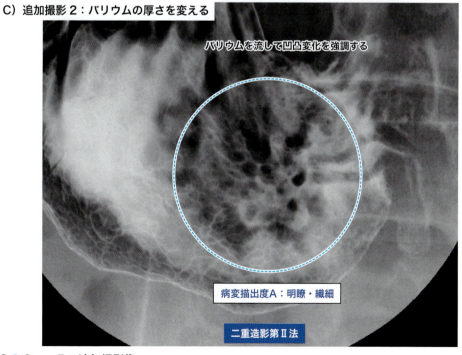

図2 ● Case 5 の追加撮影像

検診読影では，**0-Ⅱc型早期胃癌**が疑われ「要精検」が指示されました．他施設での二次精密検査・治療結果を表1に示します．遡及的にX線画像を内視鏡像・マクロと比較対比したところ，**病変描出度A：明瞭・繊細**と判定されました（図3）．

表1● Case 5の最終診断結果

最終診断	早期胃癌（未分化型）
胃癌の六角形	①胃角部前壁：萎縮軽度の胃底腺粘膜，②0-Ⅱc型，③por-sig，④25 mm，⑤UL（－），⑥pT1a（M），StageⅠA

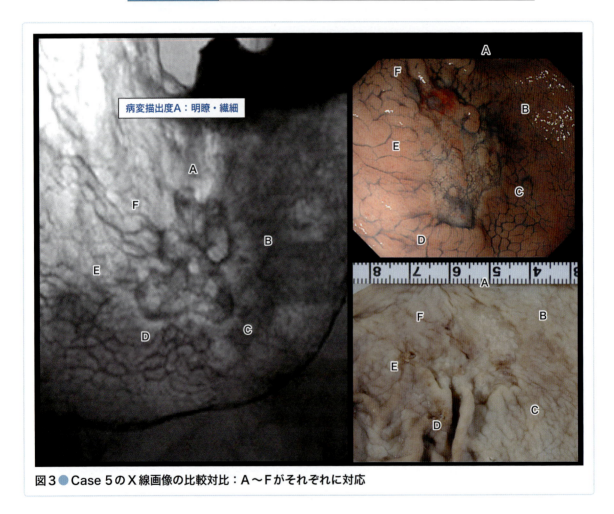

図3● Case 5のX線画像の比較対比：A～Fがそれぞれに対応

本症例のように前壁撮影フトンを的確に使用すると，基準体位はもちろん，異常像に気づいて追加撮影する際にも，その角度の微調整やバリウムの厚さなどを自由自在にコントロールすることができます．

> **Pitfall** 椎骨と重なる領域は，わかりにくいのでご用心！

第7章 追加撮影の威力

Case 6 任意型施設検診：胃角部前壁病変

50歳代女性の任意型施設検診発見例で，前壁撮影においてバリウム流出があった場合，どのような注意が必要であったかを見てみましょう．

検査中盤の腹臥位正面位（I.I.DR）を示します（図1A）．標的部位の三角の③角度は「いいね」でしたが，バリウム流出や残存が認められ，標的部位の三角の②広さが「イマイチ」の状態でした．

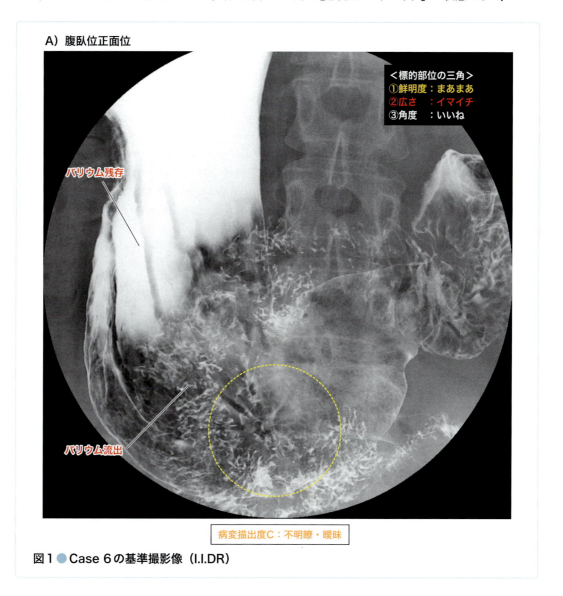

図1 ● Case 6の基準撮影像（I.I.DR）

では，異常像の有無はどうでしょうか？ **胃角部前壁あたりにひだ集中らしき像**（◯）が認められますが，**バリウム流出のため**わかりにくい状態です（**病変描出度C：不明瞭・曖昧**）．

しかし，撮影技師が**逆傾斜時に**この異常像に気づき追加撮影を実施しました．

障害陰影を避けるため，**撮影角度を変えた腹臥位第二斜位**（図2B）では，胃角部前壁のひだ集中像を確認できました．また，**バリウムを流した直後の二重造影第Ⅱ法**（図2C）によって，ひだ先端の中断を伴うたまり像（◯）が明瞭に描出されました（**病変描出度A：明瞭・繊細**）．

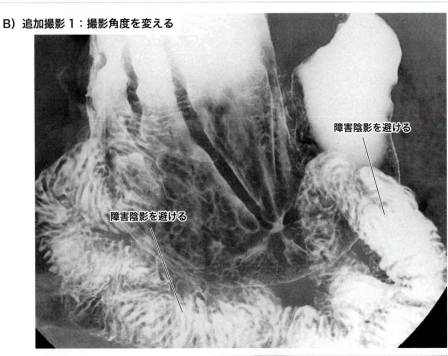

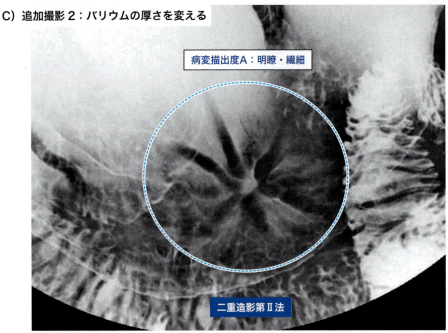

図2 ● Case 6の追加撮影像

検診読影では，**0-Ⅱc型早期胃癌**が疑われ「要精検」が指示されました．他施設での二次精密検査・治療結果を表1に示します．遡及的にX線画像を内視鏡像・マクロと比較対比したところ，**病変描出度A：明瞭・繊細**と判定されました（図3）．

表1 ● Case 6の最終診断結果

最終診断	早期胃癌（未分化型）
胃癌の六角形	①胃角部前壁：萎縮軽度の胃底腺粘膜，②0-Ⅱc型，③por＞tub1，④20 mm，⑤UL-Ⅱs，⑥pT1a（M），Stage ⅠA

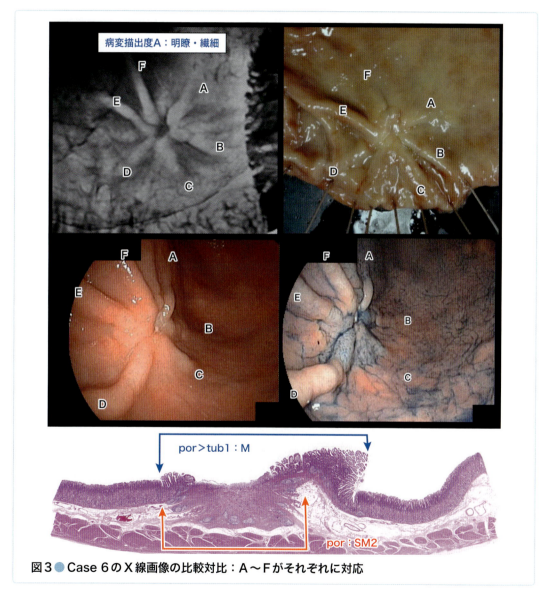

図3 ● Case 6のX線画像の比較対比：A〜Fがそれぞれに対応

基準撮影像で標的部位の三角の**②広さが「イマイチ」**の場合，**病変の存在部位や大きさによっては盲点となってしまう可能性**があり，撮影や読影では注意が必要です．

Pitfall バリウムが流出してしまった領域には，ご用心！

第7章 追加撮影の威力

Case 7 任意型施設検診：体中部後壁病変

60歳代男性の任意型施設検診発見例で，静止画像では病変の存在がわかりにくかったものの，透視観察の動画像では気づくことができた例を見てみましょう．

検査前半の背臥位正面位（I.I.DR）で，標的部位の三角は**「いいね」～「まあまあ」**の状態でした（図1A）．

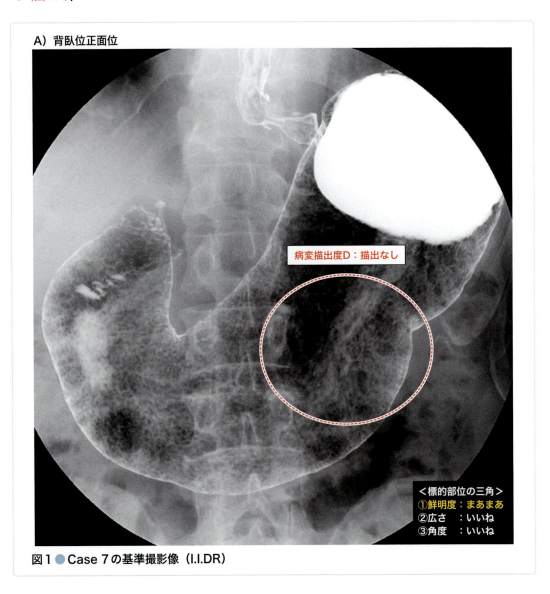

図1 ● Case 7の基準撮影像（I.I.DR）

では，異常像の有無はどうでしょうか？　この時点では，体中部後壁あたり（◯）に明らかな異常像は指摘できません（**病変描出度D：描出なし**）．

しかし，検査後半の**左右交互変換時**に，撮影技師がバリウムの流れを透視観察していたところ，**なんとなくバリウムがはじかれる像**が気になり，追加撮影を実施しました．

バリウムを気になる領域に流した像（図2B）で，体中部後壁の凹凸の異常像の存在が確認できました．さらに**バリウムを薄く付着させた像**（図2C）では，**辺縁隆起を伴う淡いたまり像**（◯）が明瞭に描出されました（**病変描出度A：明瞭・繊細**）．

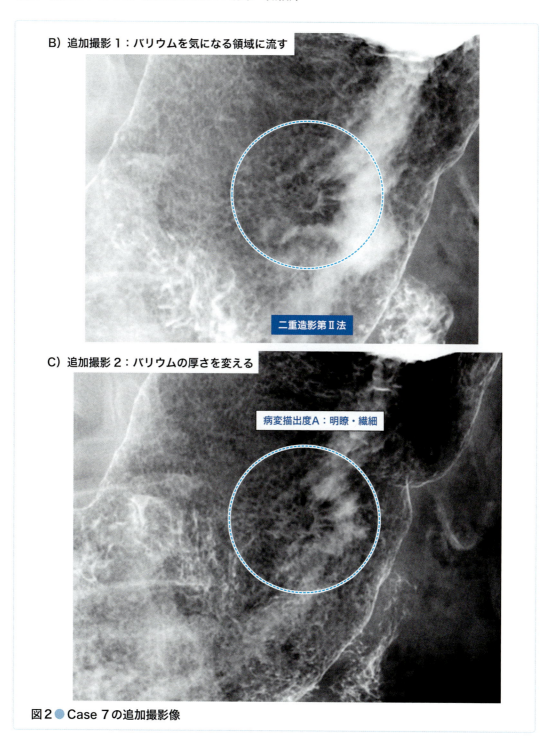

図2 ● Case 7の追加撮影像

検診読影では，**0-Ⅱc型早期胃癌**と診断され，「要精検」が指示されました．他施設での二次精密検査・治療結果を表1に示します．遡及的にX線画像を内視鏡・マクロと比較対比したところ，**病変描出度A：明瞭・繊細**と判定されました（図3）．

表1 ● Case 7の最終診断結果

最終診断	早期胃癌（分化型）
胃癌の六角形	①体中部後壁：萎縮著明な胃底腺粘膜，②0-Ⅱc型，③tub1，④14 mm，⑤UL（-），⑥pT1a（M），StageⅠA

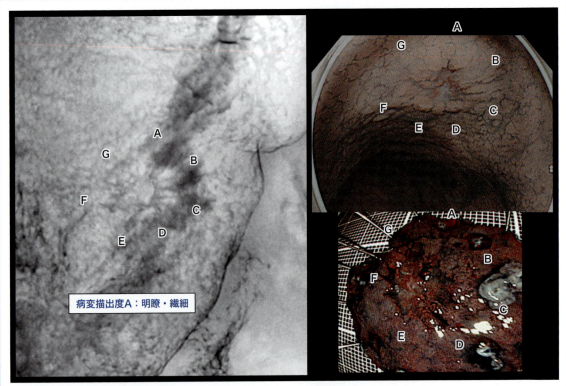

図3 ● Case 7のX線画像の比較対比：A～Gがそれぞれに対応

凹凸変化が軽微な早期胃癌ほど，**静止画像では病変の存在すらはっきりしない**場合があります．
しかし，透視観察による動画像では，体位変換操作によってバリウムが病変部を通過する際に**ちょっとした凹凸変化が強調され**，比較的容易に気づくことができます．病変に気づきさえすれば，後は病変をいかに明瞭に描出するかを考えて撮影するだけです．

> **memo** 究極の検診発見目標は，内視鏡治療可能な早期胃癌の発見！

第7章 追加撮影の威力

Case 8 対策型巡回検診：体上部後壁病変

30歳代男性の対策型巡回検診発見例で，透視観察でバリウムの流れを見ていたことによって，胃上部に存在する病変に気づき，追加撮影実施に至った例です．

検査後半の基準撮影像（車間接）の背臥位第二斜位（振り分け）で，標的部位の三角は，①**鮮明度**や②**広さ**が「まあまあ」の状態でした（図1A）．

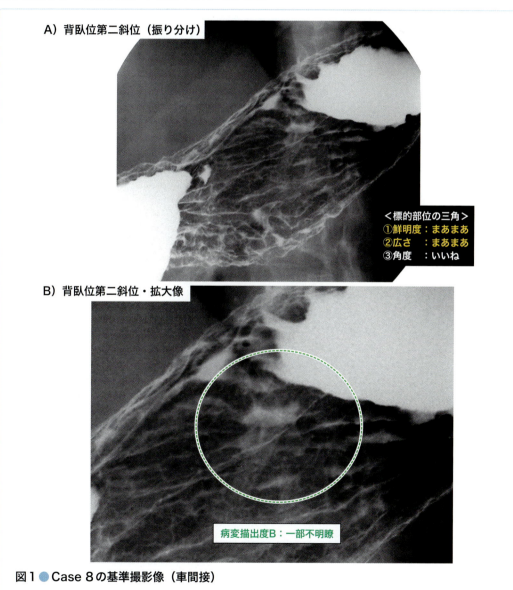

図1 ● Case 8 の基準撮影像（車間接）

その拡大像（図1B）における異常像の有無はどうでしょうか？体上部後壁（ ）に**わずかな凹凸の異常像**が描出されていました（**病変描出度B：一部不明瞭**）．

振り分けの際の**左右交互変換時**に，撮影技師が異常像に気づき追加撮影を実施しました．
　バリウムを流した像（図2C）で，体上部後壁の**たまり像**の存在が確認できました．さらに**バリウムの厚さを変えた像**（図2D）では，たまり像（ ）がより明瞭に描出されました（**病変描出度A：明瞭・繊細**）．

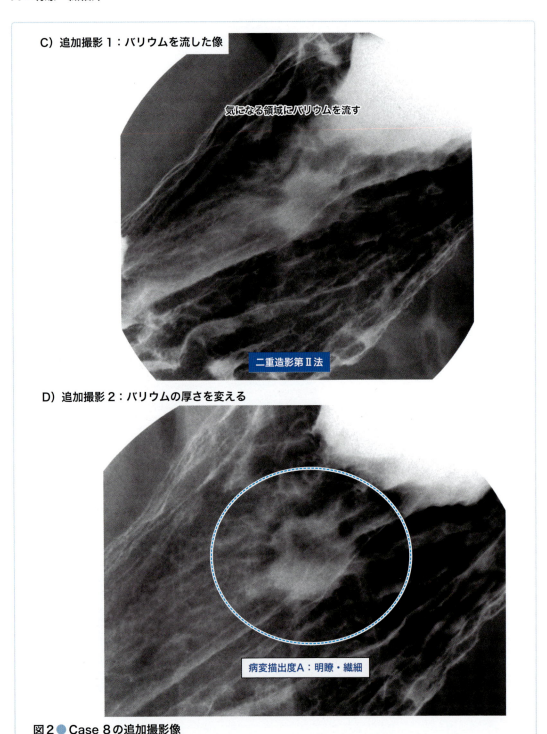

図2 ● Case 8の追加撮影像

検診読影で，**0-Ⅱc型早期胃癌**と診断され「要精検」が指示されました．他施設での二次精密検査・治療結果を表1に示します．遡及的にX線画像を内視鏡・マクロと比較対比したところ，**病変描出度A：明瞭・繊細**と判定されました（図3）．

表1● Case 8の最終診断結果

最終診断	早期胃癌（未分化型）
胃癌の六角形	①体上部後壁：萎縮軽度の胃底腺粘膜，②0-Ⅱc型，③sig-tub2，④18 mm，⑤UL（−），⑥pT1a（M）

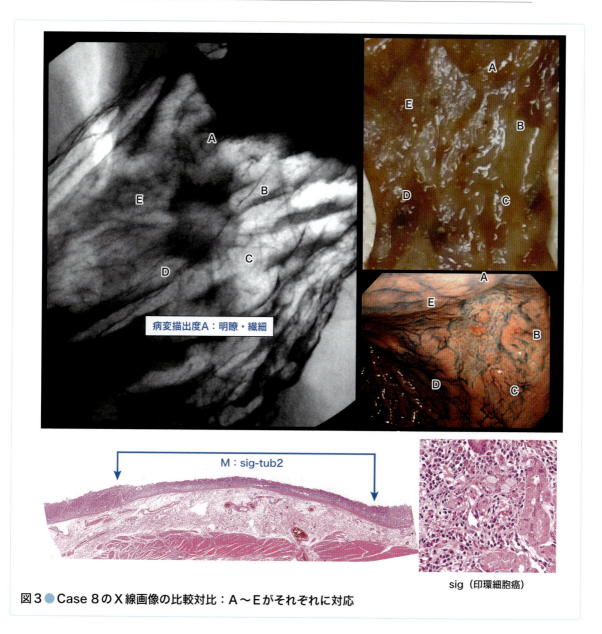

図3● Case 8のX線画像の比較対比：A〜Eがそれぞれに対応

基準撮影像で病変はある程度描出されてはいましたが，読影医の読影レベルによっては指摘されない可能性もありえます．しかし，有効な追加撮影がなされていると**異常像の再現性がある**ことから，より確実な存在診断および質的診断につながるのです．

第7章 追加撮影の威力

Case 9 対策型施設検診：体上部後壁病変

80歳代男性の対策型施設検診発見例で，静止画像では病変の存在がわかりにくく，透視観察の動画像で気づくことができた例を見てみましょう．

検査後半の基準撮影像（FPD）の背臥位第二斜位（振り分け）で，標的部位の三角は**「まあまあ」**の状態でした（図1A）．

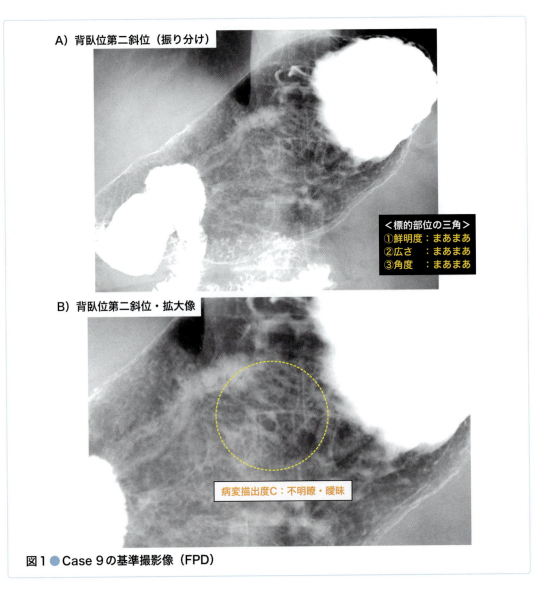

図1 ● Case 9の基準撮影像（FPD）

その拡大像（図1B）における異常像の有無はどうでしょうか？ **体上部後壁にわずかな凹凸の異常像**（◎）が認められますが，いまひとつはっきりしません（**病変描出度C：不明瞭・曖昧**）．

しかし，水平位での**左右交互変換時**に，撮影技師がバリウムの流れを透視観察していたところ，なんとなくバリウムがはじかれる像が気になり，追加撮影を実施しました．

Make up操作を行い，**バリウムをU領域から肛門側へ段階的に流した像**（図2C）で，小さな凹凸の異常像を確認できました．さらに，**病変を椎骨から外すようにしてベスポジとした像**（図2D）では，辺縁隆起を伴う淡いたまり像（⭕）が明瞭に描出されました（**病変描出度A：明瞭・繊細**）．

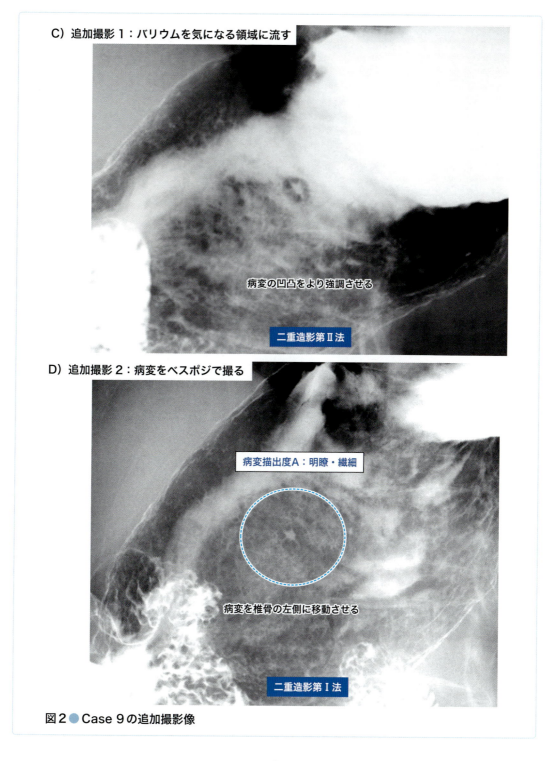

図2 ● Case 9の追加撮影像

検診読影で，**0-Ⅱa＋Ⅱc型早期胃癌**が疑われ「要精検」が指示されました．他施設で行われた二次精密検査・治療の結果を表1に示します．遡及的にX線画像を内視鏡・マクロと比較対比したところ，**病変描出度 A：明瞭・繊細**と判定されました（図3）．

表1 ● Case 9の最終診断結果

最終診断	早期胃癌（リンパ球浸潤癌）
胃癌の六角形	①体上部後壁：萎縮中等度の胃底腺粘膜，② 0-Ⅱa＋Ⅱc型，③特殊型，④ 8 mm，⑤ UL（－），⑥ pT1b（SM2）

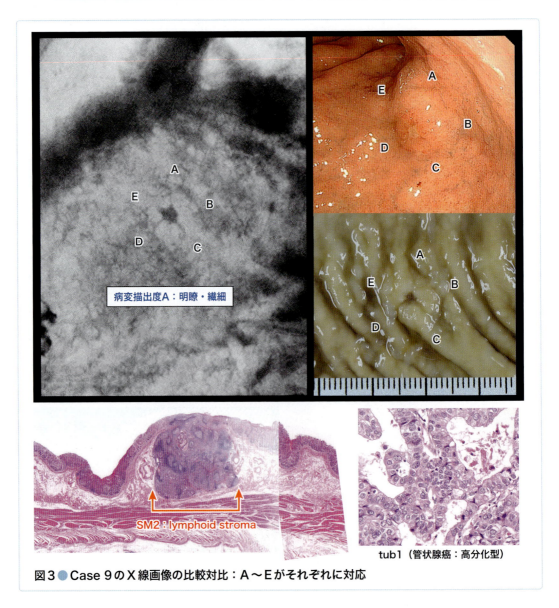

図3 ● Case 9のX線画像の比較対比：A〜Eがそれぞれに対応

本症例は，小さな病変にもかかわらずSM2浸潤していた特殊型胃癌で，的確な透視観察と有効な追加撮影によって，発見できた症例です．

> **memo** 小さな病変ほど，より繊細な操作技術が必要！

第7章 追加撮影の威力

Case 10 対策型施設検診：噴門部小彎病変

50歳代男性の対策型施設検診発見例で，撮影難易度レベル4の横胃・瀑状型に対して，適切な基準撮影と追加撮影が有効であった例を見てみましょう．

背臥位正面位（I.I.DR）における胃形判定は**横胃・瀑状型の撮影難易度レベル4**（図1A）であり，特に上部撮影の際に高度な技術を要します．上部撮影の腹臥位第一斜位（図1B）では，瀑状型に対して**U領域・屈曲緩和法**を実施した結果，標的部位の三角は**すべて「いいね」**の状態でした．

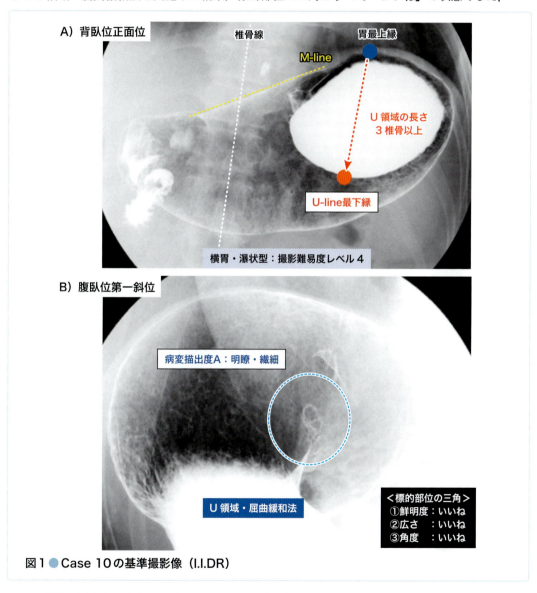

図1 ● Case 10の基準撮影像（I.I.DR）

この体位の異常像の有無はどうでしょうか？　**噴門部小彎に小さなはじき像**（◯）が認められました（病変描出度A：明瞭・繊細）．

撮影技師が曝写時に異常像に気づき，追加撮影を実施しました．左右交互変換法を数回実施後，**穹窿部のバリウムを病変部へ流した像**（図2C）では，丈の低いわずかな隆起形態が推定されました．さらに**U領域・屈曲緩和法**によるおじぎ操作を駆使し，**病変を椎骨から外したベスポジ像**（図2D）では，病変の微細な表面模様（◌）がより明瞭に描出されました（**病変描出度A：明瞭・繊細**）．

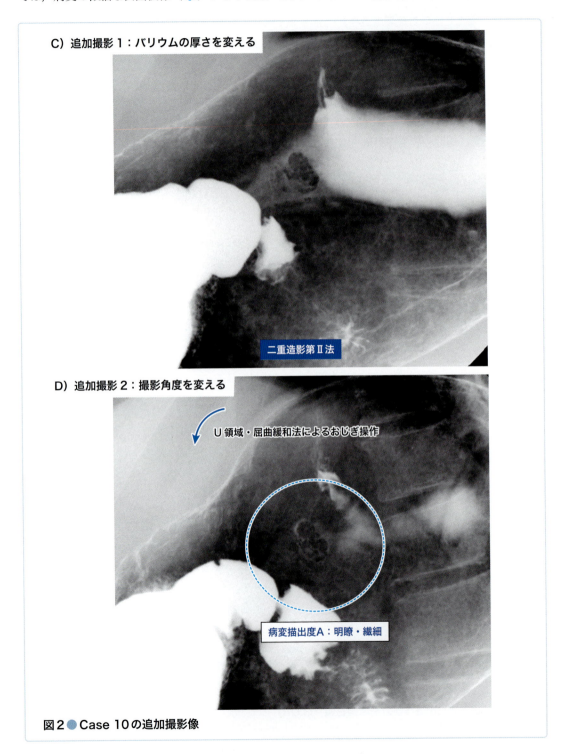

図2 ● Case 10の追加撮影像

検診読影で，**O-Ⅱa型早期胃癌（分化型）**と診断され「要精検」が指示されました．他施設での二次精密検査・治療結果を表1に示します．遡及的にX線画像を内視鏡・マクロと比較対比したところ，**病変描出度A：明瞭・繊細**と判定されました（図3）．

表1 ● Case 10の最終診断結果

最終診断	早期胃癌（分化型）
胃癌の六角形	①噴門部小彎：萎縮著明な噴門腺粘膜，②O-Ⅱa型，③tub1，④15 mm，⑤UL（−），⑥pT1a（M），StageⅠA

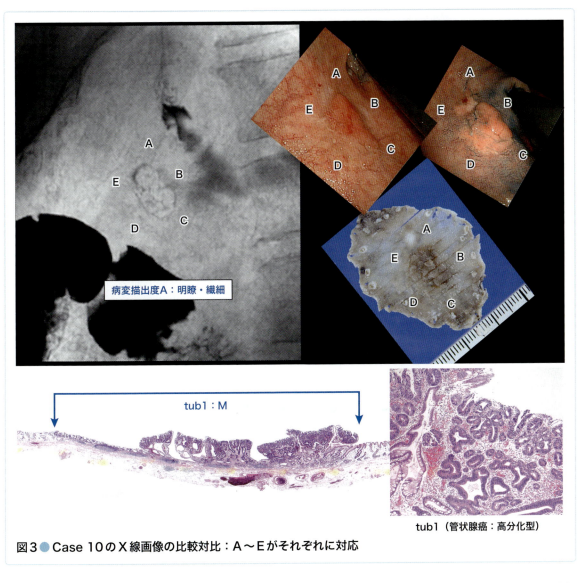

図3 ● Case 10のX線画像の比較対比：A〜Eがそれぞれに対応

U領域の撮影難易度が高い瀑状型でしたが，**U領域・屈曲緩和法を駆使**することによって，適切な上部撮影と有効な追加撮影がなされた結果，**内視鏡治療の適応病変**を的確に描出し発見できた症例です．

本症例は**逐年受診例**であったため，前年度画像の見直し検討まで行いました．
　前年度の上部撮影2体位（図4A，B）は，**U領域・屈曲緩和法が実施されておらず**，発見年（図1B）に比べて瀑状型の影響に伴う**胃のねじれ**が認められ，標的部位の三角が**「まあまあ」～「イマイチ」の状態**でした．前年度も病変が存在していたと仮定した場合，このちょっとねじれた領域にたまたま病変が存在し**接線気味**になっていたため，明瞭に描出できなかった可能性が示唆されました（**病変描出度D：描出度なし**）．

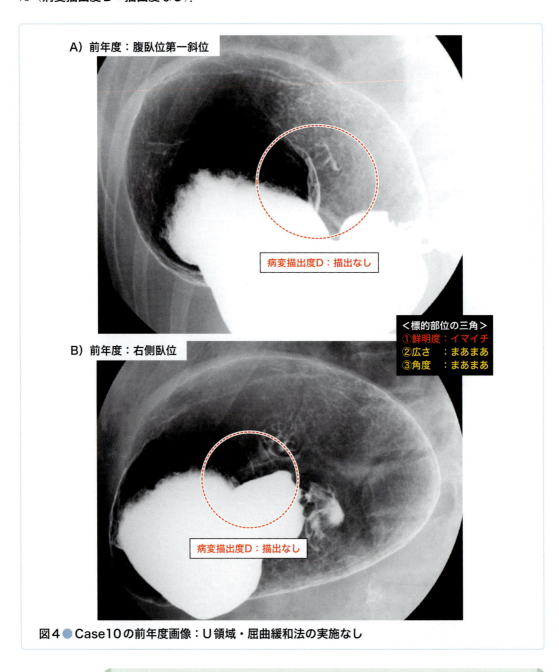

図4 ● Case10の前年度画像：U領域・屈曲緩和法の実施なし

> **memo** 型を修得した後は，応用手技による精度向上をめざそう！

おんぶ

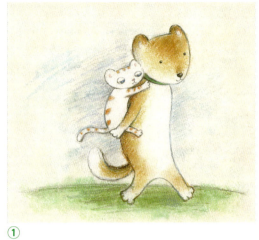
①

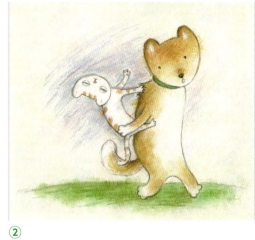
②

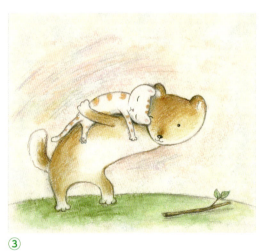
③

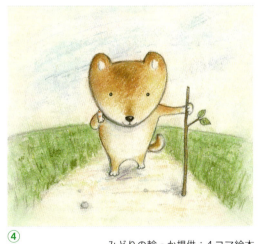
④

みどりの輪っか提供：4コマ絵本
www.midorinowakka.com

索　引
INDEX

数　字
2大体位変換法 ………………… 85

欧　文

A〜I
ABC ……………………… 21, 44
A/D 変換 ………………………… 46
AEC ……………………… 21, 44
B 型胃 …………………………191
C アーム ………………………… 30
FPD ……………………32, 34, 138
FPD 装置 ………………………… 21
I.I. ……………………………… 31
I.I.DR ……………………32, 34, 138

K〜U
Keeping ………………… 105, 138
L 領域 ………………………18, 196
leather bottle 状胃 ……………191
L-line ……………………197, 198
M 領域 ………………………… 18
Make up ……… 105, 126, 231, 264
ML 領域 ………………………150
M-line …………………………193
NPO 基準撮影法 ………………… 16
NPO 精管構 …………………… 78
Positioning ……… 105, 170, 266
quantization ………………… 47
sampling ……………………… 46
TV モニター …………………… 21
U 領域 …………………18, 149, 200
U-line …………………………200

X
X 線 ………………………… 22
X 線イメージインテンシファイア
 ………………………………… 31
X 線イメージインテンシファイア装置 ………………………………… 21
X 線映像装置 ………………21, 31
X 線画像処理装置 ……………… 21
X 線管装置 ……………………… 21
X 線管の構造 …………………… 24
X 線機械装置 ………………21, 30
X 線源装置 ……………………… 21
X 線高電圧ケーブル …………… 21
X 線高電圧装置 ………………… 21
X 線条件設定 …………………36, 45
X 線制御器 ………………21, 44
X 線テレビジョン装置 ………… 21
X 線透視撮影装置 ……………21, 69
X 線透視撮影台 ………………… 30
X 線発生装置 ……………21, 24

和　文

あ
明るさ …………………………… 51
圧迫法 ………………… 74, 76, 314
アナログシステム ……………… 32
亜分類 …………… 192, 204, 206, 207
アンシャープマスク処理 ……… 55
アンダーチューブテーブル …… 30

い
いいね …………………………114
胃 X 線撮影法 "虎の巻" ……… 14
胃角正面位 ……………………157
胃角部 …………………………… 18
胃癌の六角形 …………………277
胃癌発見成績 …………………172
胃形 ……………………………190
胃形分類 ………………………209
萎縮 ……………………………… 20
胃ゾンデ法 ……………………… 78
いなりずし法 …………………261
胃の角度 ………………………149
胃の区分 ………………………… 18
胃の軸 …………………………144
イマイチ ………………………114
医療被ばく ……………………… 67
医療被ばくガイドライン ……… 67
陰性造影剤 …………………56, 84

う
ウインドウ処理 ………………… 51
ウインドウ幅 …………………… 51
ウインドウレベル ……………… 51
右側臥位 ………………………… 94

え
エッジ抽出 ……………………… 52
遠隔操作 ………………………… 69
遠隔操作卓 ……………………… 21
鉛管状胃 ………………………191
炎症 ……………………………… 20

お

応用撮影 216
オーバーチューブテーブル 30
おじぎ 250, 268, 270

か

臥位 70
階調 47
階調処理 49, 51
回転変換法 126
かきあげ法 126
確定的影響 68
角度 104, 143
撹拌法 126, 128
確率的影響 68
画質 36
下垂胃 193, 207, 233
下垂胃撮影の三角 235
画像処理 46
画像処理の目的 48
画像診断システム 32
画像精度評価 11, 100
画像濃度 36, 50, 114, 118
画像目標 8
画素数 46
画素値 47
肩当て 229
肩当て器 90
身体の角度 148
身体のねじれ防止 171
陥凹型胃癌 292
環境因子 12, 13
間接撮影 32
感度 100
γ 49
ガンマ値 49
ガンマ特性 49

き

機器系セッティング 105
基準撮影法 82
基準撮影法1 88
基準撮影法2 88, 91
基準体位 88
基準読影法 283
輝度 51
基本分類 192, 204, 207
凝集 59
禁忌 66
近接操作 69
近接操作卓 21

く

空間周波数 53
空間周波数フィルタ処理 54
空間周波数領域 48
空間周波数領域における画像処理 53
空間フィルタ処理 52
空間領域 48
空気 84
空気少量二重造影法 301
空気量 62, 130, 134
偶発症 66
屈曲型 197, 207
屈曲緩和法 241, 246, 247, 254, 256, 266, 268, 270
黒つぶれ 55

け

検査精度分析 172
減弱 23
検診発見胃癌の見直し検討 101

こ

抗コリン剤 56, 64
鉤状胃 193, 207, 216
高電圧発生装置 21
高粘度 60
後壁 18
後壁撮影 13, 102, 151, 236, 252
呼吸性変動 170
骨盤線 193
コントラスト 36, 50, 114, 119

さ

左側臥位・腹臥位交互変換法 265
撮影条件 40
撮影体位 69, 148
撮影難易度 13
撮影難易度レベル 209
左右交互変換法 86, 126
サンプリング 46
散乱線 22
散乱線除去用グリッド 29

し

視覚的評価 11
軸捻転胃 191
実効焦点 25
実焦点 25
質的診断 284
自動輝度調整機構 21, 44
自動露出制御装置 21, 44
視野サイズ 130, 138
充盈法 13, 74, 75, 314
周波数 53
従来法 79
守・破・離 14
障害因子 114, 130, 143
照射野限定器 21
焦点 25
上皮性悪性腫瘍 277
上部撮影 102, 153, 154, 246, 264
上部消化管 18
消泡剤 56, 63
正面位 71
小彎 18
職業被ばく 67
白とび 55
寝台 30
寝台起倒 235, 250
寝台起倒変換法 126
診断目標 8
慎重を要する被検者 66

す

砂時計胃 191

せ

精度管理	9
セッティング	105
鮮鋭化	52
鮮鋭度	36, 114
前庭部	18
前壁	18
前壁撮影	13, 102, 152, 216, 244
前壁撮影用フトン	219, 220
鮮明度	104, 114

そ

造影剤	56, 72
側臥位	71
組織所見	284
ソフト因子	12, 13, 105, 114
粗粒子	57
ゾル製剤	61
存在診断	283

た

ターゲットアングル	25
第一斜位	71
第Ⅰ法	291
第二斜位	71
第Ⅱ法	291
体位	69
体位変換	72
体位変換法	126
ダイナミックレンジ	35
大彎	18
たまり像	285

ち

中粒子	57
直接撮影	32

つ

追加撮影	274, 290
追加撮影実施率	280
追加撮影法	82
椎骨線	193

て

定形胃	191, 204
定形胃の亜分類	196, 200
定形胃の基本分類	192
低減目標値	67
低粘度	60
テクニック	105
デジタル画像	46
デジタルシステム	32
手摺り	90, 229
鉄アレイ状胃	191
添加剤	59
天板	30

と

動画補正処理	48
透視観察	274, 283
透視撮影台	21
透視条件	40
頭低位	70
頭低位・体位変換法	264
頭低位第二斜位	92
特異度	100
読影指摘部位	173
読影能	276

な

内臓逆位	191
難易度レベル	208

に

肉眼所見	284
肉眼的異型度	284
二重造影第Ⅰ法	291
二重造影第Ⅱ法	291
二重造影法	13, 74, 77
任意撮影の追加	142
任意撮影法	78, 82
任意体位の追加	252

ね

粘稠剤	59
粘膜法	74

の

嚢状胃	191
濃度分解能	47
濃度変換	49

は

ハード因子	12, 13, 105, 114
背臥位	71
背臥位正面位	91
背臥位第一斜位	92
背臥位第二斜位	95
ハイパスフィルタ	54
瀑状型	201, 207, 256, 264
瀑状屈曲型	203, 207
剥離現象	100
はじき像	285
バスタオルいなりずし法	261
バスタオルのり巻き法	223, 258
発泡剤	56, 62, 84, 125, 139, 306
バリウム	61, 72, 83, 124, 125, 289
バリウム残存	135, 234
バリウム残存防止法	140, 240, 244, 270
バリウムの付着状態	116
バリウム流出	142, 234
バリウム流出防止法	236, 237, 238
パルス透視	41
パルスレート	41
半円線	199
半臥位	70
半臥位第二斜位	95
バンドパスフィルタ	54
ハンモック現象	144
半立位	70

ひ

被検者因子	12, 13
ヒストグラム	49
非定形胃	191
被ばく	67
被ばく管理	68
描出部位	143, 149
標的病変	8

標的部位 ·················· 102, 143
標的部位の三角 ···· 11, 100, 102, 205
病変描出度 ·········· 11, 100, 173, 279
標本化 ························· 46
微粒子 ························· 57
広さ ······················ 104, 130

ふ

フィルタ処理 ····················· 52
腹臥位 ························· 71
腹臥位圧迫法 ···················· 314
腹臥位正面位 ····················· 93
腹臥位第一斜位 ··················· 94
腹臥位第二斜位 ··················· 93
物理的評価 ······················ 11
フトン ········· 90, 220, 222, 235, 250
フトンの三角 ···················· 222
振りかけ法 ····················· 126
振り戻し法 ····················· 126
振り分け ··················· 95, 153
分散 ·························· 59
分散剤 ························ 59
粉末製剤 ······················· 61
噴門 ·························· 18

へ

平滑化 ························· 52
ベストポジション ················· 151

ほ

放射線防護の3原則 ················ 67
ボケマスク処理 ··················· 55
保持装置 ······················· 21

み

右回り回転変換法 ············· 85, 127
見直し検討 ····················· 101

め

メリハリ ······················· 50

や

薬剤系 ························ 56
薬剤系セッティング ·········· 105, 124

ゆ

幽門 ·························· 18
幽門狭窄胃 ····················· 191

よ

用手法 ······················· 126
陽性造影剤 ······················ 56
横胃 ···················· 193, 207, 248
弱い斜位 ······················ 235

ら

ラプラシアンフィルタ ··············· 52

り

リカーシブフィルタ処理 ············· 48
立位 ·························· 70
立位圧迫 ······················· 96
立位圧迫法 ···················· 314
立位第一斜位 ················· 91, 96
隆起型胃癌 ····················· 293
硫酸バリウム製剤 ·············· 56, 58
粒状性 ·················· 36, 114, 117
量子化 ························ 47

れ

レリーフ法 ······················ 74
連続透視 ······················· 41

ろ

ローパスフィルタ ·················· 54

編者プロフィールと勉強会の紹介

中原　慶太(なかはら　けいた)
公益社団法人 佐賀県健康づくり財団

1988年に久留米大学医学部第二内科(現消化器内科)入局. 2012年より佐賀県医師会成人病予防センター勤務.
(2017年佐賀県健康づくり財団に施設名称変更).
NPO法人日本消化器がん検診精度管理評価機構 理事, 支部運営委員会委員長

水町　寿伸(みずまち　としのぶ)
公益社団法人 佐賀県健康づくり財団

2001年佐賀県医師会成人病予防センター勤務. 2018年佐賀県健康づくり財団施設健診課長.
NPO法人日本消化器がん検診精度管理評価機構 支部運営委員会事務局長

●はぜの木会：実践的な症例検討中心
- 代表世話人　：水町寿伸(佐賀県健康づくり財団)
- 世話人　　　：高木　優(福岡労働衛生研究所)
　　　　　　　　森　一宏(親愛天神クリニック)
　　　　　　　　石本裕二(福岡県すこやか健康事業団)
　　　　　　　　加藤宏章(福岡労働衛生研究所)
　　　　　　　　宮崎武士(医療法人社団 進興会)
- 指導講師　　：前川　進
- 指導医師　　：森田秀祐(JCHO人吉医療センター)
- 顧問　　　　：高宮紘士
- アドバイザー：中原慶太(佐賀県健康づくり財団)
- 事務局　　　：水町寿伸(佐賀県健康づくり財団)
　　　　　　　　Mail；to-mizumachi@saga-kenkou.or.jp
- 開催場所　　：久留米, 熊本など

●六角会：基礎的な講義中心
- 代表世話人　：高木　優(福岡労働衛生研究所)
- 世話人　　　：中尾興治(福岡県すこやか健康事業団)
　　　　　　　　宮本康平(静光園白川病院)
　　　　　　　　田村　涼(福岡労働衛生研究所)
- 指導講師　　：水町寿伸(佐賀県健康づくり財団)
　　　　　　　　森　一宏(親愛天神クリニック)
　　　　　　　　石本裕二(福岡県すこやか健康事業団)
　　　　　　　　宮崎武士(医療法人社団 進興会)
- 指導医師　　：森田秀祐(JCHO人吉医療センター)
- 顧問　　　　：前川　進
- アドバイザー：中原慶太(佐賀県健康づくり財団)
- 事務局　　　：加藤宏章(福岡労働衛生研究所)
　　　　　　　　Mail；h-kato@rek.or.jp
- 開催場所　　：久留米, 福岡など

胃癌をしっかり表そう！
胃X線撮影法　虎の巻
撮影手技を基本から応用まで段階的にマスターできる！

2019年4月10日　第1刷発行	
編　集	中原慶太, 水町寿伸
発行人	一戸裕子
発行所	株式会社　羊　土　社
	〒101-0052
	東京都千代田区神田小川町2-5-1
	TEL　03 (5282) 1211
	FAX　03 (5282) 1212
	E-mail　eigyo@yodosha.co.jp
	URL　www.yodosha.co.jp/
ⓒ YODOSHA CO., LTD. 2019 Printed in Japan	
ISBN978-4-7581-1066-2	
印刷所	図書印刷株式会社

本書に掲載する著作物の複製権, 上映権, 譲渡権, 公衆送信権(送信可能化権を含む)は(株)羊土社が保有します.
本書を無断で複製する行為(コピー, スキャン, デジタルデータ化など)は, 著作権法上での限られた例外(「私的使用のための複製」など)を除き禁じられています. 研究活動, 診療を含み業務上使用する目的で上記の行為を行うことは大学, 病院, 企業などにおける内部的な利用であっても, 私的使用には該当せず, 違法です. また私的使用のためであっても, 代行業者等の第三者に依頼して上記の行為を行うことは違法となります.

JCOPY　<(社)出版者著作権管理機構 委託出版物>
本書の無断複写は著作権法上での例外を除き禁じられています. 複写される場合は, そのつど事前に, (社)出版者著作権管理機構(TEL 03-5244-5088, FAX 03-5244-5089, e-mail：info@jcopy.or.jp)の許諾を得てください.